AF644821

Embodiment

Embodiment

Maja Storch, Benita Cantieni, Gerald Hüther, Wolfgang Tschacher

Maja Storch
Benita Cantieni
Gerald Hüther
Wolfgang Tschacher

Embodiment

Die Wechselwirkung von Körper und Psyche verstehen und nutzen

4., überarbeitete Auflage

hogrefe

Dr. Maja Storch
Institut für Selbstmanagement und Motivation Zürich ISMZ
Scheuchzerstraße 21
8006 Zürich
Schweiz
maja.storch@ismz.ch

Benita Cantieni
Bergstraße 33
8700 Küsnacht
Schweiz
www.cantienica.com

Prof. Dr. rer. nat. Dr. med. habil. Gerald Hüther
Vorstand
Akademie für Potentialentfaltung
Zentrale Koordinationsstelle
Wilhelm-Weber- Str. 21
37073 Göttingen
Deutschland
www.gerald-huether.de
www.akademiefuerpotentialentfaltung.org

Prof. Dr. phil. Wolfgang Tschacher
Universitätsklinik für Psychiatrie und Psychotherapie
Bolligenstraße 111
3000 Bern 60
Schweiz
wolfgang.tschacher@upd.unibe.ch
www.embodiment.ch

Geschützte Warennamen (Warenzeichen) werden nicht besonders kenntlich gemacht. Aus dem Fehlen eines solchen Hinweises kann also nicht geschlossen werden, dass es sich um einen freien Warennamen handelt.

Bibliografische Information der Deutschen Nationalbibliothek
Die Deutsche Nationalbibliothek verzeichnet diese Publikation in der Deutschen Nationalbibliografie; detaillierte bibliografische Daten sind im Internet über http://www.dnb.de abrufbar.

Dieses Werk einschließlich aller seiner Teile ist urheberrechtlich geschützt. Jede Verwertung außerhalb der engen Grenzen des Urheberrechtes ist ohne Zustimmung des Verlages unzulässig und strafbar. Das gilt insbesondere für Kopien und Vervielfältigungen zu Lehr- und Unterrichtszwecken, Übersetzungen, Mikroverfilmungen sowie die Einspeicherung und Verarbeitung in elektronischen Systemen.

Anregungen und Zuschriften bitte an:
Hogrefe AG
Lektorat Psychologie
Länggass-Strasse 76
3012 Bern
Schweiz
Tel. +41 31 300 45 00
info@hogrefe.ch
www.hogrefe.ch

Lektorat: Dr. Susanne Lauri
Herstellung: Daniel Berger
Umschlagabbildung: Dimitry Sunagatov, Fotolia.com
Umschlag: Claude Borer, Riehen
Illustration/Fotos (Innenteil): celch o.r.c., Sandra Cantieni und Ernst Gamper, Zürich
Comics: Ueli Halbheer
Satz: Eberl & Koesel Studio, Altusried-Krugzell
Druck und buchbinderische Verarbeitung: Finidr s.r.o., Český Těšín
Printed in Czech Republic
Auf säurefreiem Papier gedruckt

4., überarbeitete Auflage 2022
© 2006, 2010 Verlag Hans Huber, Hogrefe AG, Bern
© 2017, 2022 Hogrefe Verlag, Bern

(E-Book-ISBN_PDF 978-3-456-96218-4)
(E-Book-ISBN_EPUB 978-3-456-76218-0)
ISBN 978-3-456-86218-7
https://doi.org/10.1024/86218-000

Inhaltsverzeichnis

Vorbemerkungen

Dieses Buch ist ein Wagnis. Fachpersonen* aus vier verschiedenen Disziplinen haben sich zusammengefunden, um ihr Wissen in einem transdisziplinären Projekt zu vereinen. Kooperationspartner sind die Kognitionswissenschaften, die Psychologie, die Neurobiologie und die Körperarbeit. Jede Disziplin ist vertreten durch eine oder einen der Autorinnen und Autoren dieses Buches. Und wir vier haben uns bemüht, unsere Fachbegriffe in die terminologischen Welten der jeweils anderen Welten zu übersetzen, sie gegenseitig zu erklären, zu vereinfachen und abzugleichen.

Das war kein leichtes Unterfangen, aber gewagt haben wir es trotzdem. Und der Mut zu diesem Wagnis entsprang nicht nur dem Verstand, sondern vor allem den Gefühlen, und damit auch dem Körper – denn der Körper ist die Bühne der Gefühle (und des Verstands auch, aber davon später mehr). Vereint hat uns alle vier die Empörung und der Zorn. Hinzu kamen die Freude am Aufbruch, die Neugier auf Entdeckungen und der Wunsch nach einem umfassenderen Verständnis. In diese Verfassung waren wir alle vier auf ganz verschiedenen Entwicklungswegen über viele Jahre hinweg hineingeraten.

Der Grund für unsere energiegeladene Gefühlsmischung war die Tatsache, dass der Körper im öffentlichen Bewusstsein nicht den Stellenwert hat, der ihm zukommt, sowie der Wunsch nach einer verbindenden Vision in der Humanwissenschaft. In der akademischen Psychologie zum Beispiel wurde der Mensch lange Zeit als Reiz-Reaktionsmaschine behandelt. Nur langsam kam es zu Nachbesserungen an dieser Minimaltheorie: Dank der «kognitiven Wende» wurde das Denken irgendwann wieder Gegenstand der wissenschaftlichen Psychologie. Später fand dann noch eine «affektive Revolution» statt und von da an durfte der Mensch auch Gefühle haben, wenn er Gegenstand wissenschaftlicher Untersuchungen werden wollte. Die Hirnforschung erweist sich in jüngster Zeit als segensreich für die Psychologie, weil sie die tiefenpsychologischen Ansätze mit der Vorstellung von unbewusst wirksamen Antriebskräften hoffähig macht für die universitäre Welt. Was jedoch nach wie vor in der akademischen Psychologie weitgehend als terra incognita gehandelt wird, ist der Körper und seine Rolle als Mitgestalter von psychischen Prozessen!

Bis auf wenige Ausnahmen, die in diesem Buch entsprechend ausführlich zur Sprache kommen werden, hat der Mensch als Gegenstand der akademisch-wissenschaftlichen Psychologie in der heutigen Zeit keinen Körper. Er verfügt über Denkprozesse, Intelligenz und Informationsverarbeitungskapazität. Ihm widerfahren Affekte, Emotionen und Stimmungen. Er hat sogar unbewusste Motivlagen und Bedürfnisse – aber einen Körper hat er nicht.

Diese Ignoranz zeigt sich konsequenterweise dann auch in anderen Lebensbereichen; ein Beispiel soll das illustrieren: In einem Seminar für Führungskräfte wird unter freiem

* In diesem Buch wird auf eine gender-gerechte Sprache geachtet, dennoch soll der Text gut lesbar bleiben. Aus diesem Grund wird das generische Maskulinum verwendet, und es werden nicht überall und immer alle Geschlechterformen genannt.

Himmel ein 30minütiger Workshopteil «Körperarbeit» durchgeführt. Die Teilnehmenden sollen Dehnübungen machen und ihre Fähigkeit schulen, wahrzunehmen, was in ihrem Körper durch diese Übungen an Veränderungen ausgelöst wird. Wo wird es warm, wo spürt man Spannung, wo knackt ein Gelenk? In der Auswertung zu diesem Workshopteil schreibt ein Teilnehmer: «Kam mir vor wie im feel me – touch me Club. War peinlich.» Eine Teilnehmerin schreibt: «Die Körperarbeit war für mich verdächtig nahe an der Esoterik.»

Was ist geschehen mit einer Gesellschaft, in der Menschen es verdächtig und peinlich finden, Körperwahrnehmung zu lernen? Warum ist es okay, einen ganzen Tag lang in ergonomisch ungünstigster Haltung in einem schlecht gelüfteten Seminarraum mit grellem Licht zu kauern? Warum ist es hingegen seltsam, nach draußen zu gehen und dem Körper 30 Minuten lang Ent-Faltung zu verschaffen? Warum kann es möglich sein, dass Menschen in Selbstbewusstseins-Trainings lernen, sich Sätze vorzusagen wie «Ich glaube an mich, ich gebe mein Bestes» ohne dass sie gleichzeitig lernen, wie diese neu gewonnene Einstellung zu sich selbst auch adäquat verkörpert wird? Warum fällt niemandem auf, dass ein Mensch, dessen Körper ein Leben lang in eine ängstliche Haltung hineingewachsen ist, nicht nur mit schierer Gedankenkraft zum mutigen, durchsetzungsstarken Tiger werden kann?

Wieso gilt als intelligent nur der Mensch, der in seiner Gedankenwelt Würfel im Raum drehen kann und Wörterlisten gut auswendig lernt? Woher kommt die Vorstellung, das Gehirn könne als oberste Kommandozentrale, wie ein Exekutivorgan in einer Petrischale, seinen Dienst verrichten, völlig ohne die Kooperation mit all dem, was abwärts vom Hals daran befestigt ist? Und warum fällt es vielen Menschen so unendlich schwer, sich liebevoll um ihren Körper zu kümmern? Warum ist das Befassen mit dem eigenen Körper oft mit Peinlichkeit besetzt oder mit der Vorstellung von Sünde gekoppelt? Und warum besteht die Gefahr, dass man als seriös wissenschaftlich arbeitender Mensch in die Esoterikecke gestellt wird, sobald man die Studierenden bittet, in der Vorlesung einmal ihre Sitzbeinhöcker zu spüren?

Die Empörung über diese Sachlage war es, die uns vier zusammenbrachte. Das Faszinierende an unseren Treffen, die sich teilweise über viele Jahre hinweg entwickelt haben, war die Tatsache, dass wir immer wieder auf Gemeinsamkeiten gestoßen sind, obwohl wir uns dem Thema Körper aus völlig verschiedenen Perspektiven genähert haben. Und irgendwann verkörperte sich die Idee in uns allen, dass wir versuchen könnten, unser Wissen zu bündeln und ein Buch über das Thema «Embodiment» zu schreiben. Obwohl wir alle vier in unserem Sprachgebrauch eigentlich lieber auf Anglizismen verzichten, wenn es nicht unbedingt nötig ist, haben wir uns entschieden in diesem Fall doch das englische Wort zu benutzen, weil sich auf der Basis des Begriffs «Embodiment» eine neue, viel versprechende wissenschaftliche Gemeinschaft zu bilden beginnt. Wir wollten mit unserem Buch ebenfalls einen Beitrag dazu leisten, dass die Perspektive auf den Körper und seine Wirkung auf das menschliche Denken, Fühlen und Handeln vermehrt in den Blickwinkel rückt, sei es im privaten, alltäglichen Umgang mit sich selbst, sei es als Gegenstand wissenschaftlicher Untersuchungen.

Die Embodiment-Perspektive wurde nicht von uns erfunden, sie bahnt sich seit einiger Zeit an. Wolfgang Tschacher wird erklären, wie es dazu kam. Sie ist jedoch – so unsere Ansicht – noch bei weitem zu wenig beachtet. Sie ist so wichtig, gerade für die Psychologie und für diejenigen Psychotherapeutinnen und Psychotherapeuten, die ihre Arbeit auf eine wissenschaftlich seriöse Basis stellen wollen, dass sich die gesamte Einschätzung der Körperarbeit grundlegend ändern muss. Jede Fachperson, die Menschen berät, therapiert oder erforscht, ohne den Körper mit einzubeziehen, sollte eine Erklärung für dieses Manko abgeben müssen. Maja Storch wird in ihrem Kapitel zeigen, welche beträchtlichen Konsequenzen für viele Aspekte des psychischen Geschehens die Embodiment-Perspektive mit sich bringt. Gerald Hüther fragt sich als Hirnforscher, ob man die Arbeitsweise unseres Gehirns jemals wird verstehen können, wenn man es weiterhin losgelöst vom Körper betrachtet. Sicher ist es bisweilen notwendig, dass man einen Untersuchungsgegenstand präzise abgrenzt und in seine Teile zerlegt. Aber Ziel muss es dabei immer bleiben, die Einzelteile auch wieder zu etwas Ganzem zusammenzufügen. Benita Cantieni schließlich bietet die anatomische Anleitung für eine aufgerichtete Körperhaltung an, die Energie freisetzt, statt Energie zu verbrauchen, eine Haltung, die alles intensiviert – das Denken, das Fühlen, das Wahrnehmen mit allen Sinnen.

Ein Punkt, der uns viel Überlegung gekostet hat, war der Umgang mit den verschiedenen Begrifflichkeiten: ein normales, aber zeitraubendes Problem bei transdisziplinären Unterfangen. Wenn ein Hirnforscher von Repräsentanzen spricht, meint er dann damit dasselbe wie eine Psychologin, die von Repräsentationen spricht? Was verstehen wir unter Geist? Wie verwenden wir den Begriff des Körpers? Streng genommen ist das Gehirn ja auch ein Körperteil, wie führt man dann begrifflich die Unterscheidung ein zwischen den zentralnervösen Prozessen und den Vorgängen im skeletomuskulären System? Was machen wir mit den verschiedenen Fachbegriffen für all die Muskeln, die Benita Cantieni beschreiben muss, um ihre Anleitung für den aufrechten Stand zu verfassen? Wie detailliert beschreibt Wolfgang Tschacher die Theorie selbstorganisierender Systeme? Wir haben diese terminologischen Probleme dadurch gelöst, dass wir ein Glossar erstellt haben, in dem die wichtigsten Fachbegriffe erklärt sind. Auch wenn wir selbstverständlich nicht in der Lage sind, eine Lösung für das Leib-Seele-Problem zu liefern, so können wir uns doch bemühen, die von uns verwandten Begriffe präzise zu definieren. Nur so kann jemand, der anderer Meinung ist, klar sehen, worauf unsere Argumente ruhen.

Wir haben uns dafür entschieden, das Buch in vier Kapiteln abzufassen. Für jedes Kapitel trägt eine Vertreterin bzw. ein Vertreter des entsprechenden Faches die Verantwortung, er oder sie ist Autor bzw. Autorin. Wir vier haben unterschiedliche sprachliche Stile, diese Unterschiede wollten wir nicht glätten. Dieses Buch ist eine Zusammenkunft, soll andere Menschen zum Mitdenken und Zusammenkommen einladen und darum werden Unterschiede als etwas Natürliches betrachtet und dürfen existieren. Trotzdem haben wir über unsere Kapitel natürlich einen regen Austausch gepflegt, uns gegenseitig auf Verständnisschwierigkeiten und auf Vertiefungswünsche hingewiesen. Wir haben versucht, dem Buch eine Gesamtgestalt zu geben und eine gute Architektur zu entwickeln. Die Kapitel sind jetzt so gegliedert, dass sie in der Theorie beginnen, zur Psychologie übergehen, dann die neurobiologischen Grundlagen darstellen und in die Körperpraxis münden. Wenn Sie, liebe Leserinnen und Leser, sich so verhalten, wie es uns vorschwebt, müssten sie beim Körperpraxis-Kapitel so überzeugt sein von der elementaren Kraft des Körpers, dass Sie freiwillig und hoch motiviert den Lesesessel verlassen und mit der Anleitung in der Hand den aufrechten Stand üben. Denn ein Körperbuch, das nur in der Gedankenwelt bleibt, würde einmal mehr das tun, was wir ja gerade ändern wollen, es würde nicht körpergerecht in die Anwendung gehen und den Körper über dem Lesen wieder einmal vergessen. Jedes Kapitel ist aber auch eine in sich abgeschlossene Einheit und kann darum auch je nach Interessenslage für sich alleine gelesen werden. Diese Art der Gliederung war es, die uns nach der Prüfung von vielen Varianten am sinnvollsten erschien.

Dieses Buch bleibt ein Wagnis. Aber wir wissen, worauf wir uns einlassen und wir haben uns bemüht, einen guten Weg einzuschlagen. Wenn unser Wagnis zur Folge hat, dass unsere

Leserinnen und Leser auch wagemutig werden und vier verschiedene Kapitel aus vier verschiedenen Perspektiven in vier verschiedenen Sprachstilen und Begriffssystemen lesen, körperliches Neuland betreten und vielleicht sogar Vergnügen dabei haben, dann sind wir zufrieden und unser Mut hat sich gelohnt.

1

Wolfgang Tschacher

Wie Embodiment zum Thema wurde

1.1 Künstliche Intelligenz

Auf die Frage nach dem, was uns Menschen von anderen Tieren unterscheidet, gibt es viele Antworten. Ist es der Altruismus, ist es die Möglichkeit, sich selbst zu reflektieren, oder die Fähigkeit, den overkill auszulösen? Eine menschliche Eigenschaft steht dabei regelmäßig, ausgesprochen oder nicht, im Zentrum: die Intelligenz*.

Vor über 70 Jahren, in der Mitte des vorigen Jahrhunderts, war die westliche Gesellschaft von technologischem Optimismus und großen Erwartungen an die Entwicklung immer raffinierterer Maschinen durchdrungen. Futurologen der Moderne des 20. Jahrhunderts überboten sich mit präzisen Beschreibungen von Zukunftsszenarien, entwarfen utopische Wohnanlagen und Transportsysteme, und beschrieben Roboter, Cyborgs und interstellare Expeditionen. In dieser Atmosphäre des Fortschrittsglaubens ging man allgemein auch davon aus, der Enträtselung des Geistes und Denkens, also der Intelligenz, unmittelbar auf der Spur zu sein.

Entsprechend war in der Massenkultur die Sparte des Science-Fiction im Aufwind. Die Seiten der «Zukunftsromane» bevölkerten intelligente Elektronengehirne und Androiden, die eigenständig handeln und mit Menschen frei kommunizieren konnten. Meistens waren diese Elektronengehirne wesentlich scharfsinniger und rationaler als die Menschen, mit denen sie redeten; sie konnten philosophieren und fachsimpeln. Sie hatten allerdings gewisse Schwierigkeiten mit dem Verständnis menschlicher Emotionen, weshalb spezielle ethische Robotergesetze zu programmieren waren. Drei Grundgesetze der Roboter entwarf Isaac Asimov in seinem Buch «I, Robot».

Erstes Gesetz: Ein Roboter darf keinen Menschen verletzen oder durch Untätigkeit zulassen, dass ein Mensch zu Schaden kommt.

Zweites Gesetz: Ein Roboter muss Anweisungen von Menschen befolgen, außer wenn solche Anweisungen in Konflikt zum ersten Gesetz stehen.

Drittes Gesetz: Ein Roboter muss seine eigene Existenz schützen, sofern dies nicht in Konflikt mit dem ersten oder zweiten Gesetz steht.[1]

Der Bordcomputer HAL-9000 in Stanley Kubricks Kinofilm «2001: A Space Odyssey» nach dem Roman von Arthur C. Clarke war unter den Ikonen dieser Zeit. HAL entwickelt aufgrund eines logischen Dilemmas nicht vorhergesehene Verhaltensweisen und ermordet, Grundgesetz hin oder her, mehrere Menschen. Nach seinem ersten «Verbrechen» sagt HAL zu David Bowman, dem menschlichen Astronauten:

> *«I can tell from your voice harmonics, Dave, that you're badly upset. Why don't you take a stress pill and get some rest?»*

Natürlich muss eine Maschine in einem recht menschlichen Sinne einsichtig und intelligent sein, um hehre Gesetze befolgen oder bösartige Pläne schmieden zu können. Intelligente Elektronengehirne waren aber nicht bloß Phantasiegespinste der Massenkultur des 20. Jahrhunderts. Vertreter der Künstlichen Intelligenz (KI) waren und sind hochangesehene Wissenschaftler in der Informatik, Psychologie und anderen Disziplinen. Sie waren zudem einmal bekannt für sensationelle Ankündigungen, ab wann Maschinen nun wirklich in-

---

* Begriffe, die im allgemeinen Glossar ab Seite 165 erklärt werden, sind im Text Dunkelblau gedruckt.

[1] Gegen Ende seines Lebens formulierte Isaac Asimov ein weiteres, «nulltes», Gesetz, das noch über das erste Gesetz zu stellen sei: *Nulltes Gesetz: Ein Roboter darf die Menschheit nicht verletzen oder durch Untätigkeit zulassen, dass die Menschheit zu Schaden kommt.* Da es bis heute keine Roboter gibt, die imstande wären, die Asimovschen Gesetze zu lesen, zu verstehen oder zu befolgen, könnten ja zunächst einmal die Menschen damit beginnen, sich nach dem nullten Gesetz zu richten.

telligent sein würden, wofür sie ab den 1960er-Jahren Unsummen an Forschungsgeldern erhielten. Alan Turing, nach dem der berühmte Turing-Test für Maschinenintelligenz benannt ist, sagte bereits 1947 intelligente Computer bis zum Ende des 20. Jahrhunderts voraus. Marvin Minsky, Mitbegründer des KI-Labors am Massachusetts Institute of Technology, meinte 1967, dass innerhalb einer Generation das Problem, künstliche Intelligenz zu schaffen, substanziell gelöst sein werde. Auch werde man bald Emotionen auf einer Maschine programmieren können. Hans Moravec von der Carnegie Mellon University in Pittsburgh prognostizierte noch 1979, Maschinen, die genauso gut denken können wie ein Mensch, würden innerhalb von 10 Jahren verfügbar werden. Man stehe nun direkt an der Schwelle zu einem Umschwung vergleichbar nur dem Übergang von lebloser Materie zum Leben.

Heute wissen wir, dass nicht eine einzige dieser Prognosen eingetroffen ist. Vielleicht ist es nicht Zufall, dass gleichzeitig die «großen Erzählungen» der Moderne, zu denen der wissenschaftliche und technologische Erkenntnisfortschritt gehört, von den Philosophen der Postmoderne grundlegend abgelehnt und dekonstruiert wurden[2], was die heutige Kultur der westlichen Gesellschaften prägt. Nach einem halben Jahrhundert jedenfalls war die Ernüchterung die KI betreffend so weitgehend, dass man sich ungern an die hochfliegenden Erwartungen und Prophezeiungen erinnerte. Was nun einsetzte, bezeichnet man auch als den «KI-Winter». Bei Ende des KI-Hypes und im magischen Jahr 2000 existierte kein Programm und kein Computer mit auch nur annäherungsweise menschähnlicher Intelligenz; groß angelegte nationale Programme, wie das 1982 gestartete «Fifth Generation Project» Japans, waren komplett gescheitert; viele KI-Firmen, die computerbasierte «Expertensysteme» oder «intelligente Tutoren» entwickelt hatten, gibt es heute nicht mehr; KI-Betriebssysteme, Programmiersprachen wie LISP und PROLOG, KI-Programme und -Computer wurden zu Fällen für das Technikmuseum. Wie war es möglich, dass sich die Wissenschaft im ausgehenden 20. Jahrhundert in dieser Angelegenheit derart radikal getäuscht hatte?

Es fällt auf, dass Maschinen bei Aufgaben versagen, die Menschen problemlos bewältigen (z. B. Fußballspielen), und umgekehrt Probleme, die für Menschen schwierig erscheinen (z. B. Rechnen mit großen Zahlen, Schachspielen), mit Maschinen häufig einfach anzugehen sind. Auffällig ist, dass sich der Großteil der mit Maschinen ungelösten Probleme auf die «Schnittstellen» zur realen Welt und zum Körper bezieht (Tschacher & Scheier, 2003). Schwierigkeiten treten besonders klar zu Tage, wenn aus Computern Roboter werden. Sie sind dann direkt mit ihrer Umwelt über Kameraaugen, Mikrophone, Beine, Räder und Greifarme verbunden: Der Computer bekommt einen Körper – Informationsverarbeitung wird «embodied».

Kann der tiefere Grund für das Versagen künstlicher Intelligenz in der Vernachlässigung der Beziehung zwischen der Informationsverarbeitung («Denken») einerseits und dem Körper und der Umwelt andererseits zu suchen sein? Wir nennen diese Beziehung «Embodiment». Intelligentes Denken bei Menschen findet immer in einem dichten Geflecht von Bezügen statt, ist eingebettet in einen Kontext. Dieses «Konzept Embodiment» ist das Leitmotiv dieses Buches (s. **Kasten 1**).

Menschen arbeiten ihr ganzes Leben daran, ihre vielfältigen und täglich verfeinerten Erfahrungen mit ihrem Kontext, ihrer «Einbettung», zu intuitivem Wissen und Handeln zu destillieren. Hubert Dreyfus, ein Philosoph und kritischer Kenner der KI, wies darauf hin, dass menschliche Experten sich *nicht* nach Regeln richten, mit denen sie isolierte Fakten und Information verknüpfen würden. Menschen erlangen Intelligenz und Expertise offen-

[2] Ausgewählte Texte der Postmoderne bei Engelmann (2015). Für eine Kritik der postmodernen Theorien: Pluckrose & Lindsay (2020).

Kasten 1

Das Konzept Embodiment: unter Embodiment (deutsch etwa «Verkörperung») verstehen wir, dass der Geist (also: Verstand, Denken, das kognitive System, die Psyche) mitsamt seinem Organ, dem Gehirn, immer in Bezug zum gesamten Körper steht. Geist/Gehirn und Körper wiederum sind in die restliche Umwelt eingebettet[3]. Das Konzept Embodiment behauptet, dass ohne diese zweifache Einbettung der Geist/das Gehirn nicht intelligent arbeiten kann. Entsprechend kann ohne Würdigung dieser Einbettungen der Geist/das Gehirn nicht verstanden werden. Dies kann man schematisch so darstellen: ▶

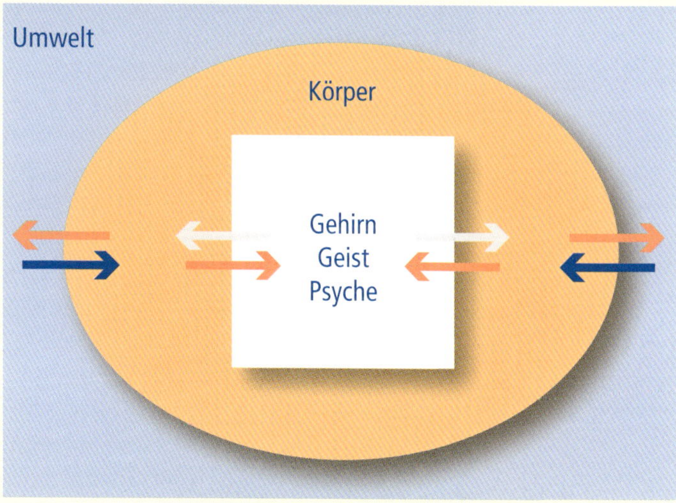

Die Gegenposition würde schematisch etwa so aussehen: ▼

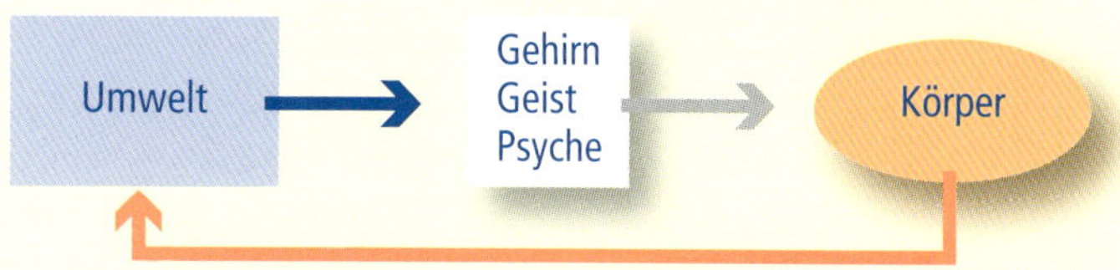

Diese «klassische» Gegenposition entspricht der einfachen lernpsychologischen Vorstellung, wonach Reize und Ereignisse («Umwelt») auf einen Organismus einwirken («Gehirn/Geist»), und ihn zu einer motorischen Reaktion, einem Verhalten veranlassen («Körper»). Diese Auffassung ist nicht eigentlich falsch, nur weniger interessant: Sie verleitet uns vor allem nicht dazu, die manchmal subtilen, oft aber auch sehr handfesten Einwirkungen der körperlichen Verfassung auf den Geist zu beachten. Hiervon aber handelt dieses Buch.

Embodiment heißt also nicht einfach nur, dass ein Geist ein Gehirn braucht. Zudem sind die Zusammenhänge nicht ein-, sondern wechselseitig ausgestaltet (zirkuläre Kausalität/Bidirektionalität). Wir benutzen das Wort Embodiment in diesem Buch zusätzlich auch noch in konkreterer Bedeutung: als Verkörperung einer konkreten Emotion in einem Individuum (etwa in **Kap. 4**, Benita Cantieni), und als habitueller Niederschlag von Lebenserfahrung im Körper (vgl. die Metapher vom schiefen Haus in **Kap. 3**, Gerald Hüther).

bar auf eine Weise, die das glatte Gegenteil der Funktionsweise von regelgeleiteten Computersystemen ist. Wahre Experten haben ihr Wissen sprichwörtlich *verkörpert*: Experten «fühlen», wenn sie richtig liegen, und «sehen» einen guten Lösungsweg. Logische Ableitungen aus Regeln und Fakten, schulgerechtes Schlussfolgern sind dagegen eher die klapperigen Hilfsmittel des Anfängers, des «Novizen». Wahre Expertise verlangt Embodiment!

[3] Unsere grundlegenden Annahmen zu Embodiment in der Anwendung auf den Beratungskontext sind hier dargelegt: Tschacher & Bannwart (2021).

Gefühl und Kognition hängen eng mit dem Körper und dem nonverbalen Körperausdruck zusammen. Theoretiker und Forscher stellten sich immer wieder die Frage, wie dieser Zusammenhang beschaffen ist. Den meisten Lesern wird die folgende Position sehr einleuchtend erscheinen: Gefühle, Emotionen und geistige Verfassung bestimmen den Körperausdruck. Schon die Sprache legt das nahe: Körper*aus*druck. «Der Körper ist Spiegel der Seele» – dies entspricht sicher am direktesten der Alltagspsychologie, das heißt der Auffassung, die mit unserer tagtäglichen Selbstbeobachtung sehr weitgehend übereinstimmt. Die Grundidee ist dabei (siehe Grafik «Gegenposition» in **Kasten 1**): Man denkt, verarbeitet Informationen, will etwas, hat Gefühle und Pläne; dies alles wird anschließend in körperliches Verhalten, Mimik, Kommunikation umgesetzt, womit wir dann auf unsere Welt Einfluss ausüben. Klar, oder? Merkwürdigerweise jedoch weisen viele Untersuchungen genau auf das Gegenteil: Der Körperausdruck, die Körperhaltung bestimmt umgekehrt Kognition und Emotion! «Die Seele als Spiegel des Körpers»? Dieser Gedanke erscheint auf Anhieb vielleicht immer noch befremdlich. Es gibt aber bereits eine Reihe empirischer Belege dafür; Maja Storch wird hierüber, über das Embodiment von Fühlen und Denken, später im Buch noch ausführlich berichten.

Seit dem ersten Erscheinen dieses Buches ist in der Psychologie und Kognitionswissenschaft viel passiert, und Embodiment hat sich zu einem einflussreichen grundlegenden Paradigma entwickelt. Eine umfassende Darstellung des Embodiment-Ansatzes ist die «4E-Kognition», der zufolge die Kognition verkörpert *(embodied)*, situiert *(embedded)*, enaktiv *(enactive)* und erweitert *(extended)* verstanden werden muss. 4E-Kognition, in **Kasten 2** erläutert, differenziert unsere nach wie vor gültige Definition in **Kasten 1**.

Ich möchte im nun folgenden Kapitel, bevor wir auf empirische Studien aus Psychologie und Neurowissenschaft sowie auf praktische Aspekte von Körperarbeit in den **Kapiteln 2 bis 4** dieses Buches genauer eingehen werden, diese Zusammenhangsfragen *theoretisch* betrachten. Eine philosophische Vorbemerkung scheint mir, da wir uns nun ohnehin schon theoretischen Gefilden zuwenden, angebracht: unsere Embodiment-Fragestellung ist Teilaspekt der uralten philosophischen Frage nach dem Zusammenhang von «Leib» und «Seele», also von Körper und Kognition. Gerade das weiter anhaltende Interesse an der Neurowissenschaft hat die Diskussion des Leib-Seele-Problems angeheizt und zu Fragen wie der nach dem Stellenwert des Bewusstseins geführt. Sie ist ein zentrales Feld der heutigen interdisziplinären Debatte: die «Wissenschaft vom Bewusstsein». Der australische Philosoph David Chalmers brachte die Frage mit seinem «Zombie-Gedankenexperiment» auf den Punkt: Stellen wir uns einen Zombie vor, der aussieht und sich verhält und spricht wie ein Mensch, aber innerlich rein gar nichts qualitativ empfindet und kein Bewusstsein hat. Wenn dies auch nur vorstellbar ist, bedeutet es laut Chalmers, dass Bewusstsein eine zur Materie zusätzlich hinzukommende Eigenschaft wäre, was jedem Materialismus widerspricht[4]. Die wichtigsten Positionen in dieser wohl endlosen Debatte finden sich in **Kasten 3**.

Wir sprechen im Folgenden viel von Intelligenz und von Kognition, und sollten daher diese Begriffe klären. Beginnen wir mit dem in der Psychologie grundlegenden Begriff der Kognition: *Kognition* ist unscharf definiert als ein Sammelbegriff für alle die vielfältigen Prozesse des Denkens. Kognition umfasst daher Wahrnehmen, Erkennen, Begriffsbildung, Schlussfolgern, Planen, Problemlösen, Wissen, Erinnern und vieles mehr. *Intelligenz* bezeichnet eine Eigenschaft von Kognition, nämlich das Denkvermögen. Intelligenz ist die Fähigkeit, sich auf neue Anforderungen kognitiv einstellen zu können, wie auch die Fähigkeit

[4] Chalmers (2021), besonders Kapitel 29 «Consciousness and its Place in Nature»

Kasten 2

Embodiment als «4E-Kognition»[5]**:** Von den vier Es sind die ersten beiden bereits in Kasten 1 eingeführt, wo der Geist als verkörpert *(embodied)* und als in der weiteren Umwelt situiert (Embedded) beschrieben ist.

Der Aspekt «enaktiv» beschreibt nun die Art der Einbettung genauer – die kognitiven Prozesse befinden und entwickeln sich in fortwährenden Rückkopplungsschleifen von Handlung und Wahrnehmung. Dabei ist Wahrnehmung nicht ein passives Abbilden von Umwelt auf eine innere Leinwand, sondern ein aktiver Prozess, bei dem wir Erwartungen und Hypothesen bilden, die an den dauernd neu einlaufenden Sinneseindrücken überprüft werden. Dasselbe bei motorischen Handlungen: Wir haben einen Handlungsplan (etwa, die Kaffeetasse vor mir ergreifen und daraus trinken), der in Hypothesen transformiert wird (was sollte ich, meinem Plan gemäß, zu jedem Moment der Handlung in meinem Arm und in der Hand spüren, was sollte ich sehen?). Diese Hypothesen werden andauernd mit den tatsächlich einlaufenden Wahrnehmungen auf Abweichungen geprüft und die entstehenden Abweichungen minimiert. Wenn dies gelingt, entsteht eine glatte elegante Handlung, und ich trinke den Kaffee. Wenn nicht, muss der Plan modifiziert oder ersetzt werden. Der Enaktivismus betont, dass alle kognitiven Prozesse so funktionieren, sogar

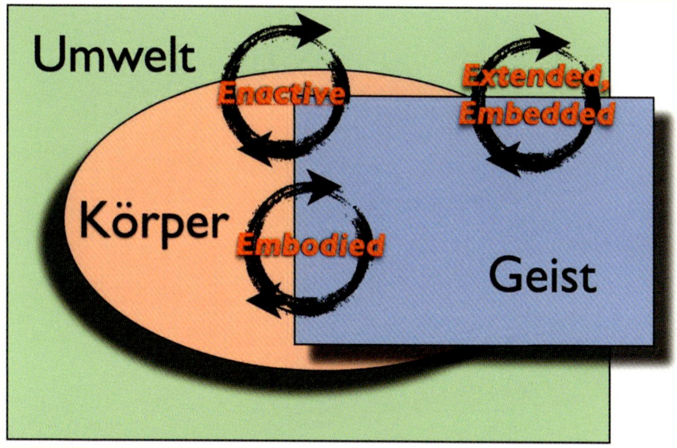

auch abstrakte Denk- und Fühlvorgänge zwischen verschiedenen Ebenen des Gehirns[6], wenn Umwelt und Motorik nur wenig mit einbezogen sind. Die enaktiven Schleifen bei Handlungen betreffen Geist, Körper und Umwelt und verlaufen unbewusst. Wir nehmen in der Regel nur die Abweichungen wahr.

Der Aspekt «erweitert» *(extended)* fügt zur Situierung des Geistes *(«embedded»)* hinzu, dass wir die Umwelt als Erweiterung der Kognition aktiv benutzen. Hierzu gehören Denkwerkzeuge wie der Terminplaner im Handy, die Zu-tun-Liste an der Wand im Büro, der Chip im Körper eines Cyborgs. Auch die Familienaufstellungen in der systemischen Psychotherapie sind Beispiele dafür, wie der Geist durch Umweltkonstellationen erweitert werden kann.

zum Erfassen und Herstellen von neuen Bedeutungen, Beziehungen und Sinnzusammenhängen. Ein elektronischer Taschenrechner zum Beispiel wäre gemäß diesen Definitionsansätzen nicht intelligent, denn er kann sich nicht anpassen und hat natürlich keinen Zugang zu Bedeutungen. Man könnte sich streiten, ob ein Taschenrechner kognitive Prozesse aufweist, würde aber wohl einräumen, dass er einen Aspekt von Kognition, nämlich Rechnen mit Zahlen und Umformen von Symbolen, durchführen oder zumindest simulieren kann.

[5] Oxford Handbook of 4E Cognition: Newen, De Bruin & Gallagher (2018). Tschacher & Storch (2017).

[6] Insbesondere Karl Friston vertritt enaktivistische Positionen in der Neurowissenschaft: Friston & Stephan (2007).

Kasten 3

Positionen zum Leib-Seele-Problem («Leib»: Materie, Körper, Gehirn; «Seele»: Geist, Bewusstsein, Denken, Kognition, Psyche)

- **Materialismus/Physikalismus:** Nur die stoffliche Materie und physikalische Wechselwirkungen existieren bzw. können wissenschaftlich sinnvoll beschrieben werden.
- **Idealismus:** Der Urgrund allen Seins ist der Geist (die «Idee»), der sich in der wahrgenommenen Welt ausdrückt. Materielle Wirklichkeit ist nur insofern gegeben, als sie von einem Beobachter wahrgenommen wird, der Wirklichkeit damit in gewissem Sinne erst erzeugt.
- **Identitätsannahme:** Materie und Geist sind beide existent, aber sie sind eigentlich identisch bzw. zwei Seiten desselben.
- **Dualismus:** Es gibt beides, Materie *und* Geist. Folglich muss geklärt werden, wie diese zusammenwirken. Viele Varianten des Dualismus sind denkbar:
  - *Interaktionismus:* Beide existieren gleichberechtigt, haben qualitativ unterschiedliche Eigenschaften, und stehen in stetiger oder gelegentlicher Interaktion
  - *Epiphänomenalismus:* Kausal wirksam ist nur die Materie, der Geist ist lediglich Begleiterscheinung der Materie und kann selbst nicht auf diese einwirken
  - *Emergentismus:* Materie ist Grundlage des Geistes, dem dann aber eine neue, nichtmaterielle Qualität zukommt

▶ Literatur: Beckermann (2008), Nagel (2013), Pauen (2016)

Ein Schüler, der einen Taschenrechner benutzt, wäre ein Beispiel für *extended* Kognition.

Bereits zu Beginn dieses Kapitels behelligte ich Sie mit der Geschichte der künstlichen Intelligenz (KI), genauer gesagt, mit deren vorläufigem Scheitern. Ich werde auf den jetzt folgenden Seiten erst darlegen, woran man sehen konnte, dass die Konstruktionsversuche der symbolbasierten, «klassischen» KI nicht zu wirklich intelligenten Maschinen geführt haben, sondern stattdessen in den KI-Winter führten (wobei manche Forscher sagten, es sei sogar eine Eiszeit gewesen). Ich stelle also die Frage: Welches waren die Symptome dieses Scheiterns? Und wie ordnen die Experten, die sich nach wie vor um das Thema bemühen (dies sind Computerforscher, Kognitionswissenschaftler, Philosophen), die auftretenden Probleme ein?

Mittlerweile hat sich das Feld der KI wieder deutlich erholt und mit veränderten Zielsetzungen erfolgreich Terrain zurückgewonnen. Die neue KI beruft sich auf 4E-Kognition und die Renaissance der konnektionistischen Algorithmen, die mit großen Datensätzen trainiert werden können, wie sie im Internet zur Verfügung stehen. Dieser Ansatz wird heute Machine Learning oder Deep Learning genannt: Der Computer wird nicht eigentlich mehr programmiert, sondern lernt selbst, die Muster aus großen Datensätzen («big data») herauszudestillieren. Auf diese Weise ist es heute möglich, dass Computer mit gesprochenen Befehlen gesteuert werden und auf Fragen natürlichsprachlich antworten können. Computer können Handschriften lesen, Gesichter erkennen und individuelle Vorlieben ihrer Nutzer identifizieren (um sie dann mit Kaufvorschlägen einzudecken[7]). Computer können Autos fahren und Maschinen im *smarten* Haushalt steuern. Im Unterschied zur klassischen KI steckt das «Wissen» des Computers nun nicht mehr in der programmierten Verknüpfung vorgegebener Symbole, sondern in den Mustern der Daten, mit denen man das Deep-Learning-System trainiert. Diese Daten bestehen aus vielen (subsymbolischen) Elementen, seien es Pixel von digitalen Fotos oder Videos, Frequenzen von Toneingaben oder beliebigen anderen Einzelheiten eines Dateninputs.

Vielleicht interessieren Sie sich persönlich für Computer und KI nicht sonderlich … All dies ist für uns auch nur insofern von Belang,

[7] Dass über jeden von uns, der sich im Internet bewegt, umfangreiche Profile via Machine Learning angelegt werden, kann man durchaus kritisch sehen, sagt der deutsche Philosoph Byung-Chul Han (2021).

als wir versuchen (und beginnen) zu verstehen, welche Gründe dem Desaster der symbolbasierten KI zugrunde liegen. Die sich daran anknüpfende Folgefrage ist deshalb die für uns hier relevante:

Was lehrt uns das bisherige Scheitern des Traums, vielleicht auch Albtraums, von der Maschinenintelligenz für das Thema «Embodiment»?

Ich möchte hier einen Teil der Antwort, die im folgenden Kapitel gegeben wird, bereits vorwegnehmen, da Sie ihn ohnehin aus der Zielrichtung dieses Buches erahnen werden: Die Vorstellung von Denken und Intelligenz als reiner Kopfgeburt, als rein symbolischer Informationsverarbeitung wie es in der klassischen KI vorausgesetzt wurde, ist eine Sackgasse! Das Verschieben und Transformieren von Bits und Bytes ist bei weitem nicht ausreichend, um intelligentes Denken zu erklären und die Voraussetzungen für Intelligenz zu schaffen. Die menschliche Intelligenz braucht einen Körper, um sich entfalten zu können. Also lassen Sie uns in Ruhe darüber nachdenken, warum …

1.1.1 Argument 1: Das Phänomen der Täuschungen

Das Zeitalter der Romantik war in einer ähnlichen Weise wie die Moderne des ausgehenden 20. Jahrhunderts von Automaten außerordentlich fasziniert. Allerhöchstes gesellschaftliches Aufsehen erregte zu dieser Zeit der Schachautomat des österreichisch-ungarischen Hofrats Baron von Kempelen, den dieser 1769 im Auftrag der Kaiserin Maria Theresia mit hoher Kunstfertigkeit baute. Der in Wien vorgeführte «Schachtürke» bestand aus einem fahrbaren Schachtisch, an dem eine lebensgroße Puppe befestigt war, die einen Türken mit Turban und Wasserpfeife vorstellte. Der Tisch selbst war anscheinend mit allerlei Maschinerie, Zahnrädern, Walzen und Hebeln ausgefüllt. Wenn von Kempelen seinen Türken gegen menschliche Schachspieler antreten ließ, lieferte die Maschine meistens ein passables, ja intelligentes Spiel, bewegte die Figuren mit der linken Puppenhand, dies alles begleitet von mechanischen Geräuschen und gelegentlichem Kopfschütteln und Rollen der Puppenaugen.

Private und öffentliche Vorführungen sorgten für beträchtlichen Wirbel; der Schachtürke besiegte ab 1770 die Zarin Katharina die Große und den preussischen König Friedrich II.! Napoleon Bonaparte spielte im Jahr 1809, wobei er mehrere Partien trotz seiner napoleonischen Eröffnung verlor und darüber so zornig war, dass er die Spielfiguren durch den Salon schleuderte. Obwohl es schon vor Bonapartes kleinem Waterloo vereinzelte kritische Veröffentlichungen gab, die einen menschlichen Schachspieler von kleiner Statur im Innern des «Automaten» vermuteten, hielt das Publikum an der Überzeugung fest, dass der «Schachtürke» ein echter Automat sei. Über Jahrzehnte hinweg war der vermeintliche Schachtürken-Automat erfolgreich auf Tournee, ab 1825 schließlich in den USA. Noch 1836 fand es der bekannte amerikanische Schriftsteller Edgar Allen Poe wert, den «getürkten» Automaten in einem Artikel mit einer kriminalistischen Indizienkette zu entlarven (wobei Poe teilweise recht wunderliche Argumente verwendete – zum Beispiel, wenn der Schachtürke eine «reine Maschine» wäre, müsste sie ja *jede* Partie gewinnen).

Dass es nicht allein der romantischen Mystifikation zuzuschreiben ist, einer solchen «Ente»[8] aufzusitzen, zeigen Anekdoten aus der modernen Vergangenheit, dem Zeitalter der «wirklichen» künstlichen Intelligenz ohne doppelten Boden und ohne «Homunculus», was der gut versteckte kleinwüchsige Schachmeister im Innern des Schachtürken wortwörtlich war. Die Hysterie um ELIZA, einem Com-

[8] Die Redensart von einer «Ente» bzw. «Zeitungsente» geht ebenfalls zurück auf eine raffinierte Automatenkonstruktion dieser Zeit, die künstliche Ente, die der französische Ingenieur Jacques de Vaucanson 1738 baute.

puterprogramm, das der KI-Pionier Joseph Weizenbaum 1966 schrieb, zeigte dies recht illustrativ. ELIZA wurde entwickelt, um Möglichkeiten zu untersuchen, wie eine Maschine auf eingegebenen natürlichsprachlichen englischen Text sinnvoll reagieren kann. Weizenbaum wählte für sein Programm die Rolle eines «Gesprächspsychotherapeuten», weil er annahm, dass das psychiatrische Interview eine der wenigen normierten Gesprächssituationen darstelle, bei der ein Gesprächspartner ungestraft so tun könne, als wisse er praktisch nichts von der Welt (▶ I went for a long boat ride. ELIZA: Tell me about boats»). ELIZA weiß ja tatsächlich nichts von der Welt, geschweige denn, was ein «Boot» sein soll. ELIZA durchsucht im Wesentlichen eingegebene Sätze nach Schlüsselworten, transformiert die Sätze und gibt die transformierten Sätze unter Verwendung des Schlüsselwortes wieder aus (z. B. ▶ I have trouble with a friend. ELIZA: You say you have trouble with a friend?). Wenn dies nicht funktioniert, verfügt das Programm über eine Reihe anderer Schablonen (z. B. ▶ It depresses me a lot. ELIZA: What does that suggest to you?).

Unerwartet für seinen Programmierer wurde ELIZA in kurzer Zeit ungeheuer populär. Benutzer waren nach wenigen Interaktionen oft überzeugt, dass ELIZA sie wirklich verstanden habe und verlangten danach, mit dem Programm endlich im privaten Rahmen ausführlicher kommunizieren zu können. Einige Psychiater setzten ELIZA in den USA zur Behandlung ihrer Patienten ein. Weizenbaum selbst war entsetzt über das Echo, das sein simples KI-Programm gefunden hatte und fragte sich: Wie konnte ein kurzer Kontakt mit einem primitiven Computerprogramm derart machtvolle Wahnideen bei ganz normalen Leuten hervorrufen?[9]

Wahrscheinlich ist es nicht zielführend, über die Geschichte der KI-Täuschungen entsetzt zu sein, denn sie spricht im Grunde für ein sehr menschliches Phänomen, nämlich die Neigung, Dinge und Vorgänge sinnvoll zu machen, ja zu beseelen. Aus der Gestaltpsychologie weiß man, dass dies bereits in der «Wahr»nehmung geschieht. Grundlage dafür ist die spontan und unbewusst ablaufende Zusammenfügung von einfachen Reizen zu ganzheitlichen Gestalten in der Kognition – vergleichbar der Bildung von Metarepräsentationen, die Gerald Hüther in **Kapitel 3** aus neurobiologischer Sicht beschreibt. Man «sieht» in der Regel viel mehr, als faktisch vorhanden ist.

Ich möchte dafür zwei einfache Beispiele anführen: Wenn ich in einem dunklen Zimmer die Lichtpunkte A und B an zwei unterschiedlichen benachbarten Orten abwechselnd aufleuchten sehe, sehe ich nicht etwa eben dieses, sondern vielmehr *ein* Licht zwischen A und B hin- und herwandern. Diese «Scheinbewegung» wurde bereits 1914 durch den Gestaltpsychologen Max Wertheimer als Phi-Phänomen beschrieben. Eine andere Versuchsanordnung wurde durch die Arbeiten Albert Michottes in der Mitte des vorigen Jahrhunderts angeregt: Zwei Scheiben bewegen sich auf derselben Bahn über einen Bildschirm, wobei die eine Scheibe am linken Bildschirmrand startet und mit konstanter Geschwindigkeit nach rechts wandert, die andere Scheibe vom rechten Rand aus entsprechend nach links wandert. In der Mitte kreuzen sich ihre Wege. Was aber wird wahrgenommen? Manche Beobachter sehen, dass die Scheiben aneinander vorbei gelaufen sind, andere sehen, dass die Scheiben voneinander abprallten und wie Billardkugeln zurücklaufen. In derselben Darstellung können also zwei völlig unterschiedliche Kausalabläufe «gesehen» werden! Man kann dieses Phänomen analog zur Scheinbewegung als «Scheinkausalität» bezeichnen.

Kurzum, menschliche Beobachter tendieren dazu, nicht einfach nur elementare Sachverhalte passiv aufzunehmen, sondern vermutete

[9] Mehrere auch deutschsprachige ELIZA-Varianten finden Sie im Internet. Heutige Sprachassistenten wie Alexa oder Siri gehen über diese Funktionalität weit hinaus.

Zusammenhänge gleich mit-wahrzunehmen; Wahrnehmung ist nie nur nüchterne Abbildung, sondern enthält stets eine ganze Reihe von Unterstellungen. Die meisten dieser Unterstellungen sind völlig unbewusst. Neutral ausgedrückt, handelt es sich um einen Vorgang der Musterbildung, der im Gehirn durch die Ausbildung neuronaler Netze (siehe Kap. 3) vonstatten geht. Zusammengefasst spricht vieles für die Hypothese, dass Wahrnehmung nicht allein abbildet, sondern immer zugleich aktiv Muster bildet.

Bei dieser Tendenz, Zusammenhänge in etwas hineinzusehen, die dort gar nicht vorhanden sein müssen, handelt es sich aber nicht nur um eine Täuschung, sondern zugleich auch um eine große Errungenschaft der Intelligenz. Wir finden diese Tendenz in praktisch allen Bereichen des psychischen Funktionierens, besonders auch in der zwischenmenschlichen Interaktion[10]. Wir benutzen nämlich, wenn wir eine andere Person beobachten, automatisch die Fähigkeit, uns in diese Person hineinzudenken und hineinzufühlen, als ob wir die Welt geradezu mit den Augen der anderen Person betrachten könnten. Dies geht unter Umständen so weit, dass wir selbst subjektiv Schmerz empfinden können, wenn sich die andere Person verletzt hat (neurobiologisch verantwortlich sind hierfür die so genannten Spiegelneurone, siehe Kap. 3). Häufig unterstellen wir Personen außerhalb von uns, dass sie ähnlich funktionieren, wie wir es von uns selbst wissen (oder zu wissen glauben, denn auch die Selbstwahrnehmung ist keineswegs objektiv). Es handelt sich hierbei also ebenfalls um eine Form der Musterbildung, die nun auch die menschliche Wahrnehmung der sozialen Welt strukturiert. Gerade die Täuschungen und Illusionen, wie im Falle des Schachtürken und der Pseudointelligenz bisheriger Automaten, verdeutlichen das Ausmaß, in dem wir Dinge wahrnehmen, die wir selbst erst in die Welt hineinbefördert haben.

Was habe ich in diesem Abschnitt mittels des Arguments der Täuschung zeigen können? Zunächst einmal, dass bisherige «künstliche Intelligenz» eben stets künstliche «Intelligenz» war. Man hat sich getäuscht, und oft liebend gerne täuschen lassen: Denken Sie an den Schachtürken, an ELIZA als Psychotherapeut, und nicht zuletzt auch an die in den Sand gesetzten Milliarden der symbolbasierten KI-Projekte. Folgerichtig stellte die neuere Entwicklung der KI nach dem KI-Winter nunmehr die Musterbildung und Mustererkennung in das Zentrum. Computersysteme wie Deep Learning, die analog zum Gehirn aus künstlichen neuronalen Netzwerken bestehen, besitzen die entscheidende Fähigkeit, Gestalten in Datensätzen zu erkennen.

Aus der Geschichte der Täuschungen und der zyklisch auftretenden Hypes der KI lässt sich erkennen, was eine unverzichtbare Eigenschaft von menschlicher, tierischer (und eines Tages auch Computer-)Intelligenz ist: die Fähigkeit zur Musterbildung! Wahrnehmung, Denken, Intelligenz funktionieren nur mit dieser aktiven Konstruktionsleistung des Geistes. Musterbildung ist einerseits Voraussetzung für jede Art von Täuschungen, vor allem aber der erste Baustein zu einem tieferen Verständnis von Embodiment.

1.1.2 Argument 2: Die kombinatorische Explosion

Ich werde in diesem Argument unsere Musterbildungstheorie noch etwas erweitern und beginne wieder mit einem Problem der klassischen KI[11]. Die klassische KI geht davon aus, dass der Kern der Intelligenz in symbolischer

[10] Letzteres wird in der Psychologie auch als «Theory of Mind» bezeichnet, also Theorie über den Geist des Interaktionspartners. Dass es sich weniger um eine rein kognitive «Theorie» als vielmehr um eine automatische Musterbildung im sozialen Miteinander handelt, wäre hierbei unsere Meinung.

[11] Die neue KI (Deep Learning) bezieht sich auf die konnektionistische Tradition, bei der die Wissensbasis nicht durch Symbole und Regeln vorprogrammiert sein muss.

Datenverarbeitung besteht. Alles in der wirklichen Welt Vorfindliche muss in Form von digitalen Symbolen oder Verknüpfungen solcher Symbole (Regeln in Form von Wenn-Dann-Aussagen) abgespeichert sein. Eine solche Regel könnte etwa heißen: Wenn ANMALEN (x, f) dann FARBE (x, f). Das bedeutet, unter der Annahme, dass f = rot: «Wenn ich x rot anmale, dann ist die aktuelle Farbe von x rot». Dies ist das simple Grundprinzip, auf dessen Basis in regelbasierten Computern eine Vielzahl von Anwendungen laufen, vom multimedialen Computerspiel bis zum Rechenprogramm und zur Simulationsumgebung für die Wetterprognose.

Stellen wir uns vor, wir wollten ein künstliches System entwickeln, das in Kontakt mit seiner Umwelt steht, diese wahrnimmt und sich in ihr bewegen kann: einen Roboter! Wenn also die natürliche Umwelt eines intelligenten Roboter-Systems komplex ist, muss auch die symbolische Darstellung (Repräsentation) im Innern des Systems (seinem Speicher) entsprechend komplex und umfangreich sein. Dies scheint zunächst ein rein quantitatives Speicherproblem zu sein, entwickelt jedoch eine hohe Brisanz sowohl bei Änderungen der Umwelt als auch bei Änderung der Position des Systems in dieser Umwelt. Jede Veränderung macht es nämlich erforderlich, auch das innere Weltbild entsprechend zu ändern, und dies möglichst in Echtzeit! Dies ist eine Aufgabe, die sehr rasch in eine «kombinatorische Explosion» hineinführt, das heißt eine explosionsartige Zunahme an Berechnungen und Wenn-Dann-Kombinationen, um das symbolische Weltbild wieder auf den aktuellen Stand zu bringen und dort zu halten. Diese Lawine an Rechenanforderungen entsteht dadurch, dass die Folgerungen aus jeder einzelnen Änderung in allen Bereichen des repräsentierten Weltbilds ermittelt werden müssen, da das System nicht a priori «wissen» kann, welche der Änderungen irrelevant und welche überlebenswichtig sind.

Daniel Dennett ist ein Philosoph, der sich immer wieder mit KI-Fragen grundlegend auseinander gesetzt hat[12]. Er beschreibt das Problem der kombinatorischen Explosion an einem einfachen Beispiel, dem Imbiss zu später Stunde («midnight snack»): Brot ist im Brotkasten, Butter, Wurst und Bier im Kühlschrank, dann braucht man noch Teller, Messer, ein Glas für das Bier, ein Tablett, um alles zum Tisch zu tragen … eigentlich keine große Sache. Wenn man aber beginnt, alle erforderlichen Einzelaktionen in einer einem Computer angepassten Form aufzuschreiben, wächst sich der schlichte Imbiss zu einem Wust von Programmschritten aus. Dem symbolbasierten Roboter fehlt ja jegliches Weltwissen, auch das der allereinfachsten Art: Etwa, wenn ich die Butterdose in der linken Hand halte, sollte ich nicht mit der linken Hand nach dem Messer greifen! Oder anderes scheinbar banales Wissen: Wenn ich das Bier auf das Tablett stelle, das Glas daneben stelle, das Tablett zum Tisch trage, ist dann das Bier und das Glas auf dem Tisch? Genaueres aus dem Universum solcher Berechnungen steht in **Kasten 4**.

Das Berechnen aller Berechnungen, konkret das Abklappern aller in Kasten 3 erwähnten Rahmenaxiome, würde so viel Zeit verbrauchen, dass Bier und Wurstbrot in unerreichbare Ferne rücken. Die meisten Berechnungen sind dabei natürlich von bestechender Irrelevanz für das Imbissziel. Der Roboter wäre auf dem Weg zum Handlungsziel in tiefes hamletartiges Nachdenken versunken.

Ich gebe zu, mit der in endlosem Herumrechnen vertieften, zwangsneurotischen künstlich-intelligenten Kreatur eine Karikatur vorgestellt zu haben. Natürlich haben die Fachleute, die sich über Jahre hinweg mit diesem Problem herumgeschlagen haben, eine ganze Reihe von praktikablen Vorschlägen gemacht, wie man verhindert, dass Rechenzeit sinnlos verpulvert wird. Diese Revisionen der

12 Dennett (1998). Zur Thematik der Robotik als Weiterführung der KI siehe auch: Pfeifer & Scheier (1999).

KI sind für uns interessant, denn sie können die Richtung weisen, in die eine bessere Theorie der Intelligenz gehen muss. Ich konzentriere mich hier auf zwei Folgerungen:

Folgerung 1: Es fällt auf, dass die meisten der Berechnungen, die unseren Computer überschwemmen, triviale Erkenntnisse sind: Nein, die Farbe von x1 ändert sich nicht, wenn ich x1 auf x2 stelle! Ich könnte also fordern, jede logische Ableitung nach Relevanz zu beurteilen. Dennett weist darauf hin, dass dann eben eine Lawine von Nicht-Relevant-Berechnungen erfolgen müsste. Also fordern wir besser: Der Imbiss-Computer darf weite Bereiche seiner logischen Ableitungen schlicht nicht durchführen. Kurz, man muss *ignorieren* können! Der Mitternachtsimbiss erfordert den Tunnelblick auf Bier und Wurstbrot, anderenfalls ereilt uns die kombinatorische Explosion.

Folgerung 2: Es muss einen Weg geben, die Komplexität der Welt zu vereinfachen, gewissermaßen zusammengehörende Dinge zusammen zu behandeln. Im Rahmen unserer Imbisswelt betrifft dies beispielsweise die bewegende Frage «Was ist das überhaupt: Wurstbrot?» Ich, jetzt einmal versuchsweise Vertreter der symbolischen KI, meine damit offensichtlich eine aus zwei Brotscheiben (y1 und y2), Butter (y3), Wurst (y4) bestehende Gestalt, wobei ich sequentiell BEWEGE AUF (y3, y1), BEWEGE AUF (y4, y3), BEWEGE AUF (y2, y4) durchführte ... Zu beachten war natürlich noch, dass die erste BEWEGE AUF-Aktion mit einem Messer durchgeführt werden muss, das selbst jedoch nicht im Butterbrot belassen werden darf. So ein Butterbrot ist also für mich als Symbolverarbeiter ein Etwas von grausamer Komplexität. Es ist mir zudem nicht in die Wiege gelegt worden, wie ich die nachfolgenden Aktionen BEWEGE AUF (Butterbrot, Tablett) sowie TRAGE NACH (Butterbrot, Esszimmer) durchführen soll: Müssen Brotscheiben, Butter, Wurst je einzeln bewegt und getragen werden? Wenn ja, in welcher Reihenfolge?

Kasten 4: Der Mitternachtsimbiss aus Robotersicht

Wenn man den Imbiss formalisiert, und daran führt in der Informatik kein Weg vorbei, würde ein Symbolverarbeiter verschiedene Aussagen für Bier (x1) und Tablett (x2) kreieren:

Als Zustandsbeschreibungen verwendet er beispielsweise FARBE (x, a) (also: «x hat Farbe a») und POSITION (x, b)

Zur Kennzeichnung von Aktionen benutzt er etwa TRAGE NACH (x, c) (also: «Trage x nach c!») und BEWEGE AUF (x, d).

Wie kann der Roboter nun wissen, dass nach der Aktion BEWEGE AUF (x1, d) die Aussage FARBE (x1, a) weiterhin stimmt? Wohingegen nach der Aktion TRAGE NACH (x1, c) die Aussage POSITION (x1, b) aktualisiert werden muss zu POSITION (x1, c)! Und noch wilder: BEWEGE AUF (x1, x2) und TRAGE NACH (x2, c) ergibt nicht nur POSITION (x2, c), sondern auch POSITION (x1, c).

In der Aussagenlogik der symbolischen KI benutzt man so genannte Rahmenaxiome, um die allgemeinen Effekte und Nichteffekte von Aktionen zu beschreiben. Angenommen, unser Roboter kennt nur 10 Zustände zur Beschreibung seiner Imbisswelt und 20 Aktionen, so müsste er bereits in der Größenordnung von 10 × 20 Rahmenaxiome berücksichtigen und Folgerungen aus ihrer Anwendung ziehen.

Das Wurstbrot-Argument gemäß **Folgerung 2** weist in die gleiche Richtung, die oben in Argument 1 wie auch vom Deep Learning eingeschlagen wurde: die der Musterbildung. In der Wahrnehmung wie im Denken insgesamt geht es unablässig darum, die Fülle der Reize und der Gedankeninhalte zusammenzufassen, und zwar unter möglichst geringem Gedankenaufwand. Die Gestalten müssen sich gebildet haben, *bevor* wir überhaupt ans Kombinieren und Denken denken – nur so entgehen wir der kombinatorischen Explosion.

Manche solcher Musterbildungen sind uns denn auch tatsächlich «in die Wiege gelegt»: Schon Kinder, die keine eigenen Verhaltenserfahrungen mit Schlangen gemacht haben, können vor dem schwarzen, gewundenen Etwas, das da im Augenwinkel auftaucht, erschrecken, bis sie sehen, dass es sich um den neuen Gartenschlauch handelt. Andere Musterbildungen ereignen sich aber auch ohne genetische Bahnung, tagtäglich von neuem. Dieses Zusammenbinden zu Mustern geschieht sinnvoll und zweckhaft (das Tablett gehört nicht zum Wurstbrot, und wir würden trotz der räumlichen Nähe und flachen Form niemals hineinbeißen wollen). Jedenfalls ereignet sich Musterbildung offenbar zeitlich *vor* weiterer kognitiver Bearbeitung der Reize. Musterbildung geschieht ohne Anwendung expliziter und vorformulierter Regeln sowie ohne Symbolverarbeitung, zumindest ohne bewusste Verarbeitung. Nach welchen Regeln und Gesetzen nun die Dinge unserer Welt als Muster sinnvoll zusammengebunden werden können, ohne dass wir anscheinend irgendeinen Gedanken darauf verschwenden müssen, können wir jetzt noch nicht beantworten. Ich werde auf diese Frage unten wieder zurückkommen.

Wie steht es nun mit der zuvor genannten **Folgerung 1**, dem Ignorieren-können, die sich aus der kombinatorischen Explosion ergab? Ein wesentlicher Teil des Ignorierens ist nach unserer Auffassung einfach die Kehrseite der Musterbildung: Wird ein Muster gebildet, rückt der Rest der Welt gleichzeitig sofort in den Hintergrund. Dies erkennen wir schon in einfachsten Darstellungen wie der mit den Pfeilen in **Abbildung 1.1**: Sie sahen vermutlich zuerst schwarze Pfeile, danach vielleicht auch die weißen, niemals aber beide zugleich. Die gerade nicht aktuelle Pfeilsorte wird ignoriert – weggeblendet.

Ein anderes, beliebtes Beispiel ist das «Cocktail-Party-Phänomen»: Bei einer Party führen Sie ein angeregtes Gespräch und rücken dabei die Gespräche der anderen sich unterhaltenden Gäste vollständig in den Hintergrund. Eventuell hören Sie, *dass* die andern sprechen, aber nicht, *was* sie sprechen (es soll aber Leute geben, die vor allem oder ausschließlich hören, was nebenan geredet wird). Es geht hier also um Aufmerksamkeit, und es ist jedem mehr oder weniger bewusst, dass er seine Aufmerksamkeit auf etwas richten kann oder auch muss, will er sich «konzentrieren». Andere Dinge bekommt man dann eben nicht mit. Das Ignorieren geht aber viel weiter, als uns im Alltag bewusst wird. Sehr plastisch wird das in Experimenten zu «Veränderungsblindheit», einem Feld der Kognitionsforschung. Stellen Sie sich vor, Sie würden diesen Text zeilenweise auf einem Bildschirm lesen (was ich als Bücherfreund Ihnen nicht wünsche). Ein trickreicher Experimentator würde fortlaufend und genau messen, auf welche Stellen im Text sich Ihre Augen richten und würde dann Worte zur Linken des Fixationspunktes durch Worte aus sinnlosen Buchstaben ersetzen[13], etwa in dieser Art (Original in oberer Zeile, Ersetzung in unterer Zeile, Fixationspunkt unterstrichen):

Sie würden diesen Text auf einem Bildschirm lesen

Xfn brrome vnuihf Nrhm ajx msnem Bildschirm lesen

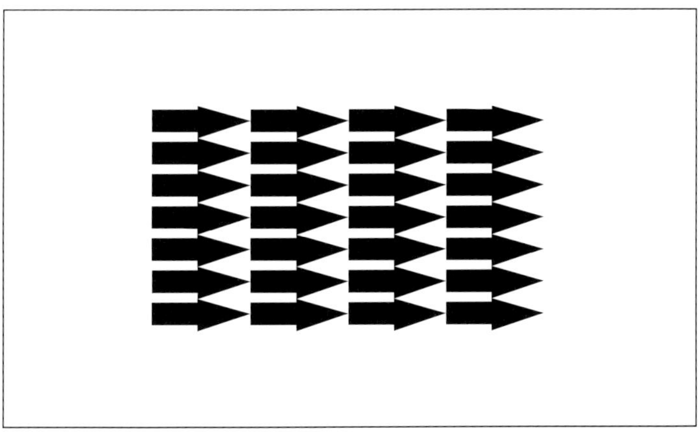

Abbildung 1.1: Weiße oder schwarze Pfeile? Eine der beiden Pfeilsorten wird zur Figur, und die andere wird als Hintergrund ausgeblendet

[13] McConkie & Zola (1979).

Sie würden eine Ersetzung des linkes Teiles der Zeile (wie in der unteren Zeile dargestellt) wahrscheinlich nicht bemerken, wenn Ihr Auge auf das Wort «Bildschirm» fixiert! Sie glauben also nur zu sehen, dass da weiterhin sinnvolle Worte stehen, während Ihr Wahrnehmungssystem tatsächlich weit mehr Dinge der Welt ignoriert, als Sie wissen (gut, dass Sie gerade ein richtiges Buch lesen!).

Eine ähnliche Situation entsteht bei der «Wiederholungsblindheit». Damit ist das Phänomen gemeint, dass in einer Serie von Worten, die in rascher Abfolge dargeboten werden, wiederholte Worte oder ähnlich klingende Worte weniger gut entdeckt und erinnert werden. Es ist nicht ganz einfach, dafür ein analoges druckbares Beispiel zu finden, aber vielleicht klappt es mit dieser möglichst schnell zu beantwortenden Frage:

**Was ist mit
mit diesem Satz
nicht in Ordnung?**

Etwas ganz Ähnliches ist mir selbst schon zugestoßen. Für eine Konferenz (die Herbstakademie 2003 in Ascona) ließ ich ein Plakat drucken, auf dem in großen grünen Lettern in der Kopfzeile prangte:

**Dynamical Systems in
Cognititive Science**

Sowohl dem Drucker als auch mir entging der Tippfehler bei der Durchsicht der Druckfahnen völlig: die Verdoppelung des «ti» im Wort «Cognitive». Als ich den Fehler kurz vor der Konferenz entdeckte, war ich sehr konsterniert, denn ich neige leider zur Exaktheit. Ich ließ selbstverständlich noch eine Ladung korrekter Plakate drucken. Aber schließlich entschied ich mich mit zunehmendem, heimlichem Vergnügen, zahlreiche der unkorrigierten Plakate für Hinweise während der ganzen Tagung doch einzusetzen. Ich bin mir ziemlich sicher: Kein einziger der Teilnehmer der Konferenz (inklusive aller anwesenden Kognitionsforscher) hat den Tippfehler jemals bewusst gesehen.

Ein anderes Experiment, bei dem man sogar deutlich sieht, dass man nichts sieht, haben wir selbst in der psychiatrischen Forschung durchgeführt[14]. Bei der Erzeugung «bewegungsinduzierter Blindheit» zeigen wir auf dem Computerbildschirm im Dreieck angeordnete, helle gelbe Scheiben; im Hintergrund der Scheiben rotiert unablässig eine Wolke aus blauen, eher unauffälligen Pünktchen. Die Aufgabe der Versuchsperson war, schlicht auf das gelbe Dreigestirn in der Mitte zu blicken. Schon nach kurzer Zeit entwickelt sich bei fast allen Personen der verblüffende Blindheits-Effekt, dass die gelben Scheiben, einzeln oder auch alle zusammen, zu verschwinden scheinen. Man kann anscheinend auf Dauer nicht die blaue Bewegungsgestalt und die gelbe Ruhegestalt zugleich sehen. Die bewegungsinduzierte Blindheit hat eine merkwürdige Eigenschaft: Die Versuchspersonen können *wissen*, dass die gelben Scheiben durchgängig auf dem Monitor sichtbar sind, aber etwas in ihrem Gehirn erzwingt, dass sie es immer wieder aktiv ignorieren.

Ein genauerer Blick hinter die Kulissen unserer scheinbar so eindeutigen Erfahrungswelt lässt uns also vermuten, dass solche Formen der Musterbildung unablässig am Werk sind, während wir in unserem Alltag funktionieren oder zu funktionieren versuchen. Dabei kann man zwischen verschiedenen Formen von Musterbildung unterscheiden: Einerseits werden Denkdinge dauerhaft «zusammengebunden» (beispielsweise zu Butterbroten).

Dieses Zusammenbinden geschieht im Menschen aber nicht durch eine ausformulierte Wissensbasis aus Symbolen und Verknüpfungsregeln. Weiterhin erzeugen wir Musterbildung via Ignorieren.

---

14 Tschacher, Schuler & Junghan (2006). Tschacher, Giersch & Friston (2017).

Damit haben wir die Liste der Muster, die unser Leben in der Alltagskomplexität ermöglichen, komplettiert. Im dritten und abschließenden Teil der Argumentation möchte ich zeigen, dass Musterbildung nur durch Embodiment möglich ist. Ich beginne wieder, ganz Wissenschaftler, mit einem Problem …

1.1.3 Argument 3: Das symbol grounding-Problem

Der Psychologe Stevan Harnad (1990) versuchte ein grundlegendes Problem der KI theoretisch zu fassen, indem er folgende Frage stellte: «Wie kann ein Computer, der lediglich Symbole verarbeiten kann, diesen Symbolen jemals eine feste Grundlage, eine Bedeutung zuweisen?» Denn bei der reinen Symbolverarbeitung der klassischen KI verweisen Symbole (wie z.B. «0111001») stets nur auf weitere Symbole, dies gemäß einer rein formalen Syntax. Syntax (in Abhebung von Semantik, der Lehre von der Bedeutung) besagt, dass die Symbole allein durch äußerliche Regeln miteinander verknüpft werden können: Für die symbolische Aktion BEWEGE AUF (x, d) macht es keinen Unterschied, wofür x nun steht, und was die Aktion demnach bedeutet. Man kann «Butter» auf die Brotscheibe bewegen, oder tippfehlerbedingt «Kutter», dem Rechner ist es egal[15]. Der symbolverarbeitende Mechanismus kann nur wissen, was an syntaktischen Verbindungen in seiner Datenbasis gespeichert ist. x, d, «BEWEGE AUF», und der ganze Rest der symbolisch abgebildeten Welt sind nur bedeutungsfreie Abfolgen von Nullen und Einsen in einem Siliziumchip! Da es bei der Frage Harnads – wie kommt Bedeutung in bedeutungslose Symbole – um die Verankerung und Grundlage der symbolischen Informationsverarbeitung geht, bezeichnet man dies als das Problem des *symbol grounding*.

Die Verankerung der Symbole, das symbol grounding, ist für die klassische Auffassung der KI an sich kein Problem, denn als Kriterium für Intelligenz gilt nach wie vor der berühmte Turing-Test. Alan Turing hatte den Test in einem Artikel von 1950 vorgeschlagen, und dabei prognostiziert, dass im Jahr 2000 die Maschinen so weit entwickelt sein würden, dass sie den Test schon in 30% der Fälle bestehen würden[16]. Der Turing-Test geht so: Ein Prüfer (ein hinreichend intelligenter Mensch, Abstufungen kann man hier beiseite lassen) kommuniziert ohne Ansicht des Gegenüber mit diesem Gegenüber (etwa über eine Tastatur, in die er Text eingeben kann, wie bei ELIZA). Er kann eine Art Frage-und-Antwort-Spiel oder sonstige schriftliche Konversation durchführen. Das Ziel der Testung ist dabei, nach einer gewissen Zeit herauszufinden, ob sein Gegenüber echtes Wissen und Intelligenz besitzt oder nicht. Kann er sein Gegenüber von menschlicher Intelligenz unterscheiden? Wenn der Prüfer diese Unterscheidung nicht treffen kann, hat sein Gegenüber den Test bestanden, und ist fortan als «intelligent» anzusehen, ob es sich nun um eine biologische Form der Intelligenz handelt oder nicht. Bis zum heutigen Tag hat noch keine Maschine den Turing-Test bestanden (allerdings gibt es auch, wie man hört, immer wieder menschliche Gegenüber, die daran scheitern). Wenn Sie wünschen, können Sie den Turing-Test jederzeit selbst durchführen, indem Sie im Internet mit einer der

---

15 Ein skurril-beklemmendes Beispiel für solche Versehen findet sich im Film «Brazil» von Terry Gilliam (1985).

16 «in about fifty years' time it will be possible to program computers ... to make them play the imitation game so well that an average interrogator will have no more than 70 percent chance of making the correct identification after five minutes of questioning.» (Turing, 1950, S. 442). Der Philosoph David Chalmers, dessen «Zombie» den Turing-Test per Definition besteht, sagt im Interview, KI sei vielleicht im Prinzip möglich als intelligentes Verhalten. Das werde nicht schnell geschehen, möglicherweise irgendwann im 21. Jahrhundert, denn die KI entwickle sich weiterhin langsam. Die interessante philosophische Frage sei aber dann: Wird diese Maschine bewusst sein? (Chalmers, 2016, zuletzt abgerufen 18.8.2021: https://www.youtube.com/watch?v=RlAIuv31YKs).

dort angebotenen ELIZAs oder auch den neuen selbstlernenden Sprachassistenten Ihres Handys oder Computers, wie Alexa oder Siri, Kontakt aufnehmen.

Die Problematik der bedeutungsdicht abgeschlossenen, virtuellen Symbol-plus-Syntax-Welt der KI wird in einem Gedankenexperiment deutlicher. Das bekannteste ist der «Chinesische Raum» des Philosophen John Searle. Searle nimmt zuerst einmal, ganz im Sinne des Science-Fiction, an, dass in der ferneren Zukunft ein Computer den Turing-Test auf chinesisch bestehen könnte. Das heißt, ein Chinese könnte dann nicht länger entscheiden, ob es sich bei seinem Gegenüber um einen weiteren Chinesen oder einen Computer handelt. Hat der Computer aber wirklich die Bedeutung der chinesischen Schriftzeichen erfasst, derer er sich bedient? Dazu treibt Searle dieses Gedankenexperiment weiter: Eingeschlossen in einem Raum säße nun Searle, der amerikanische Philosoph, selbst, und ihm werden auf Karteikarten gemalte chinesische Schriftzeichen hereingereicht, auf die er mit anderen chinesischen Schriftzeichen antworten soll. Nur, Searle versteht natürlich kein Wort Chinesisch. Er besitzt lediglich ein vollständiges Chinesisch-chinesisch-Wörterbuch, das chinesische Schriftzeichen auf chinesisch erklärt. Weiterhin verfügt Searle über eine komplette Liste von Regeln (diese können durchaus in Englisch abgefasst sein), wie chinesische Schriftzeichen miteinander verknüpft werden. Angenommen nun, der internierte Searle ist eines Tages so geübt in dieser mühseligen Form der Symbolverknüpfung, dass er wieder den Turing-Test passiert: Nach KI-Definition versteht Searle damit Chinesisch! Nach wie vor aber hat er keinerlei Ahnung davon, welches die Bedeutung irgendeines der Schriftzeichen ist, die er «intelligent» verknüpft hat.

Der Witz dieses Gedankenexperiments ist, dass Searle auf Chinesisch dasselbe macht, was ein symbolverarbeitendes KI-Programm tut: für ihn bedeutungslose Symbole mithilfe von syntaktischen Regeln verknüpfen. Searle im chinesischen Raum versteht aber nach wie vor partout kein Chinesisch, was Chinesisch anbelangt, ist Searle ein Chalmers-Zombie. Zusätzlich zum Turing-Test, der gewissermaßen auch die gelungene Simulation von Verstehen honoriert, fehlt, wie das Gedankenexperiment zeigt, also dann immer noch etwas Entscheidendes zur wahren Intelligenz, zum wahren Verstehen.

Es ist demnach schön und gut, das Symbol 女 verwenden zu können, und es gemäß gewisser Verknüpfungsregeln in 好 oder in 安 wieder einsetzen zu können. Es ist aber etwas grundsätzlich anderes zu *wissen*, dass das erste Symbol auf chinesisch «Frau» bedeutet, und in Zusammensetzungen wie «gut» (好: Frau plus Kind) und «friedfertig» (安: Frau unter Dach) vorkommt. Was ist anders? Wir können, wenn wir das wissen, natürlich sofort einen Bezug zu unseren eigenen Erfahrungen herstellen und somit die Bedeutung des Symbols in der realen Welt, genauer gesagt in unserer Interaktion mit der Welt gründen *(«grounding»)*.

Solche Interaktion mit der Welt, obschon nahe, ja «auf der Hand» liegend, war in der klassischen KI nicht vorgesehen. Nach unserer Ansicht jedoch benötigt Intelligenz, bevor es um Turing-taugliches Verarbeiten von Symbolen gehen kann, eine solide Basis und Grundlage in der realen Welt. Es reicht nicht aus, wenn die Programmierer von Wissensbasen ihren *eigenen* Weltbezug in die Computerspeicher hineinzuschreiben versuchen: Für das KI-System selbst bleibt das Problem bestehen, dass chinesisch mit chinesisch erklärt wird. Das KI-System kann auf diese Weise niemals autonom werden.

Dieser Aufruf, den Weltbezug der Symbole herzustellen, ist auch das Credo desjenigen Zweiges der «neuen KI», der in den vergangenen Jahren zunehmend wichtiger wurde: der Robotik (Pfeifer & Scheier, 1999). Nach dem Verständnis der Robotiker kommt der handfeste Weltkontakt zuallererst, als grundlegende erste Schicht von Intelligenz. Erst wenn ein System mit Greifern, Sensoren, Rädern und Tentakeln ausgestattet in der wirklichen Welt angelangt ist, anstatt nur in einer programmierten virtuellen, ist die Basis geschaffen für weitere Schichten von «höherer» Intelligenz[17]. Interessanterweise wählten sich entsprechend auch die neueren Informatikwissenschaftler andere philosophische Säulenheilige als Vorbilder: Nicht mehr ausschließlich Vertreter der Prädikatenlogik und analytischen Philosophie werden gelesen (Bertrand Russell, Alfred Whitehead, der frühe Ludwig Wittgenstein, Rudolf Carnap), sondern neu entdeckt wurden nun die Phänomenologen[18], zum Beispiel die Philosophen Edmund Husserl, Martin Heidegger und Hans-Georg Gadamer. Diese Philosophietradition reflektiert weniger logische Probleme und wissenschaftstheoretische Grundlagen als vielmehr die besonderen Bedingungen der menschlichen Existenz. Heidegger (1927) versteht diese Existenz als «Dasein»; das Dasein ist «immer schon» (d.h. vor jedem reflektierenden Denken) in der Welt und im alltäglichen Tun eingebettet (Heideggers «In-der-Welt-Sein»). Die grundlegende Eigenschaft geistiger Zustände ist ihre «Intentionalität»[19], denn der Geist bezieht sich stets auf etwas, will etwas, bezweckt und bedeutet etwas.

Wie Sie sehen, ist dies nun ziemlich genau der Gegenentwurf zur Symbolverarbeitung, wo die Symbole eben gerade *nicht* intentional sind, also für nichts als nur für sich stehen. Es war dieses entscheidende Fehlen von Intentionalität, auf das Searle mit seinem Gedankenexperiment und Harnad mit dem symbol grounding-Problem hinwiesen. Heideggers Philosophie hat einen dunklen, raunenden, pathetischen Ton, der übrigens auch hervorragend parodiert werden kann (Günter Grass hat das in seinem Roman «Hundejahre» getan). Heideggers Deutsch ist altertümlich, sehr germanisch, steht notorisch unter Nazi-Verdacht und ist praktisch unübersetzbar. Dass seine existenzialistische Philosophie dennoch Eingang in die Bücherregale der angelsächsischen Computerfachleute und -philosophen fand, zeigt sehr deutlich, dass das «In-der-Welt-Sein» etwas beinhaltet, das der klassischen KI schmerzlich fehlte.

Existenz als «In-der-Welt-Sein» ist genau das, wofür die 4E-Kognition (**Kasten 2**) steht: der Geist als kontinuierlich in die Welt enaktiv eingebunden und eingebettet.

Somit lautet unsere Schlussfolgerung aus der symbol-grounding-Debatte folgendermaßen:

- nur über die andauernde Interaktion des Systems mit der wirklichen Welt kann dieses ein Symbol wirklich verstehen;
- diese Interaktion erfordert zwingend einen Körper;
- auf solches «Embodiment» sind Symbole und Denken insgesamt angewiesen: Embodiment liefert das symbol grounding!

1.1.4 Embodiment und Glück?

Embodiment ist aber keineswegs nur eine Forderung, die wir aus abgefahrenen Computer-Gedankenexperimenten ziehen müssen. Fast jeder Mensch kennt Tätigkeiten, in denen man fast vollständig aufgehen kann, bei der Arbeit oder im Sport. Lassen Sie uns überlegen, welche Rolle hierbei Embodiment spielen kann.

Nehmen Sie als Beispiel das Wandern auf Pfaden im Hochgebirge: Sie gehen früh morgens los, den Gipfel zum Ziel; Sie sind noch müde, denken an alles Mögliche, machen sich Sorgen ums Knie, Melodiefetzen des Bergsteigerliedes, das Sie nicht mögen, gehen Ihnen zusätzlich dauernd durch den Kopf … Der Weg

---

17 Rodney Brooks' Subsumptionsarchitektur war hier bahnbrechend (Brooks, 1991). Eine Darstellung des Robotikansatzes ist in Pfeifer & Bongard (2006) zu finden.

18 siehe etwa die Arbeiten des Phänomenologen und Psychiaters Thomas Fuchs (2020).

19 Tschacher (2017); Tschacher & Pfammatter (2019). Zur Intentionalität im Rahmen der Selbstorganisationstheorie: Tschacher & Haken (2007).

Kasten 5: Embodiment beim Gehen

Die Art und Weise des Gehens (also das «Gangmuster») hängt nicht nur vom Geschlecht der Gehenden ab, sondern auch von ihren Emotionen. Eine Simulation von Gangmustern veranschaulicht dies an Strichmännchen: https://www.biomotionlab.ca/html5-bml-walker/ (Prof. Troje, York University, Toronto).

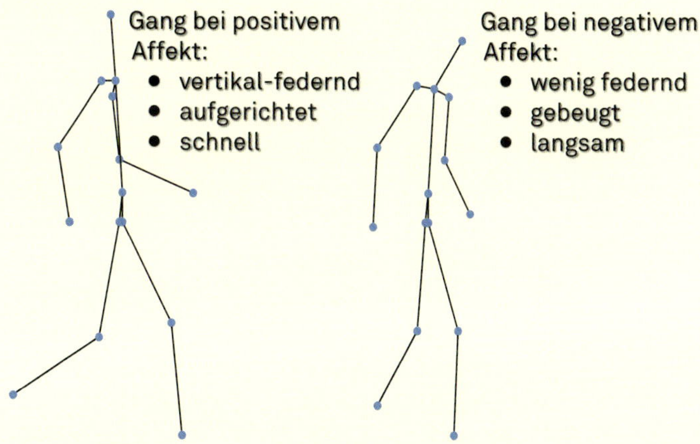

Eine Reihe von Studien zeigte, wie depressive Gestimmtheit sich in den Gangmustern niederschlägt. Adolph et al. (2021) untersuchten die Bewegungsformen depressiver Patienten und gesunder Versuchspersonen über zwei Tage hinweg im Alltag. Die beiden Gruppen unterschieden sich sowohl darin, dass die Depressiven weniger positiven Affekt und mehr negativen Affekt zeigten, als auch in ihren Gangmustern. Die Patienten bewegten sich deutlich langsamer, waren beim Gehen mehr nach vorne gebeugt anstatt aufgerichtet und zeigten weniger vertikale, «federnde» Bewegungen. Man konnte darüber hinaus durch die Analyse des zeitlichen Verlaufs zeigen, dass schnelleres Gehen und vertikale Bewegungen beim Gehen die nachfolgende Stimmung verbesserten. Dieser kausale Zusammenhang (Körper → Kognition/Affekt) galt über die Gruppen hinweg, also bei Depressiven wie auch Gesunden. Dass Gangmuster die Kognition beeinflussen, zeigte sich auch in einem Experiment, bei dem gesunde Versuchspersonen durch Biofeedback auf einem Laufband zu negativ-affektivem Gang gebracht wurden. Die Versuchspersonen zeigten danach eine vorübergehende Tendenz, negative Inhalte besonders gut zu erinnern, ein Charakteristikum depressiver Kognition (Michalak, Rohde und Troje, 2015).

Michalak, Troje und Heidenreich (2011) zeigten in einer Therapiestudie ebenso den umgekehrten Zusammenhang, also Kognition/Affekt → Körper. Die Gangmuster von Patienten, die eine achtsamkeitsbasierte kognitive Therapie gegen Depression erhielten, waren zu Therapiebeginn wie in der Abbildung oben rechts gezeigt. In dieser Studie fand man zusätzlich noch ein verstärktes seitliches Schwanken bei Depression. Nach der Therapie hatten sich die Gangmuster normalisiert und der Abbildung oben links angenähert.

Auch das Embodiment des Gehens weist damit wieder die zirkuläre Kausalität und Bidirektionalität auf, die wir in Kasten 1 und 2 darlegten.

bergan ist anstrengend, warum tue ich das? … Man muss pausenlos auf das unebene Terrain achten … Dann aber verebben die bewussten Gedanken; es wandert sich zunehmend «von selbst»; man denkt nicht mehr groß nach, welcher Schritt auf Fels und Geröll jeweils der optimale ist, oder wann man wohl endlich am Gipfel ankommen mag. Es entsteht ein Zustand des Im-Weg- und Im-Körper-Drinsteckens, ein Verschmelzen von Tätigkeit und Bewusstheit. Diesen Zustand nennt man auch «flow», womit man einen Handlungsfluss bezeichnet, in dem eine Person mit ihrer Tätigkeit und dem Körper eins wird[20]. Flow hat deutliche Parallelen zu uralten Praktiken der aktiven Meditation, von den Kampfsportkünsten bis hin zur Gehmeditation. Flow entsteht vor allem dann, wenn bestimmte Voraussetzungen erfüllt sind: Man hat das Ziel der Tätigkeit selbst gesetzt, hat Kontrolle über die Tätigkeit und kann sie mit etwas Anstrengung auch meistern.

Dass man beim Wandern in einen Flow-Zustand gelangen kann, ist nur ein Aspekt des Zusammenhangs zwischen Gangmustern und psychischen Prozessen. Wie sich der Geist im Körper beim Gehen ausdrückt, ist Gegenstand eines aktiven Zweiges der Embodiment-Forschung. Damit Sie hier nicht aus dem Fluss kommen, steht dies in **Kasten 5**.

Interessanterweise kommt im Flow wie auch in der Achtsamkeit, die durch Meditation angestrebt wird, eine weitere Folge des Embodiments, des vollständigen In-der-Welt-Seins zum Vorschein: Es ist ein positiv erlebter Zustand, ja, ein Glückszustand! Wir fanden im Alltag von meditationsgeübten Menschen, dass ihre Achtsamkeit mit positivem Affekt und mit weniger erlebtem Stress verknüpft war (Tschacher & Lienhard, 2021). Diese emotionale Seite der Medaille ist nun ein gänzlich neuer Aspekt, der zu meiner bisherigen Argumentation hinzutritt: Es kann gefühlsmäßige Konsequenzen haben, den symbolischen Denkschleifen zu entgehen und für eine Zeit nurmehr im Körper und in der Situation zu leben. Diese Effekte sind in der Psychotherapieforschung, etwa bei der Behandlung von Depressionen, gut bekannt. Zu hier anknüpfenden und weiterführenden Fragen von Emotion, Therapieansätzen und Embodiment äußern sich in diesem Buch besonders Maja Storch und Benita Cantieni in ihren Kapiteln. Ich muss hier in meinem Kapitel leider bei der kalten KI-Kognition und bei den theoretischen Fragen bleiben – und werde im Rest dieses Kapitels versuchen, die bisherigen Gedanken zum Konzept Embodiment zusammenzufügen.

1.2 Echte Intelligenz erfordert Embodiment

Ich habe im obigen Abschnitt eine Reihe von Argumenten, Befunden und teilweise auch nur Anmutungen zusammengetragen, die Sie überzeugen sollen, dass das Wesen von Intelligenz mehr umfasst als nur «mechanische» Symbolverarbeitung. Symbolverarbeitung war und ist auch heute noch eine Grundlage der KI und Kognitionswissenschaft, und erst in den letzten Jahren ist zur symbolischen KI der Ansatz des Deep Learning mit Nachdruck hinzugetreten. Man hatte die Hoffnung, den Geist als «Software», als ein auf letztlich simplen Grundlagen aufgebautes Symbolsystem ansehen zu können, das im Prinzip auf einer beliebigen «Hardware» (Gehirn, Siliziumchip, künftig vielleicht Quantencomputer) laufen kann. Diese Auffassung, die konträr zur Idee des Embodiment liegt, ist die PSSH («physical symbol systems hypothesis» nach Newell, 1980). Gemäß der PSSH kann dasselbe Programm auf vielen physikalisch völlig unterschiedlichen Computern laufen: Die materielle oder körperliche Grundlage spielt keine Rolle.

Vielleicht sind Sie ja selbst ein Computerbenutzer, den bei dieser Aussage automatisch Zweifel überkommen, weil Ihre Software erfahrungsgemäß *nie* auf Anhieb auch nur auf *einem* anderen Computer läuft. Ich meine an dieser Stelle aber grundlegende theoretische Zweifel, die wir aus Embodiment-Sicht anmelden müssen, denn wir vertreten ja, dass ein Symbolsystem ohne Körper prinzipiell nicht autonom und angepasst (also intelligent) arbeiten kann. Intelligenz wurde in der KI lange Zeit als lediglich quantitatives Problem ange-

[20] Mihaly Csikszentmihalyi ist der Psychologe, der den Begriff flow geprägt und bekannt gemacht hat. Flow steht in inhaltlicher Nähe zu Zuständen der Immersion (beim ästhetischen Erleben) und der Achtsamkeit.

sehen, da doch die wesentliche Funktionsweise von Intelligenz, die symbolische Informationsverarbeitung, scheinbar geklärt war. Wäre nur die Hardware noch schneller, der Speicher noch größer, die Wissensbasis noch umfassender – so die langjährige KI-Hoffnung – müsste doch endlich wirkliche Intelligenz in der Art von HAL-9000 im Science-Fiction entstehen (natürlich möglichst ohne mörderische Fehlfunktionen).

Nun ist eben dies aber nicht geschehen: Die Zahl der integrierten Schaltkreise pro Quadratzentimeter im jeweils modernsten chip hat sich zwar alle 18 Monate gemäß «Moore's Gesetz» verdoppelt, und dieses Gesetz gilt seit 1970, also seit über 50 Jahren ungebrochen; die Taktfrequenzen der Prozessoren schon im Heimcomputer sind um Größenordnungen schneller als früher; allein der Arbeitsspeicher Ihres Schreibcomputers ist heute größer, als es vor wenigen Jahren vermutlich noch Ihre gesamte Festplatte war … Aber es existiert weiterhin keine menschenähnliche künstliche Intelligenz, nur smarte Applikationen (manche sagen: immerhin).

Woran liegt das? Wenn wir an die Diagnose gehen, scheint es irgendwo in diesem großangelegten Projekt einen Denkfehler gegeben zu haben, oder vielleicht besser: einen Denk- und Fühlfehler! Es war wohl so, dass man die Bedeutung der Logik, also einer von Gefühlen bereinigten Kognition, weit überschätzt hat (Ciompi, 1982, 2021[21]). Von expliziten Regeln geleitete Symbolverarbeitung auf sprachlicher Basis ist nicht das Wesen der Intelligenz, sondern nur ihr Werkzeug – wenn auch ein wichtiges! Es war wohl einer der Grundirrtümer der klassischen KI, das Werkzeug mit dem Wesen der Intelligenz zu verwechseln.

Uns interessiert in diesem Buch weniger, was zu fordern wäre, wenn man am Ziel der KI festhält und wirklich intelligente Kognition bauen und programmieren will[22]. Uns genügt hier die Lehre aus dem Umkehrschluss: Wie ist wohl die einzige uns bis heute bekannte Intelligenz (nämlich die des Menschen und anderer Tiere) beschaffen? Unsere Antwort hat drei Teile, die sich aus den im ersten Teil des Kapitels beschriebenen Befunden ableiten lassen:

- Schritt (1), und darauf stießen wir immer wieder, Intelligenz ist durch viele Varianten von *Musterbildung* gekennzeichnet. Die Welt ist ein System von ungeheurer Komplexität, und speziell Gehirne (jedes mit Milliarden Neuronen und Abermilliarden Verknüpfungen dazwischen) gehören zu den komplexesten Gebilden im Kosmos. Also ist offensichtlich in unserem Verstand pausenlos ein Prozess im Gange, der Ordnung in diese überwältigende Vielfalt bringt. Diesen Ordnungsprozess durch Musterbildung nennt man Selbstorganisation.
- Schritt (2), Intelligenz ist immer «eingebettet». Es gibt verschiedene Sorten *Einbettung*. Als die zentrale Sorte fanden wir «Embodiment», das Verkörpertsein der Intelligenz. Deshalb ist echte Intelligenz immer auch körperlich eingefärbt. Darüber hinaus sind wir durch das In-der-Welt-Sein der Intelligenz in Umwelt-Situationen und soziale Beziehungen eingebettet.
- Und als dritten Schritt unserer Argumentation finden wir, dass Musterbildung (1) und Einbettung (2) eng zusammenhängen müssen! Denn Musterbildung findet ja nicht beliebig statt, sonst herrschten Halluzination und Wahn. Die selbstorganisierende Musterbildung der Intelligenz muss an die jeweilige Art der Einbettung angepasst sein.

Lassen Sie mich diesen Dreischritt am simplen Beispiel einer Wahrnehmungsgestalt nochmals anschaulich durchspielen. Wenn Sie bitte

---

[21] http://www.ciompi.com

[22] Nun gut, ein wenig interessiert es schon. Zu fordern wäre: Lernfähigkeit durch Selbstorganisation und ein enaktives Eingebundensein in einen (Roboter-) Körper, der durch Sensoren und Aktoren mit seiner Umwelt gekoppelt ist. Die neue KI bewegt sich in diese Richtung.

einige Seiten nach vorn blättern wollen: In **Abbildung 1.1** sahen Sie vermutlich zuerst schwarze Pfeile, die nach rechts zeigen, vor weißem Hintergrund. In der nebenstehenden **Abbildung 1.2** wird es wahrscheinlich andersherum sein; die *weißen* Pfeile werden jetzt in der Regel zuerst wahrgenommen, denn Hintergrund und Umgebung der Pfeile sind nun schwarz.

Mit dem Reizangebot der **Abbildung 1.2** stellen sich die genannten Schritte (1) bis (3) folgendermaßen dar:

Schritt (1): Ihr Wahrnehmungssystem wird **Abbildung 1.2** von Anfang an mit der Musterbildungsbrille repräsentieren. Sie sehen «etwas», ein Muster, und nicht vielmehr viele kleine unverbundene Einzelheiten. Sie können nach dem ersten Eindruck Ihre Augen wandern lassen, und erreichen dadurch vielleicht ein «Kippen» des einen Musters zugunsten eines nächsten.

Schritt (2): Diese Muster sind natürlich in ein Umfeld eingebettet. Offensichtliches Umfeld ist der schwarze Kasten der Abbildung; weniger offensichtlich, aber ebenso wirksam, ist die weitere soziale, kulturelle und biografische Umwelt, in die die Muster durch Sie ganz persönlich eingebettet sind. Pfeile und regelmäßige geometrische Figuren etwa sind in Ihrer westlichen Kultur häufig, aber das gilt nicht notwendig für jedes andere kulturelle Umfeld.

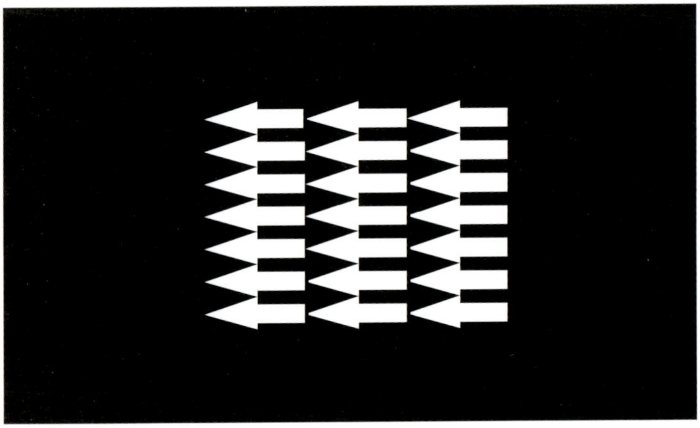

Abbildung 1.2: Weiße Pfeile in schwarzem Umfeld

Schritt (3): Die Einbettung seligiert die Musterbildung. In **Abbildung 1.2** könnte man auch andere geometrische Figuren sehen, wie aufeinander gestapelte Dreiecke und Rechtecke. Pfeile sind in unserer Kultur aber wesentlich bedeutsamer, weil sie üblicherweise benutzt werden, um auf etwas Besonderes hinzuweisen, etwa einen richtigen Weg. Eventuell auch haben nach rechts deutende Pfeile bei uns größere Chancen, als Erstes produziert zu werden, da wir gewohnt sind, Text und auch Bilder mit Richtung von links nach rechts zu «lesen» und abzutasten – für einen Menschen aus China oder Arabien ist das anders. Weitere Umfeld-Einbettungen können auch kurzfristig erzeugt werden, zum Beispiel durch Reize unterhalb der Wahrnehmungsschwelle, die vor der Betrachtung des Bildes gegeben werden. Werbepsychologen haben viel Erfahrung mit solchen Hinweisreizen, wenn sie die Einbettung von bewusst wahrgenommenen Werbebotschaften durch vorab gesendete unterschwellige Reize unbemerkt manipulieren.

Allgemein gesprochen geht es bei Intelligenz also nach unserer Theorie immer um eine angepasste, sinnvolle Form der Komplexitätsreduktion durch selbstorganisierte Musterbildung. In der Psychologie ist solche Musterbildung besonders im Bereich der Wahrnehmung seit den Tagen der Gestaltpsychologie wohlbekannt (wenn auch von der herrschenden akademischen Meinung nicht immer akzeptiert worden, denn es gibt einen beständigen Wettbewerb zwischen reduktionistischen Theorien und ganzheitlichen Gestalt-Theorien). In der Selbstorganisationstheorie allgemein bezeichnet man Musterbildung als Emergenz (als «Auftauchen» einer Gestalt aus einem komplexen Zusammenhang). Deshalb wäre unsere Position gemäß **Kasten 2** in die Schublade «Emergentismus» einzusortieren.

Typischerweise ist die bei Selbstorganisation emergierende Gestalt eine «makroskopische» Struktur: Sie ist groß, ganzheitlich, bewusst; sie betrifft weite Bereiche des Gehirns. Die Grundlage, aus der die Gestalt auftaucht, bezeichnet man dagegen als «mikroskopische» Ebene: Damit ist die volle Komplexität all der vielfältigen, kleinteiligen, nicht bewusstseinsfähigen, auf kleinster neuronaler Ebene angesiedelten Prozesse gemeint. Sobald nun eine makro-Gestalt zu emergieren beginnt, wirkt sie sofort durch Rückkopplung auf diese mikro-Komplexität zurück, und hilft gewissermaßen bei der eigenen Durchsetzung nach (Haken, 1990; Haken & Portugali, 2016). Die Emergenz wird so durch eine «zirkuläre Kausalität» zwischen Mikro- und Makroebene beflügelt, und kann deshalb geradezu schlagartig vonstatten gehen. Deshalb sehen Sie in einer Szene (bitte schauen Sie jetzt vom Buch aus um sich! ... oder blicken Sie auf **Abb. 1.2**) die wichtigsten Strukturen praktisch sofort und müssen nicht staunend zusehen, wie sich in Ihrer Wahrnehmung allmählich die Konturen aus dem Chaos der Umweltreize herausbilden. Dies trifft im Kleinen auf die Wahrnehmung von Pfeilen genauso zu wie auf das Wiedererkennen eines Menschen im Bahnhofsgewühl, das Entstehen von Einstellungen z.B. gegenüber einer politischen Partei oder das Beurteilen von gesamten Lebenslagen mit großen Konsequenzen – «Ich würde hier nicht unterschreiben, das Ganze wirkt auf mich wie eine Falle!». Die wichtigsten dieser Musterbildungen, besonders jene, die ständig wiederholt werden, werden allmählich zu einer gewachsenen Struktur unserer Persönlichkeit und erlangen damit eine historische Dimension (wie dies bei der Entwicklung des Individuums vor sich geht, erläutert Gerald Hüther mit den Begriffen Repräsentation und Metarepräsentation in **Kap. 3**).

Wie oben als «Schritt (3)» beschrieben, genügen Musterbildung und Selbstorganisation allein jedoch noch nicht, Intelligenz zu verstehen. Denn Intelligenz ist *sinnvolle*, adaptive Musterbildung in einem Meer von möglichen Mustern. Zum Finden der sinnvollsten Muster braucht es eine Anregung, ja den Antrieb von außerhalb des Musterbildungssystems: durch die Einbettung, das heißt durch die Umwelt des Denkapparates. In der Selbstorganisationstheorie nennt man diese Umwelteinwirkung «Kontrollparameter». Intelligenz, ja jede Kognition überhaupt, ist unlösbar in ihre Kontrollparameter-Umwelt eingebettet: ohne Einbettung keine sinnvollen Muster. Bei einer Herauslösung der Kognition aus der Einbettung kann nicht intelligent gedacht oder gehandelt werden – daher das Scheitern der klassischen KI! Nun wird auch klarer, dass man Intelligenz nicht vorab programmieren kann: Man kann auf diese Weise höchstens vorhergesehene, intelligent *scheinende* Reaktionen simulieren (interessanterweise sehen aber intelligente Beobachter gerne intelligente Muster auch in Simulationen hinein, wie wir oben beim Schachtürken und bei ELIZA sahen: Täuschung als Zeichen von Intelligenz). Bei der klassischen KI befindet sich die Intelligenz denn auch in der Wissensbasis aus Symbolen und Regeln, die Experten und Programmierer dem KI-System vorab mitgaben. Es geht aber darum, neue intelligente Muster zu lernen! Und falsche oder unangepasste vorgegebene Muster zu vergessen.

Worum handelt es sich konkret bei diesen Kontrollparametern, in die intelligente Kognition eingebettet sein soll? Da sind zunächst und erstens die Körperzustände, die antreibenden oder bestrafenden Charakter haben. Hierzu gehören eindeutig die Affekte, die positiven oder negativen Triebfedern aus dem Reich der Gefühle. Zum zweiten geht es um bedeutsame Umweltsituationen, die direkt zur Handlung führen können. Das wurde in der Gestaltpsychologie auch als «Aufforderungscharakter» oder «Affordanz» des Umweltkontextes beschrieben. Diese bedeutsame Umwelt wirkt auf die gefühlsbezogenen Körperzustände ein, die dann die kognitive Musterbildung antreiben, also die Wahrnehmung und

Kasten 6: Intelligente Kognition

Kognition ist durch die Körperzustände und Gefühle embodied und durch die Umwelt situiert. Kognition, Körper und Umwelt sind enaktiv gekoppelt.

«Embodied» bedeutet: Kognition findet in ständiger Wechselwirkung mit dem Zustand des Körpers statt, in den die Kognition eingebettet ist. Körperzustände sind z.B. Körperausdruck, -haltung, -spannung. Gefühle (also Affekte und Emotionen) sind ebenfalls wesentlich Körperzustände. Die Wechselwirkung Kognition – Körper ist zirkulär-kausal. Der Körper wirkt als Kontrollparameter auf die Kognition ein und verursacht so die Bildung von kognitiven Mustern.

«Situiert» bedeutet: Wie in den Körper, ist Kognition auch in die weitere Umwelt eingebettet. Auch Umweltzustände können als Kontrollparameter auf die Kognition einwirken und Musterbildung verursachen.

«Enaktiv» bedeutet: Wir stellen kognitiv Hypothesen auf, wie es sich körperlich anfühlen sollte, wenn die Umwelt so beschaffen ist oder sich so verändert, wie wir das erwarten. Bei Diskrepanz müssen die Hypothese, der Körper oder die Umwelt angepasst werden.

Embodiment und Situiertheit sind damit *motivational wirksame*[23] Einbettungen. Intelligenz ist ohne Einbettung nicht möglich.

das Denken leiten. Im Fachjargon kann man sagen: Kognition ist durch die Körperzustände und Gefühle «embodied» und durch die Umwelt «situiert», und die damit beschriebene Einbettung der Kognition wird durch Rückkopplungsschleifen «enaktiv» fortwährend aktualisiert und optimiert. Diese Grundaussage steht in **Kasten 6**, der die Auffassungen über Embodiment, die wir bereits in **Kasten 1** und **2** nannten, prägnant zusammenfasst.

Das Ganze soll nochmals an einem weiteren Beispiel (**Abb. 3**) veranschaulicht werden, einer bekannten Gestalt-Kippfigur: Sollten Sie Jazzanhänger sein, vor dessen innerem Ohr Coltrane-Soli erklingen, oder sich gerade auf dem Weg zu einem Konzert befinden, erkennen Sie vermutlich den Saxophonspieler besonders

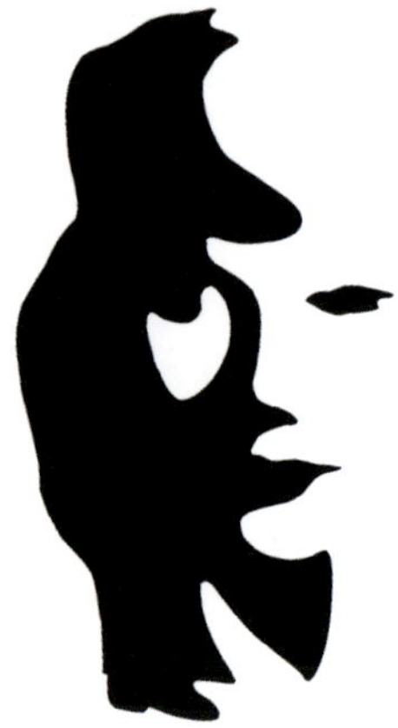

Abbildung 1.3: Saxophonspieler oder Frauengesicht?

leicht. Sind Sie dagegen momentan oder überdauernd auf geheimnisvoll blickende Frauen abonniert, wird das Frauengesicht das Muster Ihrer unwillkürlichen Wahl sein.

Zugegeben, meine Beispiele beziehen sich der Anschaulichkeit halber oft auf die Wahrnehmung. Unsere Theorie betrifft aber allgemein die Selbstorganisation des gesamten Verstandesapparats, wo als Muster unter Umständen auch unanschauliche «Denk-Dinge» emergieren können, etwa Schemata, Kategorien, Handlungspläne, oder auf höchster Ebene das «Selbst». Dabei gilt ganz entsprechend: Denken ist ohne Körper und ohne Umwelt nicht denkbar. Ein wichtiger Punkt ist dabei, dass wir *ständig* in dieser selbstorganisierenden Weise funktionieren, auch wenn uns

[23] Mit Motivation meint man in der Psychologie den «Antrieb», der einer Handlung Energie und Richtung verleiht. Nach meiner Vorstellung ist «Handlung» etwas, was auf einer geistigen Musterbildung beruht. Musterbildung wiederum entsteht (zirkulär-kausal) wegen der Einwirkung von Kontrollparametern aus Körper und Umwelt. Die Einbettung in Körper und Umwelt ist deshalb «motivational wirksam». Ich finde (vgl. Tschacher, 1997, Kap. 7), dass dies eine elegante Idee für die Motivationspsychologie ist, die notorisch von Homunkulusproblemen geplagt ist, die wir in Tschacher und Haken (2007) ausformuliert haben.

das gar nicht bewusst ist. Dass es sich so verhält, sieht man vielleicht am klarsten an den Auswirkungen, ja Entzugserscheinungen, wenn die Umwelteinbettung wegfällt oder auch nur reduziert wird. Bei Isolationsexperimenten[24] kommt es bei manchen Menschen zu psychotischem, «verrücktem» Erleben, zur gefühlten Bedrohung für das Selbst[25]. Im Schlaf, den man ebenfalls als Isolations- und Deprivationszustand ansehen kann, da wir darin von unserer äußeren Umwelt weitgehend abgeschirmt sind, beginnen wir beispielsweise regelmäßig zu träumen, also zu halluzinieren.

Dass es bei unserer Behauptung von der Situiertheit und dem Embodiment des Geistes nicht einfach nur um Gestaltwahrnehmung geht, zeigt auch ein Blick in die Gedächtnisforschung. Der klassische Ansatz zum Gedächtnis, den die KI zunächst verfolgte, ist der einer großen internen Wissensbasis, auf die der Geist beständig zurückgreift und die er auch ständig aktualisiert (so waren auch die Vorannahmen im obigen Abschnitt «kombinatorische Explosion»). Gedächtnis wird dabei angesehen als ein großer Speicher oder ein Lager: Sucht man eine Erinnerung an längst vergangene Ereignisse, ist es vielleicht etwas mühevoll, in den hinteren Lagerbeständen zu kramen, aber schließlich kann man die Erinnerung dort wieder finden, angestaubt womöglich, aber im Prinzip dieselbe Information, die einst abgelegt wurde. Unsere heutige Theorie dagegen glaubt nicht mehr an solche Gedächtnisarchäologie, sondern betont andere, aktive Prinzipien. Sich-Erinnern ist nicht ein Abrufen von etwas, das immer da war wie das Einmachobst vom vergangenen Jahr, sondern ist ein Produkt aktiver Musterbildung, ein konstruktives Wiedererzeugen. Erinnerungen sind deshalb häufig vereinfachte, verdichtete, prägnantere Versionen dessen, was wohl einmal Wirklichkeit war. Wie konstruiert manche Erinnerungen sind, zeigt ja eindrucksvoll die Augenzeugenforschung, also die Forschung über den Realitätsgehalt und die Zuverlässigkeit von Zeugenaussagen. Da spielt es eine große Rolle, wer in welcher Weise und in welcher Situation eine Befragung durchführt. Mit anderen Worten: Auch unser Gedächtnis ist situiert[26]. Ebenso wichtig bei der Befragung von Zeugen ist, welche Gefühle und Körperzustände bei der ursprünglichen Gedächtnisbildung und besonders beim Wiedererinnern wirksam waren: Auch das Gedächtnis ist also embodied.

Darüber hinaus geht ein großer Teil unserer aktuellen Umwelt natürlich gar nicht erst in das Gedächtnis ein. Das ist auch gar nicht nötig, denn die Welt selbst dient als jederzeit durch Wahrnehmung neu abtastbarer und konstruierbarer «externer Speicher», was im Modell der 4E-Kognition (**Kasten 2**) als «extended» bezeichnet wird. Obwohl wir subjektiv das Gefühl haben, die gesamte uns umgebende Welt abgebildet zu haben, zeigen die neueren Forschungen (etwa zur Veränderungsblindheit, wie oben bereits beschrieben), wie gründlich wir uns dabei selbst täuschen. Sogar bedeutende Veränderungen, die ein Zauberkünstler oder ein Experimentalpsychologe uns zumutet, entdecken wir oft nicht, da wir weite Bereiche unserer Welt konstruktiv und intelligent – ignorieren.

Eine wichtige, auch praxisrelevante weitere Frage ist, ob es demnach zwei qualitativ unterschiedliche Geistesprozesse gibt, einerseits die selbstorganisierte Verarbeitung von Information, für die wir hier argumentiert haben und

---

[24] In den wilden Sechzigerjahren machte John Lilly, ausgeflippter kalifornischer Delfinforscher, Furore: Sein «Samadhi-Tank», in welchem man mit verbundenen Augen in körperwarmer salziger Flüssigkeit schwebte, galt als eine Art natürlicher psychedelischer Droge. Der Tank basiert auf dem Wegfall von Wahrnehmungen aus fast allen Sinneskanälen.

[25] Tschacher & Rössler (1996).

[26] Das «False Memory Syndrome»: Loftus (2003). Das «Bartlett-Szenario» zeigt, wie Gedächtnisinhalte bei wiederholten Abfragen derselben Zusammenhänge prägnanter werden: Kriz (1997), Stadler & Haynes (2013).

der die Deep-Learning-Systeme der gegenwärtigen KI nahekommen, aber eben andererseits auch eine regelgeleitete sprachlich-symbolische Verarbeitungsform wie in der klassischen KI. Ist der Geist ein hybrides System («hybrid» bedeutet, aus zwei wesensverschiedenen Bestandteilen zusammengesetzt)? Für die Hybridlösung spricht, dass wir ja nicht in Zweifel ziehen wollen, dass Menschen *auch* Symbole verarbeiten, logische Schlüsse ziehen und Computerprogramme schreiben können. Wenn die Hybridlösung für die KI (die das Ziel hat, intelligente Agenten zu bauen) funktionieren sollte, könnte man dann den Geist als komplexes Gebilde in verschiedene Module für verschiedene Geistesfunktionen aufteilen; die KI-Module beispielsweise fürs Rechnen, Schlussfolgern und Schachspielen wären dann heute bereits fertiggestellt (angesichts der Tatsache, dass klassische Computerprogramme die Spielstärke menschlicher Schachgroßmeister erreichen und Deep Learning diese übertrifft). Wenigstens ein Teil des Problems wäre gelöst, die Logikmodule mancher «höherer» kognitiver Verarbeitung stünden zur Verfügung.

Für unsere Zwecke aber – zu verstehen, wie intelligente Kognition funktioniert – führt dies leider nicht weiter; wir haben bereits darauf hingewiesen, dass wir zwar Symbolverarbeitungs*werkzeuge* erfinden und verwenden können, dass aber daraus nicht gefolgert werden kann, dass unser Geist genauso wie diese seine Werkzeuge funktioniert. Der Geist ist kein hybrides System, er arbeitet als Einheit. Erst das Gesamtsystem ist ein wirklich funktionierender Symbolverarbeitungsapparat.

Viele Kognitionsforscher[27] unterstützen diese Vorstellung einer einheitlichen Funktionsweise des Geistes: Die Entwicklungspsychologin Esther Thelen sprach stets von «einer Währung» (one currency) der kognitiv-emotionalen Intelligenz. Der chilenische Kognitionsforscher Rafael Núñez beschrieb die Entstehung sogar auch der Mathematik und der symbolischen Sprache aus dem Embodiment heraus. Wolfgang Prinz, vormals Max-Planck-Institut für Kognitions- und Neurowissenschaften, betonte, dass es ein einheitlicher «Code» sei, mit dem wir sowohl Wahrnehmung als auch Handlungssteuerung betreiben. Theoretiker der Robotik, also derjenigen Sparte der KI, die deutliche Folgerungen aus dem Scheitern der klassischen KI zog, sprechen von sensomotorischen Schleifen, die stetig durchlaufen werden, und heben damit auf den enaktiven Aspekt des Embodiment ab. Einer der Vertreter dieser Auffassung ist Bill Clancey, in der KI-Debatte der 1990er-Jahre vehementer Verfechter der «situated cognition»-Partei, danach als leitender Wissenschaftler bei der NASA befasst mit der Konstruktion von autonomen «Rovern», die auf dem Mond und Mars operieren. Rolf Pfeifer ist Informatikwissenschaftler und ein prominenter Vertreter der «neuen KI» und Robotik und betont ebenfalls das Konzept des Embodiment der Intelligenz sehr stark. Auch die «Affektlogik» des Schweizer Psychiaters Luc Ciompi, der bereits vor 50 Jahren die Emotionsargumente der heutigen Neurowissenschaft vorwegnahm, besagt im Kern eben dieses: Alle Logik ist affektiv gefärbt, und alle Affekte haben ihren logischen Kern. «One currency» und eine einheitliche Funktionsweise der Kognition ist meiner Ansicht nach wahrscheinlich, denn eine klare Trennung in Affekt und Logik ist nur auf dem geduldigen Papier möglich.

Erlauben Sie mir abschließend noch einige Worte zu qualitativen Fragen des Geistes. Die Wissenschaft, die sich mit dem Geist und dem Gehirn befasst, hat innerhalb weniger Jahre und Jahrzehnte eine wahre Flut von neuen Erkenntnissen und Theorien geschaffen. Ein Kennzeichen dieser Wissenschaft ist, dass sie hergebrachte Denkverbote des 20. Jahrhunderts zunehmend ignoriert hat. Die akademische Psychologie hatte die Fragen von Motivation und Emotion, die «heißen» Themen,

---

27 Clancey (1997, 2020). Lakoff & Núñez (2000). Mechsner & Prinz (2003). Thelen & Smith (1994).

zu «kalten», kognitiven Fragestellungen einer Informationsverarbeitung heruntertransformiert. Das bekümmert maßgebliche heutige Neurowissenschaftler kaum mehr: dazu das Kapitel 3 von Gerald Hüther. Die heutige Hirnforschung zeigt, welch zentralen Stellenwert die Koppelung von Verstand, Gefühl und Körper für das menschliche Denken und Handeln hat. Zudem sind in den letzten Jahren die klassischen philosophischen Debatten – um Bewusstsein, Wille, Entscheidungsfreiheit, das Selbst, Selbsterkenntnis – zu erneut sehr ernst genommenen Themen der neurokognitiven Wissenschaften avanciert. Solche Fragen werden als «die schwierigen Fragen» («the hard questions» nach Chalmers, 1996) der Wissenschaft angesehen, sehr im Gegensatz zu den Jahrzehnten vorher, als man dieselben Themen als Verhaltenswissenschaftler von vornherein als unwissenschaftlich zu verwerfen hatte. Auch die Selbstbeobachtung (Introspektion) als Methode der wissenschaftlichen Erkenntnis hat wieder an Bedeutung gewonnen, sie wird als phänomenologische «Erstperson-Perspektive» («Ich beobachte mich») einer objektivierenden «Drittperson-Perspektive» («Er/sie beobachtet mich») an die Seite gestellt. Die Aktualität des heideggerschen In-der-Welt-Seins hatte ich bereits oben erwähnt. Durch die introspektiven Methoden allein gelingt es zwar leider nicht, auf dem Wege über das Bewusstsein einen privilegierten Zugang zur geistigen Wirklichkeit zu schaffen. Es gilt, die Prozesse des Denkens und Handelns aus beiden Perspektiven, vom Standpunkt der ersten *und* dritten Person, zugleich zu betrachten (Varela, Thompson & Rosch, 1992; Fuchs 2020). Dann kann verdeutlicht werden, mit welcher Raffinesse intelligente verkörperte Kognition vorgeht, um uns die Welt verständlich und handhabbar zu machen.

Als Fazit dieses Kapitels hoffe ich, Folgendes gezeigt zu haben: Nichtsprachliche, unbewusste Prozesse auf der Basis einer von Gefühl, Körper und Situation angetriebenen und geformten geistigen Selbstorganisation bilden die Grundlage von Intelligenz. Das Scheitern der klassischen KI zeigte, dass man ohne diesen Unterbau keine, auch nicht lediglich symbolisch-sprachliche, Intelligenz «programmieren» kann. Das ist gemeint, wenn wir in diesem Buch sagen, dass Intelligenz und Kognition «embodied» sind.

2 Wie Embodiment in der Psychologie erforscht wurde

Maja Storch

2.1 Einleitung

Wolfgang Tschacher hat in seinem Kapitel dargelegt, wie Embodiment zum Thema wurde. In diesem Kapitel möchte ich die Embodiment-Perspektive im Hinblick auf die Psychologie weiter vertiefen, denn natürlich stehen die Vorgänge im psychischen System in engem Zusammenhang mit den Vorgängen im Körper. Wenn Menschen denken, fühlen und handeln, tun sie dies nicht wie körperlose Gespenster. Der Körper ist immer mit im Spiel. Nehmen wir zum Beispiel das Gefühl* von Stolz. Schon Darwin war aufgefallen, dass das Gefühl von Stolz sich für alle Welt sichtbar in einer ganz bestimmten Körperhaltung zeigt: «Ein stolzer Mann drückt sein Gefühl von Überlegenheit über die anderen aus, indem er seinen Kopf und seinen Körper aufrecht hält. Er ist hoch aufgereckt und macht sich selbst so groß wie möglich; so dass man metaphorisch davon sprechen kann, dass er wie angeschwollen oder aufgeblasen von Stolz ist.» (Darwin, 1872/1965, pp. 263–264, Übers. M.S.).

Diese Beobachtung von Darwin kann man aufgrund eigener Erfahrung sofort nachvollziehen, wenn man sich Menschen in Erinnerung ruft, die aus irgendeinem Grund von Stolz erfüllt sind. Ist der Grund aktuell neu eingetreten, wie zum Beispiel der erste Preis im Sackhüpfen beim Kindergeburtstag, sieht man den kleinen Gewinner in dieser aufgerichteten Haltung umherSTOLZieren, so lange, bis ein neues Ereignis das Gefühl von Stolz durch eine andere psychische Verfassung ersetzt. Die Körperhaltung des Stolzes kann aber auch dauerhaft eingenommen werden, wie bei der 88-jährigen adligen Offizierswitwe, die vor dem Zweiten Weltkrieg Gutsbesitzerin in Ostpreußen war. Die Körperhaltung ist in diesem Fall nicht Ausdruck einer momentanen Gemütsverfassung, sondern Ausdruck der Gesamtpersönlichkeit.

Solche Alltagsbeobachtungen zum Thema «Stolz» wurden auch wissenschaftlich untersucht. Weisfeld und Beresford (1982) analysierten die Körperhaltung von männlichen Highschool-Absolventen, unmittelbar nachdem diese über ihre Examensnoten in Kenntnis gesetzt worden waren (Abb. 2.1). Diejenigen mit den besten Noten veränderten ihre Körperhaltung, indem sie sich mehr aufrichteten. Diejenigen mit den schlechtesten Noten nahmen eine gebeugtere Haltung ein, und die mit den Noten im mittleren Bereich zeigten keine Veränderung ihrer Körperhaltung.

Die zitierte Untersuchung lässt den folgenden Schluss zu: Psychisches Erleben findet seinen Niederschlag auch im äußerlich sichtbaren Körpergeschehen (sofern ein Mensch nicht versucht, diesen Niederschlag zu verheimlichen, wie es aus guten Gründen zum Beispiel ein Pokerspieler tut. Der Niederschlag der Freude über ein gutes Blatt oder der Enttäuschung über ein schlechtes Blatt auf seinem Gesicht gibt nämlich seinen Mitspielenden wertvolle Informationen, die sie für ihre eigenen Zwecke nutzen können). Erst erfolgt das

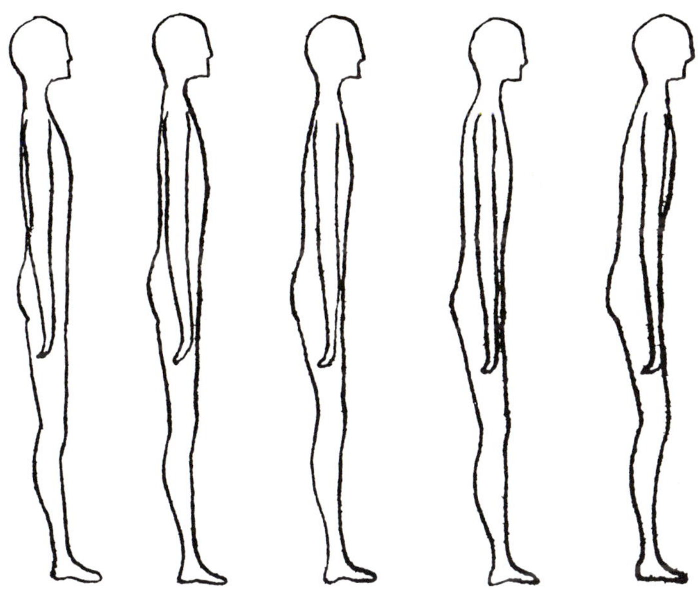

Abbildung 2.1: Die Skala zur Erfassung des Grades von Aufrichtung aus dem Experiment von Weisfeld und Beresford (1982)

* Begriffe, die im allgemeinen Glossar ab Seite 165 erklärt werden, sind im Text Dunkelblau gedruckt.

Ereignis, der Preis im Sackhüpfen oder die Mitteilung der Examensnote, dann erfolgt die Anpassung der Körperhaltung an das psychische Erleben, das durch das Ereignis ausgelöst wurde.

Als Ereignis gilt im psychologischen Sinne nicht nur eine aktuell stattfindende Situation in der Außenwelt, auch eine Situation in der Innenwelt kann das psychische Erleben entscheidend verändern. Wenn die Studenten aus der Untersuchung von Weisfeld und Beresford sich mit 50 Jahren zum Alumni-Treffen des Jahrgangs 1982 treffen, dann kann nur schon die Erinnerung an die offizielle Verkündung der Noten von damals auch das psychische Erleben von damals auslösen, obwohl das eigentliche Ereignis in der Außenwelt schon viele Jahre zurückliegt. Das psychische Erleben, das von einem – äußeren oder inneren – Ereignis ausgelöst wird, muss außerdem auch keineswegs immer zu Bewusstsein kommen, um eine Veränderung der körperlichen Verfassung auszulösen. Diese Vorgänge verlaufen oft unbewusst. Die Autofahrerin merkt erst richtig, wie wütend sie über den Opi ist, der vor ihr auf der linken Spur der Autobahn mit 90 entlangtuckert, wenn sie sieht, dass die Knöchel ihrer Hand schon ganz weiß sind, weil sie ihr Lenkrad so fest hält.

Egal, ob durch ein äußeres oder ein inneres Ereignis hervorgerufen, egal ob als bewusster oder unbewusster Vorgang verarbeitet, die vermutete Abfolge von Ursache und Wirkung besteht darin, dass das psychische Erleben das Körpergeschehen hervorbringt. In dem Schema, das Wolfgang Tschacher zu Beginn seines Kapitels eingeführt hat, um die Position des Embodiment-Ansatzes zu erläutern, würde diese Reihenfolge folgendermaßen aussehen:

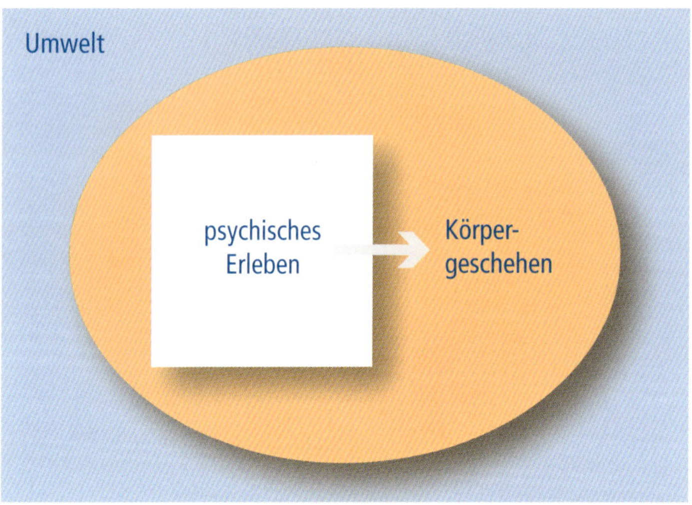

Auf der Basis von diesem – oft unausgesprochenen – Vorverständnis beschreiben wir in der Regel unsere Alltagserfahrungen. «Ich laufe beschwingt zum Bus, weil die SMS von Hugo mich fröhlich gemacht hat.» Das Ereignis in diesem Fall ist die SMS von Hugo, das psychische Erleben, das dadurch hervorgerufen wird, ist die Fröhlichkeit, und als Wirkung dieser Fröhlichkeit entsteht das beschwingte Laufen. «Ich runzele die Stirn, weil das Gejammere von Heidi mich nervt.» Ereignis ist das Gejammere der Gesprächspartnerin, das psychische Erleben ist das Genervtsein, und die gerunzelte Stirn ist die Wirkung des Genervtseins. Jeder Mensch hat so zahlreiche Erfahrungen mit dieser Abfolge von Ursache und

Wirkung gemacht, dass es am Anfang ziemlich überraschen mag, wenn man sich die Frage stellt: Kann es vielleicht auch sein, dass ich genervt bin, weil ich die Stirn runzele? Dass ich Jammergespräche ganz anders ertragen könnte, wenn ich die beschwingte Körperverfassung nach Hugos SMS in das Gespräch mit Heidi hinüber retten könnte? Mit dieser Frage wird die oben erklärte Abfolge von Ursache und Wirkung umgekehrt. Mit dieser neuen Abfolge gilt: «Ich bin fröhlich, weil ich beschwingt laufe» und «Ich bin genervt, weil ich die Stirn runzele». Das Körpergeschehen ist in diesem Fall die Ursache des psychischen Erlebens und nicht die Wirkung davon. ▶

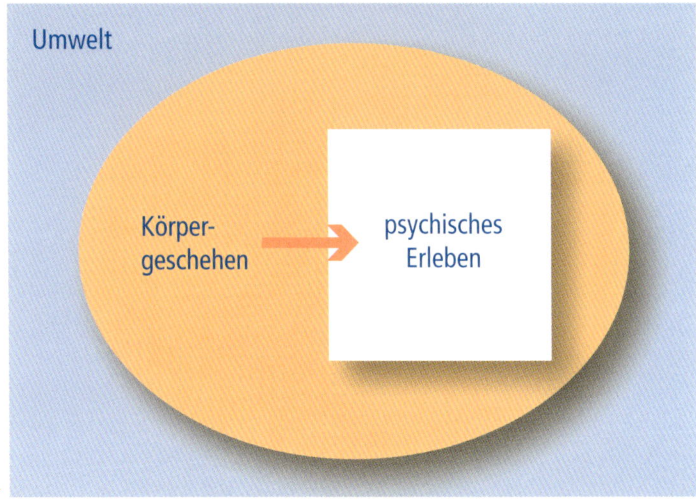

Auf den folgenden Seiten werde ich mit Ihnen einige spannende psychologische Experimente anschauen, die sich auf die Pfeilrichtung vom Körper zur Psyche spezialisiert haben. Wie Wolfgang Tschacher schon erklärt hat, stellt man sich im Rahmen der Embodiment-Theorien den Zusammenhang zwischen allem, was als Körpergeschehen aufgefasst werden kann (dies beinhaltet einzelne motorische Aktionen und Bewegungsabläufe bis hin zu ganzen Verhaltenssequenzen) und dem psychischen System als eine Wechselwirkung vor. Das eine kann auf das andere einwirken und umgekehrt. Die Experimente, die ich vorstellen will, untersuchen alle die Auswirkungen des Körpergeschehens auf Vorgänge im psychischen System. Sie erforschen damit einen Zusammenhang, der in der traditionellen Vorstellung vom Menschen als einer zweibeinigen Denk- und Rechenmaschine bisher immer zu kurz kam. In der psychologischen Fachsprache heißt der Vorgang, der sich auf dem Pfeil abspielt, den wir im folgenden Text näher betrachten wollen, das *Body-feedback*. Unter Body-feedback versteht man die Rückmeldeprozesse, die das psychische System aus dem Körper bekommt. Body-feedback kann aufgrund der wechselseitigen Beeinflussungsmöglichkeiten, die zwischen Körpergeschehen und psychischem System bestehen, eine massive Wirkung entfalten. Der Fluss der Rückmeldungen kann unter der Perspektive der gesamten Körperhaltung betrachtet werden, er zeitigt seine Wirkung aber auch bereits schon aufgrund der Rückmeldungen aus der Gesichtsmuskulatur. In diesem Fall spricht man von *Facial feedback*. Mit Paul Ekman, dem Pionier des Facial feedback, wollen wir unsere Betrachtungen beginnen.

▼

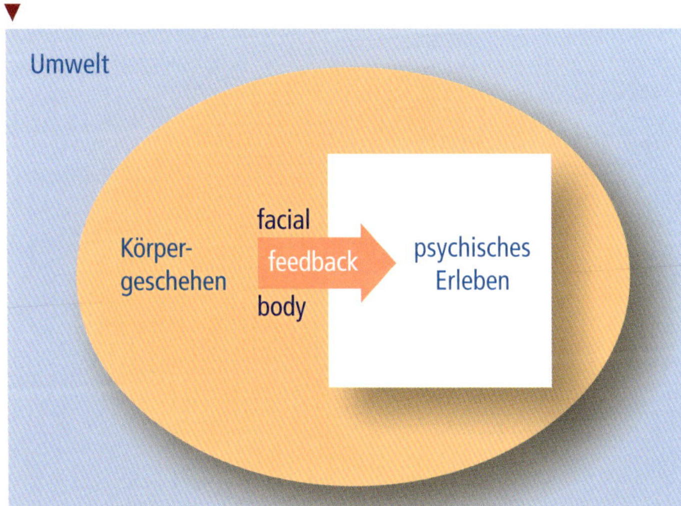

2.2 Wie der Körper auf die Psyche wirken kann

2.2.1 Paul Ekman und das Facial feedback

Als er mit seinem Kollegen Wally Friesen zusammen die Technik für das Facial Action Coding System (FACS) entwickelte, einer Methode, um Gesichtsbewegungen zu vermessen, machte der amerikanische Psychologe Paul Ekman eine erstaunliche und völlig unerwartete Entdeckung. Um herauszufinden, wie die Benutzung bestimmter Gesichtsmuskeln den Gesichtsausdruck verändert, nahmen Ekman und Friesen ihre eigenen Gesichtsausdrücke auf Video auf. Ekman war so besessen von seiner Aufgabe und derart auf Perfektion bedacht, dass er sogar mit einer Nadel seine eigene Gesichtshaut durchstach, um den darunter liegenden Muskel durch Elektrostimulation zum Kontrahieren zu bringen und so einen bestimmten Gesichtsausdruck zu erzielen. Ekman und Friesen begannen mit einzelnen Muskeln und erweiterten ihr Repertoire dann um Kombinationen von bis zu 6 verschiedenen Muskeln, die sie so meisterlich beherrschten, dass sie diese gleichzeitig aktivieren konnten. Ekman (2003) weist darauf hin, dass er im Zuge dieser Arbeit, die sich über mehrere Monate erstreckt hat, über 10 000 verschiedene Gesichtsausdrücke entdeckt hat, zu denen das menschliche Gesicht in der Lage ist.

Während also Ekman damit beschäftigt war, bestimmte Muskelgruppen gezielt zu aktivieren, stellte er fest, dass immer dann, wenn es ihm gelungen war, einen Gesichtsausdruck «originalgetreu» herzustellen, zur gleichen Zeit starke Emotionen bei ihm auftraten. Er fragte seinen Kollegen Friesen, wie es ihm erginge, wenn er seine Muskelübungen machte, und Friesen erzählte, ihm gehe es genauso. Je nachdem, welche Muskelgruppe gerade trainiert wurde, konnten die begleitenden Emotionen auch äußerst unangenehm werden. Ekman nennt die Folgerungen, die Friesen und er aus diesem Erlebnis zogen, selbst «our crazy idea that simply making expressions would produce changes in peoples autonomic nervous system» (2003, S. 36). Die nächsten Jahre seiner Forschertätigkeit verbrachte er damit, dieser verrückten Idee nachzugehen.

Seine Forschungsergebnisse zeigten, dass das Phänomen, auf das er durch Zufall gestoßen war, tatsächlich eine Möglichkeit darstellte, Emotionen willentlich und gezielt zu erzeugen. Er nannte seine Entdeckung das «Facial feedback». Durch Rückmeldungen über die Gesichtsmuskulatur werden im Gehirn Veränderungen bewirkt, welche die Emotion erzeugen, die zu der aktuellen Mimik passt. Die Facial feedback Hypothese geht davon aus, dass die Rückmeldung der Gesichtsmuskulatur mit dem Erleben einer Emotion in Zusammenhang steht; diese Hypothese wurde in zahlreichen Studien belegt. Versuchspersonen, die lächeln, berichten über bessere Gefühle als Versuchspersonen, die man aufgefordert hatte, die Stirn zu runzeln (Adelman & Zajonc, 1989; Ekman, 1992). Levenson, Ekman und Friesen (1990) zeigten, dass das Herstellen eines bestimmten Gesichtsausdrucks auch die entsprechenden emotionsspezifischen Muster des autonomen Nervensystems hervorruft. Der Hirnforscher LeDoux schreibt darum: «Es ist also vielleicht gar keine so schlechte Idee, ein fröhliches Gesicht aufzusetzen, wenn einem traurig zumute ist» (LeDoux, 2001, S. 317).

Ein schönes Beispiel, wie der Zusammenhang von Aktivität der Gesichtsmuskulatur und Emotion untersucht werden kann, stammt von Fritz Strack, Leonard Martin und Sabine Stepper (1988). Sie wollten klären, ob es nötig ist, dass ein Mensch sich dessen bewusst ist, dass er gerade einen bestimmten emotionalen Gesichtsausdruck erzeugt, um die entsprechende Emotion entstehen zu lassen, oder ob der Einfluss der Gesichtsmuskulatur einen direkten Einfluss auf die Emotionsentstehung haben kann und der Umweg über das Bewusstsein gar nicht vonnöten ist. Hierzu

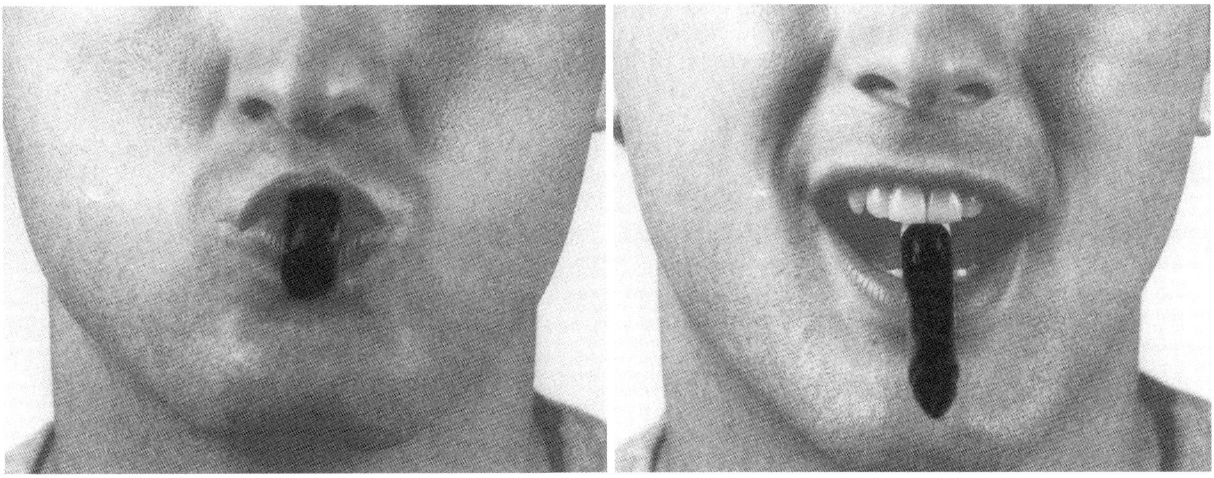

Abbildung 2.2: Die Techniken, um lachrelevante Gesichtsmuskeln unterschiedlich zu aktivieren, aus dem Experiment von Strack, Martin und Stepper (1988)

suchte das Forschungsteam nach einer Möglichkeit, wie man einen Menschen dazu anstiftet, emotionsrelevante Muskeln zu aktivieren, ohne dass die Versuchsperson diese Muskelaktivität bewusst mit einem emotionalen Gesichtsaudruck in Verbindung bringt. **Abbildung 2.2** zeigt, welche kreative Lösung Strack, Martin und Stepper für dieses Problem gefunden haben.

Am besten nehmen Sie sich einen Stift und probieren dieses experimentelle Arrangement zur gezielten Aktivierung einzelner Gesichtsmuskeln selbst einmal aus, dann können Sie auch die emotionalen Auswirkungen der Aktivierung Ihrer Gesichtsmuskulatur am eigenen Leib erfahren. In dem Experiment wurden die Versuchspersonen gebeten, einen Stift mit ihren Lippen, mit den Zähnen oder mit der nichtdominanten Hand zu halten. Wenn man einen Stift mit den Lippen hält, wird dadurch ein Muskel mit dem Namen *orbicularis oris* aktiviert. Die Aktivierung dieses Muskels verhindert die Aktivierung eines anderen Muskels, der für das Lächeln sehr wichtig ist, dieser Muskel des Lächelns heißt *zygomaticus major*. Durch den Lippen-Stift wird Lächeln also verhindert. Hält man den Stift dagegen mit den Zähnen, wird der zygomaticus major aktiviert, genauso, als ob man lächeln würde. Ein Mensch, der seinen Stift einfach nur in der Hand hält, erzeugt dadurch selbstverständlich überhaupt keine Aktivität der Gesichtsmuskeln, dies ist in der Sprache der Wissenschaft die so genannte Kontrollbedingung. Weil die Bitte, einen Stift im Mund zu halten, natürlich sofort die Spekulationen der Versuchspersonen über den Sinn und Zweck dieser seltsamen Übung ins Kraut schießen lässt, musste das Forschungsteam sich große Mühe damit geben, eine gute Erklärung für ihr Vorgehen zu finden. Diese Erklärung durfte die Aufmerksamkeit der Versuchspersonen auf keinen Fall auf die Aktivität ihrer Gesichtsmuskulatur lenken und sollte auch auf keinen Fall auf irgendeine Verbindung zwischen Gesichtsausdruck und emotionaler Reaktion schließen lassen.

Nachdem die Versuchspersonen erschienen waren, wurden Sie einzeln in je eine Zelle gesetzt. Vor sich auf dem Tisch fanden sie einen Stift, ein mit Alkohol getränktes Läppchen und ein Tempo-Taschentuch. Folgende Geschichte wurden ihnen aufgetischt:

Die Studie, an der Sie teilnehmen, hat mit psychomotorischer Koordination zu tun. Genauer gesagt,

> sind wir an der Fähigkeit von Menschen interessiert, verschiedene Aufgaben mit Körperteilen auszuführen, die normalerweise für diese Aufgaben nicht benutzt werden. Sie haben zum Beispiel sicher schon Bilder von körperlich behinderten Menschen gesehen, die ihren Mund zum Schreiben benutzen. Natürlich hat die Fähigkeit, dieselbe Aufgabe mit verschiedenen Körperteilen auszuführen, wichtige Folgen für diese Menschen. Ihre Lebensqualität hängt ganz wesentlich davon ab, ob sie weiterhin Kontrolle über ihre Umgebung behalten können, indem sie bestimmte alltägliche Aufgaben weiterhin selbst ausführen können. Die Aufgaben, die wir Ihnen gleich stellen werden, sind Teil einer Pilotstudie für ein komplizierteres Experiment, das wir nächstes Semester durchführen wollen, um die Vorgänge zu untersuchen, die ablaufen, wenn die Funktion eines Körperteils durch einen anderen ersetzt wird. Diese Aufgaben sind nur ein kleiner Teil einer großen Gesamtmenge an Aufgaben, die völlig verschiedene Aspekte psychologischer Funktionsweisen beinhaltet. Einige dieser Aufgaben beziehen sich auf physische Fähigkeiten, wie z. B. Linien zu zeichnen, andere beziehen sich auf eher «normale» mentale Aktivitäten, die körperbehinderte Menschen im Alltag ausführen, wie z. B. Zeitunglesen. (ebd., S. 770. Übers. M. S.)

Dieses Täuschungsmanöver nennt man in der Psychologie *cover-story*. Den Versuchspersonen wurde dann weiterhin erklärt, dass in der Versuchsreihe, der sie zugeteilt seien, Ersatzmöglichkeiten für die Fähigkeit, einen Stift mit der dominanten Hand zu halten, untersucht würden. Hierzu würden drei Varianten genauer analysiert: einen Stift mit der nichtdominanten Hand halten (Gruppe 1), einen Stift mit den Lippen halten (Gruppe 2) und einen Stift mit den Zähnen halten (Gruppe 3). Die Gruppenzuteilung erfolgte nach einem Zufallsverfahren.[1] Alle Versuchspersonen mussten zu Beginn der Versuchsreihe ihren Versuchs-Stift mit dem Alkohol-Läppchen auf ihrem Tisch desinfizieren. Den Versuchspersonen der Gruppe 2 wurde dann von der Versuchsleitung genau gezeigt, wie sie den Stift mit den Lippen halten mussten. Sie sollten den Stift fest mit ihren Lippen umspannen und dabei darauf achten, ihn nicht mit den Zähnen zu berühren. Versuchspersonen der Gruppe 3 wurden ebenfalls präzise instruiert. Hier kam es darauf an, den Stift mit den Zähnen zu halten aber eher zart, ohne ihn mit den Lippen zu berühren. Versuchspersonen der Gruppe 1 wurden aufgefordert, den Stift in die Hand zu nehmen, die sie normalerweise *nicht* zum Schreiben benutzten.

Die Aufgabe, die von den Versuchspersonen, die nun alle auf die eine oder andere Art mit einem desinfizierten Stift ausgerüstet waren, bearbeitet werden sollte, bestand aus vier Teilelementen, wovon die Elemente eins, zwei und drei lediglich Teil der cover-story waren. Um glaubhaft zu machen, dass so etwas wie Handhabungsgeschick getestet wurde, mussten sie mit ihren drei verschiedenen Stifthalte-Techniken Linien ziehen, Punkte verbinden und Buchstaben unterstreichen. Wenn Sie Lust haben, können Sie das für sich ja einmal ausprobieren. Ich selbst habe im Laufe meines Studiums einmal an einem Experiment teilgenommen, das als Experiment zur räumlichen Wahrnehmung ausgeschrieben war. Hierzu musste ich in einen eigens für mich angefertigten himmelblauen Plastikabdruck meiner Zähne beißen, den man auf eine Stahlschiene montiert hatte, welche ich mit meinem Kopf hin und her bewegen sollte. Auf einem Monitor vor mir erschienen dann diverse Pyramiden und ich musste per Knopfdruck signalisieren, welche Pyramide ich als weiter im Vordergrund platziert einschätzte.

[1] In psychologischen Experimenten werden die Versuchspersonen immer randomisiert, das heißt dass der Zufall bestimmt, in welche Gruppe und damit zu welcher experimentellen Bedingung eine Versuchsperson zugewiesen wird. Dies tut man, um sicherzustellen, dass sich in jeder Gruppe die gleich zufällig zusammengestellte Stichprobe von Menschen befindet. Ergibt sich unter diesen strengen experimentellen Bedingungen dann ein Effekt in dem Experiment, weiß man, dass man einen «echten» Effekt gefunden hat und nicht ein Ergebnis, das darauf beruht, dass sich in den einzelnen Gruppen einfach verschiedene Typen von Menschen aufgehalten haben.

Dieses Experiment ist mir bis heute in Erinnerung geblieben, weil es mir extrem dämlich vorkam, mich in einen himmelblauen Klumpen Plastik auf einer Stahlschiene zu verbeißen. Zum Glück war ich mit dem (nicht hübschen) Versuchsleiter allein im Raum und keiner von meiner Wohngemeinschaft hat mich gesehen. Meine WG bestand nämlich aus Philosophie-Studierenden, die sich über die Psychos sowieso immer lustig machten. Bis heute weiß ich nicht, ob tatsächlich meine räumliche Wahrnehmung getestet wurde oder ob ich nicht irgendeiner listenreichen cover-story auf den Leim gegangen bin. Den Versuchspersonen mit den Lippen-Stiften und den Zähne-Stiften muss es ähnlich gegangen sein, wie mir mit dem himmelblauen Stahlschienen-Biss, darum: Probieren Sie es ruhig mal aus, damit Sie eine Vorstellung davon kriegen, was Psychologiestudierende im Laufe ihres Studiums so alles durchmachen müssen.

Die vierte Aufgabe war dann die, die das Forschungsteam interessierte. Die Versuchspersonen bekamen vier Cartoons von Gary Larson zu sehen, aus einem Cartoon-Band der Reihe «The far side». Welche Cartoons genau gezeigt wurden, ist in dem Artikel von 1988 leider nicht angegeben. Es wird aber darauf hingewiesen, dass vier Cartoons gezeigt wurden, die in einer Voruntersuchung von anderen Studierenden auf einer Skala von 0 (gar nicht lustig) bis 9 (sehr lustig) als ungefähr mittellustig eingestuft worden waren. Ich persönlich bin ein großer Fan von Gary Larson und besitze einige Bände besagter Reihe selbst.

Die Versuchspersonen schauten sich also vier Gary Larson Cartoons an, und kreuzten ihrerseits für jeden Cartoon den Lustigkeitsfaktor auf besagter Skala von 0 bis 9 an. Natürlich mussten sie dies entweder mit der nichtdominanten Hand, dem Lippen-Stift oder dem Zahn-Stift tun. Was hat nun die Forschungsgruppe interessiert? Die Frage war, ob die Versuchspersonen der Gruppe 3, die durch das Halten des Stiftes mit den Zähnen gewissermaßen rein muskulär in Lachbereitschaft versetzt worden waren, *einen höheren Lustigkeitsfaktor* in den Cartoons vorfinden würde als die Versuchspersonen in den beiden anderen Gruppen. Dies war auch tatsächlich der Fall. Die Lachmuskel-Gruppe 3 amüsierte sich mit Stift zwischen den Zähnen prächtig auf Lustigkeitsfaktor 5,14, während die lippenbedingt lachverhinderte Gruppe 2 sich nur müde 4,32 Lustigkeitspunkte abringen konnte. Die Kontrollgruppe mit dem Stift in der nichtdominanten Hand befand sich in der Mitte zwischen Gruppe 2 und Gruppe 3, sie schätzte die Lustigkeit der Cartoons im Mittel auf 4,77.

Die Versuchspersonen wurden im Anschluss an dieses Experiment gefragt, ob sie sich irgendwelche Hypothesen gebildet hätten, dass die cover-story über die Untersuchung zur Körperbehinderung nicht der Wahrheit entspräche. Dies war nicht der Fall. Alle hatten die cover-story geglaubt. Strack, Martin und Stepper haben mit ihrem Experiment nachgewiesen, dass die Gesichtsmuskulatur direkten Einfluss auf die Stimmung nehmen kann und dass hierzu keine vermittelnden kognitiven Prozesse notwendig sind. In dem grafischen Schema, das Sie schon kennen, würde dies folgendermaßen aussehen:

▼

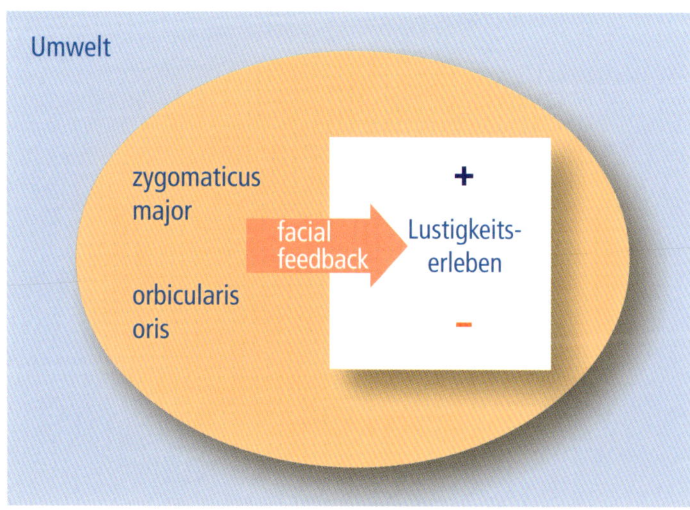

Experiment & Alltag

Kann man etwas für den Alltag aus diesem Experiment lernen? Die Antwort lautet: Jain. Lernen kann man daraus, dass der Körper viel Macht hat und dass man ihn nicht unterschätzen darf. Wer jedoch aus diesem Experiment die Schlussfolgerung zieht, dass es glücklich macht, einen Stift zwischen die Zähne zu klemmen, wie es in einigen Publikationen manchmal zu lesen ist, der muss sich den Vorwurf der Simplifizierung gefallen lassen. Der zygomaticus major kann zwar einiges, zum Beispiel einen Unterschied im Lustigkeitsfaktor von Gary Larson Cartoons hervorbringen. Was er jedoch sicher alleine nicht schafft, ist, einen traurigen Menschen, der gute Gründe für sein Traurigsein hat, innert 6 Minuten glücklich zu machen. Wer diesen Schluss zieht, liegt einfach falsch. Denn erstens gehört zu einem «echten Lächeln» – dem so genannten Duchenne-Lächeln – mindestens noch ein zweiter Muskel dazu, der *musculus orbicularis oculi*, auch Augenringmuskel genannt. Zweitens muss für eine erfolgreiche Emotionsregulation der gesamte Körper eingesetzt werden und nicht nur ein einziger Muskel, und drittens kann man nicht allen Ernstes von jemandem verlangen, ohne Not so bescheuert auszusehen, wie die Versuchspersonen von Fritz Strack und seinem Team.

Auf einem ähnlichen Simplifizierungsniveau befände sich etwa der Tipp, sich eine Nadel zur Elektrostimulation des zygomaticus major durch die Haut zu treiben, wie Paul Ekman das getan hat. Zur Sicherheit könnte man ja beides versuchen, Nadel reinstecken und auf den Stift beißen. Gäbe auch sicher ein gutes Foto. Ich wähle diese drastischen Bilder, um deutlich zu machen, dass eine professionelle Unterstützung bei der klugen Benutzung der Potenziale, die im Körper schlummern, nicht aus mechanistischen Handlungs-Anweisungen bestehen darf, die vorschnell aus wissenschaftlichen Laborexperimenten abgeleitet werden und das einfache Funktionieren versprechen. Die mühevolle Arbeit von Generationen von körpertherapeutisch tätigen Menschen wäre damit ad absurdum geführt.

Für das Vorhaben dieses Buches, den Körper und das, was er mit dem psychischen System alles machen kann, systematisch ins Licht der allgemeinen Aufmerksamkeit zu stellen, ist das Experiment von Strack, Martin und Stepper eine nützliche Illustration. Es ist nur eines von zahlreichen Beispielen dafür, wie Paul Ekman, der sich selbst mit Nädelchen gespickt hat, die Wissenschaft inspirieren konnte. Ekmans Untersuchungen zogen auch später noch eine Fülle von Forschungen nach sich. Interessant für unser Thema sind natürlich besonders die Untersuchungen, welche das «Facial feedback» zum «Body-feedback» erweiterten.

2.2.2 Körperhaltung und Emotion

Es gibt verschiedene Möglichkeiten, wie man sich den Zusammenhang von Body-feedback und der Entstehung von Emotionen erklären kann. Je nachdem, welche Erklärung man für diesen Vorgang hat, resultiert ein unterschiedliches Untersuchungsdesign. John Riskind und Carolyn Gotay (1982) testeten die *self-perception*-Theorie.[2] Im Rahmen dieser Theorie geht man davon aus, dass die Veränderung der emotionalen Verfassung nicht nur durch direkte Rückmeldemechanismen aus dem Körpergeschehen hervorgerufen werden kann, sondern auch durch die Interpretation des

[2] Die self-perception Theorie geht auf Bem (1967) und Laird (1974) zurück.

eigenen Körperausdrucks im Zusammenhang mit dem sozialen Kontext, in dem dieser stattfindet. Die Körperhaltung wird im Rahmen dieses Theoriestranges als Stimulus angesehen, der die Selbstwahrnehmung einer Person beeinflussen kann und auf der Basis dieser veränderten Wahrnehmung auch Auswirkungen auf das Verhalten hat. Die Ursache-Wirkungs-Folge, die hier analysiert wird, lässt sich folgendermaßen darstellen: Ich bemerke, dass ich meine Kiefer fest aufeinanderbeiße. Mir wird bewusst, dass mein Kollege schon seit 10 Minuten über sein Druckerproblem jammert, das mich eigentlich gar nicht interessiert, und dass ich in 30 Minuten mein Protokoll über das letzte Meeting verschicken muss, um den Abgabetermin einzuhalten. Ich interpretiere mein Body-feedback im Rahmen des gegebenen sozialen Kontextes als Ärger, diese Interpretation steuert dann auch mein weiteres Verhalten. Ich unterbreche den Kollegen mehr oder weniger unsanft und schaue zu, dass ich ihn so schnell wie möglich loswerde, um das Protokoll pünktlich beenden zu können. Grafisch sieht das so aus:

▼

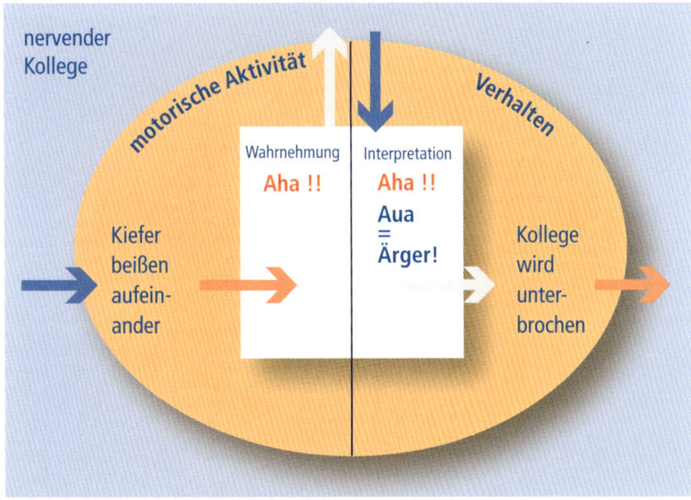

Um diesen Zusammenhang experimentell zu untersuchen, dachten sich Riskind und Gotay (1982) ein trickreiches Arrangement aus. Ihren Versuchspersonen wurde offiziell mitgeteilt, dass sie an einer Untersuchung zum räumlichen Denken teilnehmen würden, mit ihnen wurde von Versuchsleitung A auch ein entsprechender Test durchgeführt. Als die Versuchspersonen auf ihr Testergebnis warteten, wurden sie von einer zweiten Versuchsleitung angefragt, ob sie während der Wartezeit schnell für eine kleine andere Untersuchung einspringen könnten, die sich auf den Zusammenhang zwischen Muskelreaktion und Hautleitfähigkeit bezöge. Wer sich in dieser Hinsicht hilfsbereit zeigte, fand sich alsbald in einem anderen Untersuchungsraum wieder und zwar in sitzender Haltung im Nacken und an den Handgelenken mit verschiedenen Elektroden verkabelt, die mit diversen «impressive-looking machines with dials and lights» (ebd., S. 277) verbunden waren. Versuchsleitung B behauptete, man benötige jetzt äußerst exakte Messungen über die Muskelaktivität und brachte die sitzenden Versuchspersonen in eine ganz bestimmte Körperhaltung, woraufhin die Versuchspersonen in der zugewiesenen Körperhaltung unter Aufsicht 8 Minuten lang verharren mussten, ohne sich zu rühren.

Zwei Arten von Körperhaltungen wurden von Versuchsleitung B induziert: Gruppe 1 wurde in eine gekrümmte Haltung hineinmanövriert, Gruppe 2 in eine aufrechte Haltung. Die Anweisungen zur Herstellung der erwünschten Körperposition für Versuchsleitung B sind in dem Artikel von Riskind und Gotay exakt aufgeführt. Es entbehrt nicht einer gewissen Komik, wenn man das Gesamtbild dieses Arrangements vor seinem inneren Auge entstehen lässt, darum möchte ich diese Anweisungen der geneigten Leserschaft nicht vorenthalten. Es macht besonderen Spaß, der Anweisung zu folgen, wenn man sich dabei noch vorstellt, dass die Versuchspersonen zwischen blinkenden Maschinen saßen und mit verkabelten Elektroden beklebt waren. SozialpsychologInnen müssen vermutlich über einen ausgeprägten Spieltrieb verfügen, sonst würden ihnen solche Experimente niemals einfallen.

Gruppe 1/sitzend gekrümmte Körperhaltung:
Versuchsleitung B drückt den Oberkörper der Versuchsperson nach vorne, so, dass die Versuchsperson über der Gürtellinie gebogen wird und dass die Brust und der Nacken nach unten fallen. Der Kopf und der Nacken der Versuchsperson werden nach vorne-unten geschoben, so dass der Rücken gebeugt und gekrümmt wird und der Kopf nach unten hängt.

Die oben beschriebene Körperhaltung wird von der Versuchsperson im Dienste der Wissenschaft volle 8 Minuten beibehalten. Wenn man diese Körperhaltung im Selbstexperiment einmal einnimmt, wird sehr schnell deutlich, welche gefühlsmäßigen Effekte diese Position mit sich bringt. Wem die Position dann zu ungemütlich wird, der kann als Nächstes die Position ausprobieren, die von Gruppe 2 eingenommen werden durfte.

Gruppe 2/sitzend aufrechte Körperhaltung:
Versuchsleitung B richtet bei den Versuchspersonen der Gruppe 2 die Wirbelsäule auf, so dass auch eine insgesamt aufgerichtete Körperhaltung resultiert. Die Schultern werden leicht angehoben und dann nach hinten-unten geführt, so dass das Brustbein sich hebt und der Brustkorb in eine raumeinnehmende Position gebracht wird. Der Kopf der Versuchsperson wird am Kinn ein wenig angehoben, so dass die Versuchsperson nach vorne und leicht nach oben schaut.

Auch die Versuchspersonen der Gruppe 2 verharren unter Aufsicht 8 Minuten in dieser Position und sind – wie auch die Versuchspersonen der Gruppe 1 – der Annahme, dass in dieser Zeit die eindrucksvollen blinkenden Maschinen ihre Muskelaktivität und ihre Hautleitfähigkeit messen. Versuchsleitung B tut so, als würde sie eifrig die entsprechenden Kurven protokollieren und korrigiert die Körperhaltung, wenn es nötig ist.

Als die 8 Minuten um waren, bedankte sich Versuchsleitung B herzlich und schickte die Versuchspersonen wieder in den ersten Raum zurück, wo Versuchsleitung A sie schon erwartete um mit ihnen einen weiteren «Test» zum räumlichen Denken durchzuführen, der diesmal aus unlösbaren geometrischen Puzzles bestand. Hier wurden keinerlei Anweisungen über die Körperhaltung mehr gegeben und Versuchsleitung A wusste selbstverständlich auch nicht, ob er es mit einer Versuchsperson der vorher gekrümmten Gruppe 1 oder der aufrechten Gruppe 2 zu tun hatte. Und jetzt wurde das gemessen, was Riskind und Gotay eigentlich interessierte, nämlich das *Durchhaltevermögen bei einer frustrierenden Aufgabe im Anschluss an das Einnehmen einer Körperhaltung*. Gemessen wurde, wie viele Puzzleteilchen die Versuchspersonen von einem Stapel nahmen, bis sie frustriert waren und die Arbeit an einem Stapel beendeten und zum nächsten Puzzle übergingen. Das Ergebnis war eindeutig: Gruppe 1, die 8 Minuten gekrümmt worden war, bearbeitete im Schnitt 10,78 Teilchen vor dem Wechsel zum nächsten Stapel, Gruppe 2, die vorher aufrecht gesessen war, hielt im Schnitt 17,11 Teilchen durch, also deutlich länger.

Das Bemerkenswerte an der Studie von Riskind und Gotay ist die Tatsache, dass der gemessene Effekt als eine Art Nachhall oder Übertragungs-Effekt auf eine *vorher* eingenommene Körperhaltung auftrat. Körperhaltung und Puzzle wurden in unterschiedlichen Räumen durch unterschiedliche Versuchsleiter begleitet, wobei der Versuchsleiter der frustrierenden Puzzleaufgabe nicht wusste, wer von den Versuchspersonen vorher in welcher Körperposition gewesen war. Der Effekt wurde außerdem zu einem Zeitpunkt gefunden, als die Versuchspersonen die experimentell induzierte Körperhaltung bereits wieder verlassen hatten. Riskind und Gotay interpretieren dieses Ergebnis so, dass die Selbstwahrnehmung der Gekrümmtheit die Versuchspersonen der Gruppe 1 gewissermaßen prädisponiert hat, um in der frustrierenden Puzzle-Situation Hilflosigkeits- und Versagensgefühle zu entwickeln. Durch die gekrümmte Körperhaltung wurden im psychischen System Themen wie Depression, Aufgeben, Mutlosigkeit aktiviert, dies führt dann zu einer kognitiven Voreinstellung, die in einer schwierigen Situation schneller zu Mutlosigkeit mit entsprechenden Verhaltenskonsequenzen führt, als dies ohne diese Voreinstellung der Fall wäre.

Experiment & Alltag

Das Experiment von Riskind und Gotay lässt sich direkt auf den persönlichen Alltag übertragen. Wann immer Sie bei sich bemerken, dass sie kurz davor sind, aufzugeben, sei es beim Büffeln auf die Fahrprüfung, bei einem kniffligen fachlichen Problem oder sei es, dass Sie Ihr Kind bei den Hausaufgaben beobachten: Achten Sie auf die Körperhaltung. Denken Sie an die gekrümmten amerikanischen College-Studenten, die 8 Minuten ihres Lebens für die Wissenschaft geopfert haben. Vielleicht wollen Sie gar nicht aufgeben, weil die Aufgabe zu schwierig für Sie ist. Vielleicht ist Ihre Mutlosigkeit selbst gemacht, und zwar durch Eigenkrümmung zum falschen Zeitpunkt. Wenn Sie bei sich so etwas feststellen, seien Sie Ihre eigene Versuchsleitung B und behandeln Sie sich selbst wie eine Versuchsperson der Gruppe 2. Dann halten Sie noch 5 bis 6 Einheiten länger durch.

Riskind und Gotay plädierten als Folge ihrer Untersuchungen schon im Jahre 1982 dafür, die Rolle der Körperhaltung bei selbstregulatorischen Prozessen stärker zu beachten und argumentierten damit gegen einen Trend in der akademischen Psychologie, sich ausschließlich mit Kognitionen zu beschäftigen. «Das Studium der selbstregulatorischen Rolle von Körperhaltungen kann eine Tendenz ausgleichen, die im Moment bei vielen Theoretikern zu verzeichnen ist. Diese Tendenz besteht darin, davon auszugehen, das zentralnervöse kognitive Prozesse die einzigen Determinanten von Motivation und Emotion sind. Die Anzeichen mehren sich, dass die Reaktionen von Menschen auf Stimuli oftmals eine Integrationsleistung aus körperlichen und kognitiven Reaktionen darstellen. Falls dies wirklich der Fall sein sollte, dann muss ein breit angelegtes Verstehen von menschlicher Motivation und Emotion vermutlich nicht nur die zentralnervösen kognitiven Prozesse berücksichtigen, sondern auch das Feedback, das aus der Körperhaltung der Person selbst resultiert.» (ebd., S. 296, Übers. M.S.)

Ein ausgesprochen kreatives Experiment in der Tradition von Riskind und Gotay stammt von Sabine Stepper (1992). Sie untersuchte jedoch eine andere Hypothese zum Zusammenhang von Body-feedback und Emotion. Den Versuchspersonen von Riskind und Gotay war es möglich gewesen, ihre Körperhaltung wahrzunehmen und daraus Schlüsse auf ihre emotionale Verfassung zu ziehen. Der Zusammenhang von Körperhaltung und Emotion könnte sich also durch die Vermittlung kognitiver Prozesse ergeben haben. Stepper untersuchte die Hypothese, dass die Körperhaltung die Emotionslage auch direkt beeinflussen kann, ohne dazwischengeschaltete Überlegungen. Zu diesem Zweck musste sie es schaffen, die Versuchspersonen in eine bestimmte Körperposition hineinzumanövrieren, ohne dass die Versuchspersonen ihre Haltung irgendwie mit emotionalen Zuständen in Zusammenhang bringen konnten. Stepper erfand eine geniale cover-story. Unter dem Vorwand, die Ergonomie von Arbeitsmöbeln zu testen, wurden Versuchspersonen gebeten, an einer Kombination von Sitzgelegenheit und Schreibtisch zu arbeiten, die so angelegt war, dass bei der einen Gruppe eine aufrechte und bei der anderen Gruppe eine gekrümmte Körperhaltung induziert werden konnte (**Abb. 2.3**).

Beide Gruppen erhielten, während sie entweder aufrecht oder gekrümmt arbeiteten, ein fiktives Lob: Ihnen wurde mitgeteilt, dass sie in

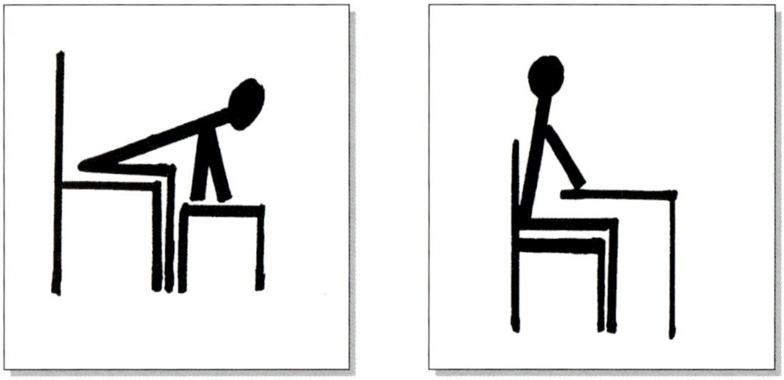

Abbildung 2.3: Manipulation der Sitzhaltung durch Arbeitsmöbel bei Stepper (1992)

einem Intelligenztest, den sie zu einem früheren Zeitpunkt durchgeführt hatten, überdurchschnittlich gut abgeschnitten hätten. Im Anschluss an das Lob wurden die Versuchspersonen aufgefordert, ihr Gefühl von Stolz über das Lob auf einer 10 Punkte-Skala einzuschätzen. Die Personen, die das fiktive Lob in einer aufrechten Haltung empfangen hatten, waren signifikant stolzer auf ihr überdurchschnittlich gutes Abschneiden als die Versuchspersonen, die das fiktive Lob in einer gekrümmten Haltung erhalten hatten.

▼

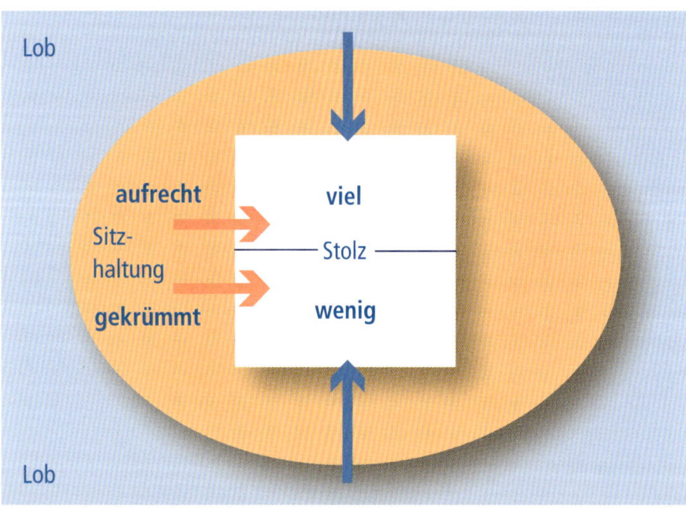

Stepper (1992) beschreibt in ihrer Dissertation eine frühe Studie zum Body-feedback von Pasquarelli und Bull (1951). Hier hatte sich ergeben, dass eine bestimmte Körperhaltung die dazu «passende» Emotion nicht nur ermöglicht, sondern dass die «unpassende» Emotion durch die Körperhaltung auch verunmöglicht wird. «Die Autorinnen gaben ihren Versuchspersonen unter Hypnose und ohne direkte Angabe der Emotion die Anweisung, eine bestimmte Körperhaltung einzunehmen und in dieser konstant zu verbleiben. ... Hatten die Versuchspersonen die entsprechende Haltung eingenommen, wurde ihnen ein zu dieser Haltung inkonsistentes emotionales Stichwort mit der Instruktion gegeben, sich in die dazugehörige Emotion hineinzuversetzen. Die Ergebnisse zeigten, dass es den Versuchspersonen nicht möglich war, eine dem Stimuluswort entsprechende Emotion zu empfinden, so lange sie in der instruierten Körperhaltung verblieben. Berichteten die Versuchspersonen jedoch eine Anpassung ihrer Empfindungen, war dies automatisch mit einer Änderung der Körperhaltung verbunden, d.h. die Versuchspersonen ignorierten zwangsläufig die gegebene Instruktion.» (Stepper, 1992, S. 24)

Die Untersuchungen der chilenische Neurophysiologin Susana Bloch (1986) zum Body-feedback kommen aus einer ganz anderen Forschungsrichtung, geben jedoch wissenschaftlich gut belegte Aufschlüsse über den Zusammenhang von Body-feedback und Emotion. Bloch geht davon aus, dass jede Emotion mit einer charakteristischen Veränderung körperlicher Prozesse einhergeht, die aus neuromuskulären, hormonalen und biochemischen Komponenten besteht – Gerald Hüther beschreibt diese Zusammenhänge im dritten Kapitel detailliert. In Zusammenarbeit mit Pedro Ortheus, einem Regisseur, der eine Professur an der Schauspielschule der Universität Santiago hatte, entwickelte Bloch ein Verfahren, um Emotionen gezielt hervorzurufen. Bloch und Ortheus waren auf der Suche nach einer Methode, um Emotionen gezielt zu erzeugen. Sie hatten vor, diese Methode in der Schauspiel-Ausbildung einzusetzen. Deshalb wählten sie aus all den Komponenten, die zum charakteristischen körperlichen Ausdrucksmuster einer Emotion dazugehören, speziell diejenigen Komponenten aus, die der willentlichen Kontrolle zugänglich sind. Ihre Methode, die inzwischen unter dem Titel «Alba Emoting» als Trademark geschützt ist, arbeitet deswegen mit dem Atem, der Körperhaltung und dem Muskeltonus sowie der Gesichtsmuskulatur. Bloch hat den Zusammenhang zwischen diesen Komponenten und der Entstehung von Emotionen in zahlreichen Studien untersucht.

1986 publizierte Bloch ein Experiment, in dem Schauspielschülerinnen und Schauspielschüler zunächst darin unterwiesen wurden, bestimmte Atem-Rhythmen gezielt zu erzeugen und ihre Körper- und Gesichtsmuskulatur präzise zu verändern. Nach diesen einleitenden Übungen gab man ihnen einzelne körperliche Ausdrucksmuster zur Ausführung, ohne jedoch zu verraten, zu welcher Emotion dieser Atem-Rhythmus und die speziellen Muskelkontraktionen gehörten. Die Kombination dieser Komponenten musste jeweils solange ausgeführt werden, bis die Versuchsleitung verbal das Signal zum Aufhören gab. Die SchauspielerInnen wurden anschließend gefragt, ob sie das Gefühl hatten, in eine Emotion «eingetreten» zu sein und um welche Emotion es sich ihrer Ansicht nach dabei handele. Bloch konnte zeigen, dass die korrekte Ausführung eines körperlichen Ausdrucksmusters die entsprechende Emotion im subjektiven Erleben der Versuchsperson nach sich zieht und dass auch Außenbeobachter die dargestellte Emotion richtig einschätzten. Bemerkenswert ist die Tatsache, dass die Versuchspersonen die durch den Körperausdruck erzeugte Emotion nur dann wieder verlassen konnten, wenn sie spezielle «neutralisierende» Atemübungen durchführten und ihre Körperhaltung gezielt wieder veränderten.

Aufgrund dieser Beobachtungen entwickelte Bloch neben der Methode, in eine Emotion einzutreten, auch eine Methode, um aus einer Emotion wieder herauszutreten. Bloch selbst gibt den Hinweis, dass ihre Methode keineswegs nur auf die Schauspielschulen beschränkt sein muss. Sie eignet sich genauso für die Psychotherapie und als allgemeine Selbstmanagement-Technik. Denn die Fähigkeit, mit gezielten Übungen erwünschte Emotionen zu erzeugen oder unerwünschte Emotionen zu verlassen, fällt aus psychologischer Sicht in den großen Themenbereich der Emotionsregulation, einer der Kernkompetenzen des Selbstmanagement zum Erhalt von psychischer Gesundheit (Sulz, 2000; Kuhl, 2001; Traue & Deighton, 2003).

2.2.3 Kopfbewegung und Einstellung

Durch Body-feedback können Emotionen erzeugt werden, das haben wir anhand mehrerer Beispiele gesehen. Diese Tatsache ist für sich alleine genommen schon wichtig genug: Durch gezielten Einsatz unserer Skelettmuskulatur, die der willentlichen Kontrolle gut zugänglich ist, können wir unsere Emotionen beeinflussen, welche der willentlichen Kontrolle normalerweise nur bedingt zugänglich sind (außer man hat ein Leben lang meditiert und kann Ärger mental blitzschnell in Liebe umwandeln, wie das zum Beispiel dem Dalai Lama gelingt). Die Arbeit mit dem Körper ist demgegenüber ein direkter und verhältnismäßig leicht zu erlernender Weg der Emotionsregulation. Der Körper kann aber noch mehr. Genauso spannend wie die Tatsache, dass sich durch die richtige Position des Körpers, geeignete Atemrhythmen und Kontraktion bestimmter Muskeln ganz gezielt Emotionen erzeugen lassen, sind die Untersuchungen aus der Sozialpsychologie über den Einfluss motorischer Abläufe auf die Einstellung, die Menschen bezüglich bestimmter Themen haben.

Wie kann man jemanden dazu bringen, einer Sache zuzustimmen, die ihm von seiner ursprünglichen Einstellung her eigentlich völlig gegen den Strich geht? Indem man ihn zum Beispiel dazu bringt, mit dem Kopf zu nicken. Das glauben Sie nicht? Das *head-movement paradigm* von Gary Wells und Richard Petty (1980) zeigt Ihnen, welchen Einfluss eine vergleichsweise banale Körperbewegung darauf haben kann, wie gut Menschen sich von etwas überzeugen lassen, das ihrer ursprünglichen Einstellung zuwiderläuft. Das Experiment, das ich hierzu vorstellen will, entstand auf dem Hintergrund der Einstellungsforschung und fand in einem so genannten Überzeugungs-Setting statt, das heißt, der Versuch bezog sich darauf, wie Menschen dazu gebracht werden können, ihre ursprüngliche Einstellung zu ändern. Wells und Petty benötigten hierfür zunächst Versuchspersonen, die bezüglich irgendeiner Thematik eine gefestigte Einstellung mit in das Experiment einbringen konnten. Sie lösten das Problem dahingehend, dass sie eine kleine Erhebung mit den Studierenden ihrer Universität anstellten, und sie nach deren Einstellung zur Erhöhung der Studiengebühren fragten. Wie nicht schwer zu erraten, waren die Studierenden gegen die Erhöhung der Studiengebühr. Wells und Petty hatten also eine sichere Einstellung «Kontra die Erhöhung von Studiengebühren» als Ausgangspunkt ihrer Untersuchungen, wenn sie ihre Studierenden als Versuchspersonen heranzogen.

Der Überzeugungsversuch, mit dem in diesem Fall experimentiert werden konnte, bestand darin, die studentische Einstellung «Kontra Erhöhung von Studiengebühr» in Richtung «Pro Erhöhung von Studiengebühr» zu beeinflussen. Wells und Petty benutzten hierzu das Prinzip der unvereinbaren Reaktionen *(incompatible responses)*. Sie bezogen sich hierbei auf Ergebnisse aus der Aggressionsforschung. Dort hatte man herausgefunden, dass eine leichte sexuelle Erotisierung in den Versuchpersonen Reaktionen hervorruft, die unvereinbar mit aggressivem Verhalten sind.[3]

In Anlehnung an die Ergebnisse aus dieser Forschungsrichtung erfanden Wells und Petty ein neues Arrangement. Sie überlegten, dass Kopfnicken, eine vertikale Auf-und-ab-Bewegung des Kopfes, unvereinbar sein müsste mit ablehnenden Gedanken. Kopfschütteln hingegen, eine horizontale Hin-und-her-Bewegung des Kopfes, müsste zustimmende Gedanken verhindern. Weil wir, so die Idee von Wells und Petty, in unserer westlichen Kultur gelernt haben, Kopfschütteln mit Ablehnung zu einer Sache und Kopfnicken mit Zustimmung zu einer Sache zu koppeln, müsste der kognitive Zugang zu Pro-Argumenten in der Kopfnicken-Bedingung erleichtert werden, während der kognitive Zugang zu Kontra-Argumenten durch Kopfnicken erschwert wird.

Auf die Situation der Versuchpersonen von Wells und Petty übertragen heißt das: Wenn Studierende mit dem Thema «Erhöhung der Studiengebühr» konfrontiert sind, haben sie, wenn ihr Gehirn ungestört arbeiten kann, von ihrer ursprünglichen Einstellung her, sofortigen Zugang zu Kontra-Argumenten, wie zum Beispiel, dass durch eine Erhöhung der Studiengebühr soziale Ungleichheit begünstigt würde oder dass die Studiendauer sich verlängert, weil alle Studierenden zusätzlich arbeiten müssen. Was passiert jedoch mit der Einstellung von Studierenden, wenn der einstellungsgemäß natürliche kognitive Zugang zu den Kontra-Argumenten durch ein Body-feedback

3 Humor und Lachen sind ebenfalls erfolgreiche Interventionen, wenn es darum geht, einen Aggressor milde zu stimmen. Im Stressmanagement bedient man sich ebenfalls des Prinzips der unvereinbaren Reaktionen, wenn man den Menschen beibringt, wie sie sich mit dem Jacobson-Training gezielt körperlich entspannen können. Wer körperlich entspannt ist, dem fällt es schwerer, gestresst zu sein oder Angst zu empfinden. Die Studie von Pasquarelli und Bull (1952), die wir eingangs erwähnt haben, weist ebenfalls auf so einen Zusammenhang hin. Eine bestimmte Körperhaltung ermöglicht die dazu «passende» Emotion und verunmöglicht die «unpassende» Emotion.

gestört wird, das Pro-Argumente begünstigt? Kann das bejahende Body-feedback dazu führen, dass man die Idee mit der Erhöhung der Studiengebühren auf einmal gar nicht mehr so weit hergeholt findet und anfängt, dem Argumentarium der Universitätsleitung zu folgen? «Niemals!», würde jeder, der selbst einmal studiert hat, mit Inbrunst ausrufen. Ich rate Ihnen jedoch zur Vorsicht. Das Experiment von Wells und Petty hätte Sie dazu gebracht, freiwillig einer saftigen Erhöhung der Studiengebühr zuzustimmen, nur, weil Sie zum falschen Zeitpunkt mit dem Kopf genickt haben.

Auch in diesem Experiment war wieder die List der Sozialpsychologie gefordert, denn die Versuchspersonen durften ja auf keinen Fall wissen, dass der Zusammenhang zwischen Kopfbewegung und der Fähigkeit, sich überzeugen zu lassen und die eigene Einstellung zu ändern, untersucht wurde. Darum erfand man eine cover-story, die darin bestand, dass die Versuchspersonen an einem Test über die Qualität von Kopfhörern teilnehmen würden. Die «offizielle» Aufgabe bestand darin, zu registrieren, ob Kopfbewegungen Verschlechterungen der Tonqualität hervorrufen und den Tragekomfort der Kopfhörer beeinträchtigen können – ein Versuch wie von der Stiftung Warentest, so glaubten die Versuchspersonen. Sie wurden durch ein Zufallsverfahren in drei Gruppen eingeteilt: Eine Kopfnicken-Gruppe (Gruppe 1), eine Kopfschüttel-Gruppe (Gruppe 2) und eine Kontrollgruppe, die keinerlei Kopfbewegungen ausführen würde (Gruppe 3). Mit folgendem Text wurden die Versuchspersonen der Gruppe 1 und der Gruppe 2 auf ihre Aufgabe vorbereitet:

> Konsumenten wollen Kopfhörer, die es ihnen erlauben, sich ohne Verminderung des Tragekomforts und der Tonqualität zu bewegen. Wir haben, um dies zu untersuchen, die Versuchspersonen schon Tanzbewegungen machen lassen oder sie auf und ab hüpfen lassen. Vermutlich ist die typischste Bewegung während des Tragens von Kopfhörern jedoch eine einfache vertikale (bzw. horizontale für Gruppe 2) Bewegung des Kopfes. Für den folgenden Versuch bewegen Sie deshalb bitte Ihren Kopf von oben nach unten (bzw. von links nach rechts für Gruppe 2), wie ich es vormache [Versuchsleiter demonstriert die Kopfbewegung]. Wenn die Radiosendung beginnt, beginnen Sie bitte mit Ihren Kopfbewegungen. Versuchen Sie, ungefähr einen Bewegungsvorgang pro Sekunde auszuführen. Als ein Bewegungsvorgang gilt eine Bewegung nach oben (bzw. links für Gruppe 2) oder eine Bewegung nach unten (bzw. rechts für Gruppe 2) (ebd., S. 223, Übers. M. S.).

Versuchspersonen der Gruppe 3 erhielten die Information, dass sie einer Kontrollgruppe zugeteilt seien, deren Beurteilung von Tragekomfort und Tonqualität der Kopfhörer als Vergleichsmaßstab für andere Versuchsbedingungen herangezogen werden würde. Allen Versuchpersonen sagte man, dass sie jetzt die Aufzeichnung einer Radiosendung hören würden. Nach dieser Ankündigung wurden die Kopfhörer aufgesetzt, Versuchspersonen der Gruppe 1 und der Gruppe 2 begannen mit den Kopfbewegungen und die Versuchsleitung verließ den Raum. Die Musiksendung, von der die Versuchspersonen glaubten, dass sie eine Aufzeichnung einer echten Radiosendung sei, war natürlich eine Simulation. Zu Beginn der «Übertragung» hörte man 60 Sekunden lang Musik, genauer gesagt handelte es sich um Blue Bayou von Linda Ronstadt. Dann folgte eine $1^1/_2$ Minuten dauernde Informationssendung zum Thema Studiengebühren an der Universität von Alberta, der Universität, an der alle Versuchspersonen von Wells und Petty als Studierende eingeschrieben waren. In diesem Beitrag wurde eine Erhöhung der Studiengebühren von 587 auf 750 Dollar gefordert – ein echter Angriff auf den schmalen Geldbeutel! Die «Radioaufzeichung» endete mit dem Song Hotel California von den Eagles, der 3 Minuten und 29 Sekunden dauerte. Die Versuchspersonen von Gruppe 1 und Gruppe 2 hatten zu diesem Zeitpunkt insgesamt 6 Minuten lang ihre jeweilige Kopfbewegung ausgeführt.

Nach der Radiosendung bekamen die Versuchspersonen zunächst einen Fragebogen, der nur dazu diente, die cover-story aufrechtzuerhalten. Sie füllten Stiftung-Warentest-Fragen zu ihrem Hörerlebnis und zum Tragekomfort der Kopfhörer aus. Danach erklärte der Versuchsleiter: «Möglicherweise hat die Beurteilung der Kopfhörer Ihre persönliche Meinung über die gehörte Musik oder Ihre Meinung zu dem Redebeitrag beeinflusst, darum würden wir Ihnen gerne noch ein paar Fragen zur Musik und zum Redebeitrag stellen.» Die Versuchspersonen erhielten einen zweiten Fragebogen. Hier war die Frage zu finden, um die es Wells und Petty eigentlich ging. Sie lautete: *«Welche Summe in Dollar halten Sie für eine angemessene Studiengebühr?»* Ein durchgezogene Linie markierte den Platz, wo die Versuchspersonen den Dollarbetrag eintragen sollten, den sie für angemessen hielten.

Was passiert nun mit einer Einstellung, wenn sie aktiviert wird, während das Body-feedback eine gegenteilige Information übermittelt? Als abhängige Variable hatten Wells und Petty ein knallhartes Maß gewählt: einen exakten Geldbetrag, der auf der durchgezogenen Linie aufzuschreiben war. Die Kontrollgruppe, die den Kopf ruhig gehalten hatte, schrieb, nachdem sie das ungeliebte Plädoyer für eine Erhöhung der Studiengebühren gehört hatte, im Schnitt 582,36 Dollar auf die Linie – nach ihrer Meinung sollte alles beim Alten bleiben. Die Versuchspersonen der Gruppe 2, welche dem ungeliebten Erhöhungsplädoyer kopfschüttelnd gelauscht hatten, standen unter dem Einfluss eines Body-feedback, das ihre ursprüngliche konträre Einstellung unterstützte und dadurch offenbar einen extremen Verstärkungseffekt auslöste, denn sie waren in ihrer Ablehnung des Erhöhungsplädoyers so rigoros, dass sie die aktuellen Studiengebühren von aktuellen 587 sogar auf geizige 467,77 Dollar *senken* wollten.

Und nun das Ergebnis der Gruppe 1, einer Gruppe, deren Gehirn durch die Versuchsanordnung dazu gebracht worden war, zwei widersprüchliche Informationen zu verarbeiten, einmal auf der Verstandesebene die Kontra-Information und einmal auf der Ebene des Body-feedback die Pro-Information. Obwohl allen Studierenden die Erhöhung der Studiengebühr intensivstens gegen den Strich geht, weil an der Uni alle von Natur aus unter chronischem Geldmangel leiden, obwohl also mit dem Thema, das Wells und Petty ausgesucht hatten, die Eigeninteressen der Studierenden massiv tangiert wurden, obwohl sie sich damit gewissermaßen den eigenen Lebensnerv freiwillig selbst abschnitten, brachte die simple Tatsache, dass die Versuchspersonen der Gruppe 1 während einer Zeitspanne von 6 Minuten mittels Kopfnicken im Sekundentakt ein bejahendes Body-feedback erzeugt hatten, diese Gruppe dazu, einen Betrag von 646,21 Dollar für angemessen zu halten!

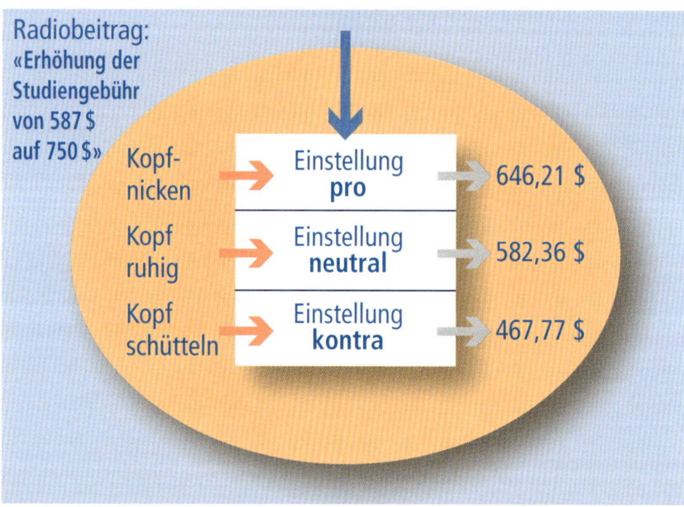

Experiment & Alltag

Wells und Petty empfehlen in der abschließenden Diskussion ihres Artikels, auf die Kopfbewegung des Gegenübers aufzupassen, wenn man eine positive Einstellung bezüglich einer Thematik erzeugen will. Sie haben diesbezüglich einen Tipp für das Werbefernsehen parat, und vermuten, dass es sich auf die Einstellung zu einem Produkt günstig auswirken würde, wenn der TV-Spot die Fernsehzuschauer dazu bringt, eine nickende Bewegung mit dem Kopf zu machen. Als Beispiel, wie man dies bewerkstelligen könnte, schlagen sie vor, einen Hüpfball beim Hüpfen zu filmen. Diese Idee wurde 20 Jahre später von Förster wieder aufgegriffen (2004). Die Bildschirmpräsentation, die ein Kopfnicken hervorrief, erhöhte die positive Bewertung eines sympathischen Produktes, während eine Bildschirmpräsentation, die ein Kopfschütteln erzeugte, ein unsympathisches Produkt noch unsympathischer erscheinen ließ.

2.2.4 Exkurs zum Thema Ausstrahlung

Die Experimente zu den Kopfbewegungen geben mir den Anlass, einen kleinen Exkurs einzuleiten. Außer der Macht des Körpers über die Einstellung seines Besitzers oder seiner Besitzerin ergeben sich aus den Experimenten zu den Kopfbewegungen Hinweise auf ein zweites Phänomen, das unsere Aufmerksamkeit verdient: die so genannte *valence-motor compatibility*. Damit meint man, dass psychische Verarbeitungsprozesse begünstigt werden, wenn die motorische Aktivität, die der Körper ausführt, der Valenz der Themen entspricht, mit denen man sich gerade befasst. Als Valenz bezeichnet man in der Psychologie die Wertigkeit einer Sache oder eines Stimulus und zwar auf der Dimension von «positiv» nach «negativ». Für die Studierenden in der Studie von Wells und Petty war das Thema «Erhöhung der Studiengebühren» negativ valenziert, das heißt, sie lehnten eine Erhöhung der Studiengebühren ab. Die Studie zeigte: Wer den Kopf schüttelt, wird in seiner ablehnenden Haltung zur Erhöhung der Studiengebühr verstärkt. Mit anderen Versuchsarrangements wurde dieses Prinzip auch nachgewiesen. Wer nickt, kann positive Wörter besser bearbeiten, als negative Wörter. Wer hingegen den Kopf schüttelt, schneidet bei den negativen Wörtern besser ab (Förster & Strack, 1996).

Ähnliche Phänomene sind in der psychologischen Literatur auch aus anderen Bereichen bekannt. Klaus Grawe (2004) hat sich unter dem Stichwort «Konsistenz» eingehend mit dieser Thematik befasst. Unter Konsistenz versteht man in der Psychologie nicht so etwas wie die Konsistenz von Hefeteig oder Kartoffelbrei, sondern das Ausmaß, in dem Inhalte des psychischen Systems zueinander passen. Wenn ich zu einer Party bei einem Menschen eingeladen bin, den ich gerne mag, dann befinden sich die Einladung und meine Bewertung der Vorstellung, mich auf dieser Party aufzuhalten, in einem konsistenten Verhältnis zueinander. Wenn ich zu einem Geschäftsessen eingeladen bin, vor dem ich mich nicht drücken kann, bei dem ich aber mit unangenehmen Zeitgenossen zu rechnen habe, dann muss ich zwei inkonsistente Strebungen in mir koordinieren. Den Wunsch, diese Situation zu vermeiden auf der einen Seite und den Zwang, hingehen zu müssen, auf der anderen Seite. Mit dieser Art von Koordinationsvorgängen bringen wir aus psychologischer Sicht ziemlich viel Lebenszeit zu.

Grawe bezeichnet die Konsistenzregulation sogar als «ein durchgängiges Funktionsprinzip höher entwickelter Nervensysteme» (ebd., S. 312). Die von ihm ausgearbeitete Konsistenztheorie hat als Kernannahme, dass unser psychisches System so beschaffen ist, dass es Konsistenz anstrebt und Inkonsistenz vermeidet. Man kann davon ausgehen, dass das psychische System über eine spezielle Inkonsistenz-Beobachtungsstation verfügt. Diese Beobachtungsstation lässt sich neurobiologisch lokalisieren und wird insbesondere durch Situationen aktiviert, die miteinander konkurrierende, konflikthafte Reaktionstendenzen auslösen. Aus psychologischer Sicht können verschiedenste Situationen zu Inkonsistenzalarm führen. Eine verlässliche Quelle für Inkonsistenzerleben sind zum Beispiel konkurrierende Ziele oder motivationale Konflikte. Für die Wahrnehmung auf der Ebene von einzelnen Worten haben Förster & Strack (1996) mit dem head-movement paradigm gezeigt, dass das (körperliche) Bejahen von etwas negativ Bewertetem unsere Informationsverarbeitungsprozesse offenbar dermaßen stört, dass die Leistungsfähigkeit dadurch messbar beeinträchtigt wird. Der Effekt einer solchen Inkonsistenz zeigt sich experimentell z. B. als eine verschlechterte Wiedererkennungsleistung bei Gedächtnisaufgaben oder als Verminderung der Reaktionsgeschwindigkeit in Wahrnehmungsexperimenten.

Es spielt für das psychische System keine Rolle, ob Inkonsistenzen bewusst werden oder ob sie unbewusst bleiben. Inkonsistenzen, die einem Menschen bewusst sind, wie etwa ein Ambivalenzkonflikt zwischen dem Wunsch, jemandem zu helfen und dem eigenen Bedürfnis nach Ruhe und Erholung, sind zwar für den, der in so einem Konflikt steckt, aktuell quälend. Die Tatsache, dass die scheinbar unvereinbaren Alternativen dem Menschen bewusst sind, ermöglichen es ihm jedoch, sich Gedanken über eine geeignete Lösungsstrategie zu machen und den unbefriedigenden Zustand der Inkonsistenz irgendwann zu beenden. Eine Inkonsistenz, die unbewusst wirkt, hat den entscheidenden Nachteil, dass sie die Leistungsfähigkeit des psychischen Systems lange und dauerhaft beeinträchtigen kann, wie ein schleichend wirksames Nervengift, ohne dass die Person, die unter dem Einfluss einer innerpsychischen Inkonsistenz steht, gezielt etwas dagegen unternehmen könnte.

Ein eindrucksvolles Forschungsergebnis hierzu stammt von Michael Robinson, Patrick Vargas und Emily Crawford (2003). Robinson, Vargas und Crawford unterscheiden zwischen bewussten und unbewussten Komponenten der Persönlichkeit. Sie konnten zeigen, dass Menschen, die sich auf der bewussten Ebene gleich einschätzen wie auf der unbewussten Ebene, ein besseres psychisches Wohlbefinden aufweisen als Menschen bei denen diese Übereinstimmung (Konsistenz) zwischen bewussten und unbewussten Persönlichkeitsanteilen nicht besteht. Eine Studie dieses Forschungsteams bezieht sich auf das Thema Selbstwert. Mittels verschiedener Messmethoden wurde der bewusste und der unbewusste Selbstwert der Versuchspersonen erhoben. Es gibt Menschen, bei denen sind die bewussten und die unbewussten Maße für den Selbstwert konsistent, und zwar im guten wie im negativen Sinn. Manche Menschen halten viel von sich sowohl bewusst als auch unbewusst (b+/u+). Manche Menschen halten wenig von sich sowohl bewusst als auch unbewusst (b–/u–). Dann gibt es Zeitgenossen, die so tun, als würden sie sich für den Hecht im Karpfenteich halten, die Diagnostik des Unbewussten enthüllt jedoch, dass sie sich unbewusst eher wie ein kleines Würstchen fühlen (b+/u–). Und dann gibt es noch eine ganz interessante Variante, das sind Menschen, die sich offiziell, in den Maßen für den bewussten Selbstwert, recht unbedeutend darstellen, die aber in den Maßen für den unbewussten Selbstwert richtig gut abschneiden (b–/u+).

Durch diese Art der Datenerhebung bekam das Forschungsteam vier verschiedene Gruppen von Versuchspersonen mit vier verschiedenen Kombinationen von bewusstem und unbewusstem Selbstwert. Im Anschluss an die Erhebung des Selbstwertes erfragte man verschiedene Aspekte des Glücks und des Wohlbefindens. In **Abbildung 2.4** sind die Ergebnisse dargestellt. Unter konsistenztheoretischen Gesichtspunkten ist besonders der Unterschied zwischen Gruppe (b–/u–) und Gruppe (b+/u–) interessant. Denn die Gruppe, die bewusst und unbewusst einen niedrigen Selbstwert hat, liegt von den Glücksmaßen zwar unter der Gruppe (b+/u+), liegt aber – weil sie innerpsychisch konsistent ist – glücksmäßig *über* der Gruppe (b+/u–). Dieses Ergebnis spricht auch eine deutliche Sprache, was die im Moment so beliebten Erfolgs- und Motivationstrainer betrifft, deren «Trainings» sich darin erschöpfen, ihren Teilnehmenden einzuhämmern «Denk positiv!» oder «Du bist excellent!». Treffen solche Affirmationen auf einen Menschen mit einem unbewusst niedrigen Selbstwert, kann dadurch eine Inkonsistenz hervorgerufen werden, die diesem Menschen letztendlich mehr schadet als nützt.

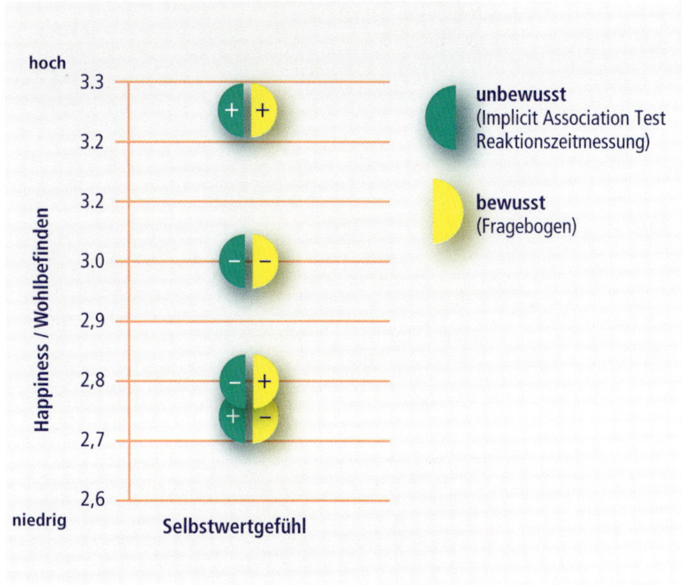

Abbildung 2.4: Selbstwerttypen (nach Robinson, Vargas & Crawford, 2003)

Experiment & Alltag

Wenn wir das Konsistenzprinzip auf die Körperthematik dieses Buches anwenden, lassen sich auch hier Folgerungen für den menschlichen Alltag ziehen. Der Körperausdruck und das, was das psychische System sonst noch beschäftigt, sollten idealerweise zueinander passen, so dass Inkonsistenzen vermieden werden. Dies ist für die persönliche Ausstrahlung und das öffentliche Auftreten besonders wichtig, deshalb wähle ich diesen Bereich hier als Beispiel. Bleiben wir der Einfachheit halber beim Thema Selbstwert, denn hier gibt es neben dem bewussten und dem unbewussten Selbstwert auch wesentliche körperliche Komponenten. Der Wunsch, selbstbewusst zu sein und dies auch auszustrahlen, ist ein Dauerbrenner, speziell in Trainings für Frauen. Viele von diesen Frauen beschäftigen sich auf der bewussten Ebene sehr intensiv mit diesem Thema, sie lesen Bücher, hören Vorträge, beherzigen die sieben Tipps und Tricks aus der Frauenzeitschrift. Solange jedoch der Körper der Welt kein lautes «Ja!» entgegenschmettert, sondern in einer ängstlichen Haltung des «Nein, lieber nicht …» verharrt, schaden sie sich selbst mit ihren bewussten Aktivitäten unter Umständen mehr, als sie sich nützen. Denn ihr psychisches System muss dann zwei inkonsistente Informationen verarbeiten – die sprachliche Information «Ich bin selbstbewusst» und das Bodyfeedback «Ich bin nichts wert»; damit riskieren sie, die Leistungsfähigkeit ihres psychisches Systems gefährlich einzuschränken.

Den Teufelskreis, in den man dann hineingeraten kann, sollte man sich deutlich vor Augen führen. Wegen der selbsterzeugten Inkonsistenz wird ein Mensch, dessen Körperausdruck nicht mit seinen bewussten Überzeugungen und Zielen übereinstimmt, ganz real fehleranfälliger, weil das psychische System sich dauernd mit dem verflixten internen Chaos herumschlagen muss. Das heißt, dass persönliche Misserfolge wie zum Beispiel Versprecher oder dumme versehentliche Ausrutscher gehäuft auftreten werden. Die Lernerfahrung, die aus diesen hausgemachten Pleiten, Pechs und Pannen resultiert, lässt die Welt noch bedrohlicher erscheinen, das Selbstbewusstsein wandert in den Keller, statt dass es wächst und gedeiht. Wenn man also selbstbewusst auftreten will und den Körper bei diesem Plan außer acht lässt, hat man, so das Prinzip der valence-motor compatibility, mit mehr Schwierigkeiten zu rechnen, als wenn man sich um die Selbstbewusstseinsthematik gar nie gekümmert hätte. Stimmt Ihr Embodiment überein mit der Ausstrahlung, die Sie gerne haben wollen? Im vierten Kapitel von Benita Cantieni ist eine Selbstversuchsreihe eingefügt, mit der Sie bei sich selbst ausprobieren können, welche Sprache Ihr typischer Körperausdruck spricht. Vielleicht fällt es Ihnen dann wie Schuppen von den Augen, warum bestimmte Ziele, die Sie sich bewusst setzen, einfach nie klappen wollen.

2.2.5 Handflächenexperimente

Eine andere Versuchsanordnung, die auch sehr interessante Effekte mit sich bringt, stammt von Cacioppo und seinem Team (1993). Im Rahmen dieses Paradigmas werden die Versuchspersonen in der einen Bedingung gebeten, ihre Handflächen auf die Tischplatte zu legen und leicht nach unten zu drücken, bis sie eine leichte Spannung in ihren Armen verspüren. Die Muskeln, die in dieser Haltung aktiviert werden, die Armstreckermuskeln, entsprechen der Armbewegung bei einem unangenehmen Stimulus, sie erzeugen eine abwehrende Geh-weg-Bewegung. In der anderen Versuchsbedingung werden die Versuchspersonen gebeten, ihre Handflächen unter die Tischplatte zu legen, so als ob sie die Tischplatte anheben wollten. Diesmal sollen sie die Handflächen leicht nach oben drücken, bis sie wiederum eine leichte Anspannung im gesamten Arm verspüren. Diese Armbewegung, die Aktivierung der Armbeugermuskeln, entspricht der Reaktion auf einen attraktiven Stimulus, eine empfangende Komm-her-Bewegung entsteht. Die Bewegung, welche die Reaktion auf einen unangenehmen Stimulus nachbildet, bringt eine negative Einstellung mit sich, die Bewegung, welche die Reaktion auf einen attraktiven Stimulus nachbildet, bringt eine positive Einstellung mit sich (Gerald Hüther erklärt im nächsten Kapitel die neurobiologischen Grundlagen dieser Kopplung). Durch die beiden Arten von Muskelkontraktion wird das Annäherungs- bzw. das Vermeidungssystem aktiviert, dies wiederum kann gewaltige Konsequenzen auf innerpsychische Vorgänge haben. Diese Versuchsanordnung, das so genannte *palm-paradigm*, hat eine Fülle von Experimenten nach sich gezogen. Man fand z. B., dass je nach Anordnung der Handflächen die Versuchspersonen Bilder unterschiedlich bewerteten (Cacioppo et al., 1993); genauso wie Stimuli in Form von Worten (Priester, Cacioppo & Petty, 1996; Neumann & Strack, 2000) oder von Namen (Förster & Strack, 1997).

2.2.5.1 Handflächen und Verhalten

Jens Förster (2003) von der Universität Würzburg arbeitete mit dem palm-paradigm und erweiterte die Fragestellung von einzelnen Stimuli auf eine komplette Verhaltenssequenz. Auch er benutzte eine cover-story, um herauszufinden, ob die unauffällige Aktivierung körperlicher Ausdrucksmuster von Annäherung bzw. Vermeidung das menschliche Verhalten beeinflussen kann, ohne dass die Betroffenen selbst etwas davon merken. Förster nahm sich ein Verhalten vor, das jeden interessiert, der schon einmal probiert hat, sein Gewicht in den Griff zu kriegen: die Nahrungsaufnahme. Können körperliche Ausdrucksmuster von Annäherung und Vermeidung die Nahrungsaufnahme beeinflussen? Um die Antwort vorwegzunehmen: Sie können. Bevor er dies nachzuweisen vermochte, musste jedoch auch Förster sich eines dieser trickreichen, faszinierenden sozialpsychologischen Experimente einfallen lassen, von denen wir schon einige kennen gelernt haben.

Das Experiment von Förster begann offenbar mit einer kleinen uni-internen Party. Um ein attraktives und köstliches Nahrungsmittel zu bestimmen, das man für des Experiment einsetzen konnte, testeten zehn Forschungsassistierende verschiedene Snacks. Die Testreihe bezog sich auf Chips, Popcorn, Kekse, Salzbrezeln und ähnliches. Diese Testsitzung war sicher ziemlich vergnüglich – ein weiteres Indiz für die Begabung der Sozialpsychologie, der Wissenschaft lustvolle Seiten abzugewinnen. Sieger der Testreihe war ein Biskuitkeks mit Orangenfüllung und Schokoladenüberzug. Anschließend wurden Versuchspersonen gesucht, angeblich für ein Experiment zur Bewertung von politischen TV-Sendungen. Die Versuchspersonen wurden nach einem Zufallsverfahren in Gruppen eingeteilt, sie wurden alle zwischen 13 Uhr und 15 Uhr nachmittags getestet, um sicherzustellen, dass niemand hungrig war.

Nach ihrer Ankunft setzte man die Versuchsperson an einen Tisch vor ein Fernsehgerät. Die offizielle Aufgabe bestand darin, eine 25-minütige politische Sendung anzuschauen und im Anschluss daran einen Bewertungsfragebogen zu dieser Sendung auszufüllen. Wie kann man nun die Versuchsperson dazu bringen, eine bestimmte Haltung der Arme einzunehmen, ohne dass die Versuchsperson dieser Haltung eine bestimmte Bedeutung beimisst, die das Experiment beeinflussen könnte? Förster tischte die Geschichte auf, man würde begleitend zur Sendung im Fernsehen die Muskelaktivität der Arme messen, um zu sehen, ob Präferenzen bezüglich der Sendung Auswirkungen auf die Muskelaktivität hätten. Versuchspersonen der Gruppe 1 mussten dazu ihre linke Hand mit der Handfläche nach oben unter die Tischplatte halten und leicht nach oben drücken (Armbeugebedingung, Komm-her-Bewegung), Versuchspersonen der Gruppe 2 drückten ihre linke Hand von oben auf die Tischplatte, mit der Handfläche nach unten (Armstreckungsbedingung, Geh-weg-Bewegung). Dann wurden die Versuchspersonen mit einem Gerät zur Aufzeichnung der Muskelbewegungen verkabelt. Man erlaubte den Versuchspersonen zwar, ihre Arme zu entspannen, wenn es nötig sei, bat sie aber darum, das Drücken so kontinuierlich wie möglich aufrechtzuerhalten.

Ein Schälchen mit 20 Exemplaren der köstlichen Biskuitkekse mit Orangenfüllung und Schokoladenüberzug wurde kommentarlos auf den Tisch gestellt, außerdem die leere Keksschachtel, so dass die Versuchspersonen den Markennamen der Kekse sehen konnten. Die Versuchsleitung schaltete das Fernsehgerät ein und verließ den Raum – die Versuchspersonen waren mit den Keksen und der politischen Sendung allein. Nach 25 Minuten erschien die Versuchsleitung wieder, entfernte die Kabel, *nahm das Schälchen mit den Keksen an sich* und gab den Versuchspersonen einen Fragebogen zur Bewertung der Politiksendung. Die Versuchspersonen wurden anschließend noch gefragt, welche Hypothesen sie über den Sinn und Zweck des Experimentes hätten, niemand kam auf die Idee, dass es in diesem Versuch um die Kekse und nicht um die Politiksendung ging. Das Ergebnis der Studie war signifikant: Die Versuchspersonen in der Armbeugebedingung, die eine «Komm-her»-Bewegung ausgeführt hatten, (Tischplatte von unten nach oben drücken) hatten im Schnitt 2,6 Kekse verspeist. Die Personen der Gruppe 2, die von oben auf die Tischplatte gedrückt hatten (Armstreckungsbedingung) und dadurch eine «Geh-weg»-Bewegung ausführten, nahmen im selben Zeitraum nur 0,9 Kekse zu sich.

Die «Komm-her»-Bewegung hat in diesem Experiment dazu geführt, dass innerhalb von 25 Minuten die dreifache Menge an Keksen verspeist wurde! In Försters Versuch war den Versuchspersonen nicht klar, dass ihre Armhaltung etwas mit Annäherung und Vermeidung zu tun hatte. Über den Zusammenhang von Body-feedback und Nahrungsaufnahme waren sie ebenfalls nicht informiert. Durch die Manipulation von Muskelkontraktion an den Armen wurden unbewusst verlaufende Selbstregulationsprozesse in Gang gesetzt, die sich auf Verhaltenssequenzen über einen Zeitraum von 25 Minuten ausgewirkt haben. Das Experiment von Förster zeigt uns, wie wichtig es ist, sich über die Konsequenzen der Körperhaltung im Klaren zu sein, und sorgfältig darauf zu achten, welche Körperhaltung in welcher Situation auf unser Verhalten wirken darf.

▼

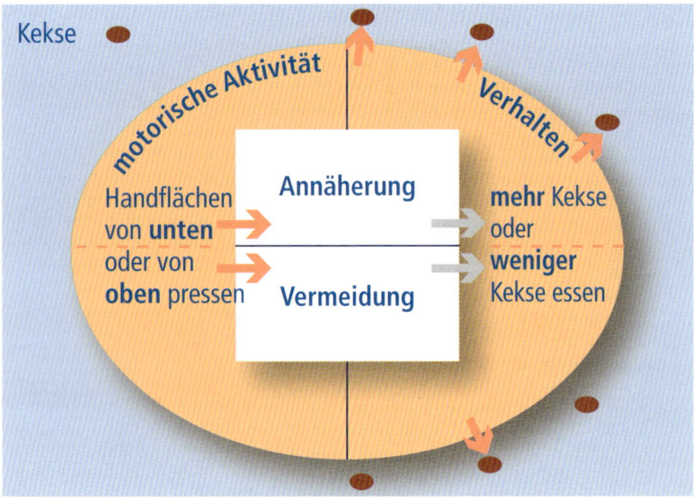

Experiment & Alltag

Was soll man nun jemandem raten, der gerne abnehmen will und alles darum geben würde, die Menge der über den Tag hinweg aufgenommenen Süßigkeiten um 66% zu reduzieren? Soll man raten, an der Cafeteria-Theke vor den Schokoladekeksen den linken Arm gegen die Scheibe zu pressen und dabei womöglich noch den Kopf zu schütteln, um eine vermeidende Einstellung zu erzeugen? Abgesehen davon, dass dieser Mensch vermutlich auf seine Umgebung recht merkwürdig wirken würde, und dass wir darum von einem derartigen Ratschlag lieber Abstand nehmen sollten, würde ich mich in diesem Fall nicht nur auf einen Effekt verlassen, der in einer Laborsituation beobachtet wurde. Laborsituationen sind speziell daraufhin angelegt, eine ganz bestimmte Variable aus der Vielfalt der Sinnesdaten, die ein menschliches Gehirn in einer natürlichen Umwelt verarbeitet, herauszudestillieren. Wir sollten uns an dieser Stelle unserer Überlegungen den Stellenwert und die Aussagekraft von psychologischen Labor-Experimenten grundsätzlich vergegenwärtigen. Experimente, wie die, die in diesem Kapitel vorgestellt werden, sind normalerweise nicht darauf angelegt, aus ihnen einfache 1:1 Empfehlungen für die Praxis abzuleiten. Die einzige Ausnahme in dieser Hinsicht stellt vermutlich Susana Bloch mit ihrer Schauspiel-Ausbildung dar.

Ein wissenschaftlich tätiger Mensch hat andere Kriterien, nach denen er seine Forschung ausrichtet. Eines davon ist, dass das, was er misst, möglichst präzise messbar sein muss. Darum müssen zum Beispiel alle Versuchspersonen dieselben Kekse bekommen, alle müssen gleich verkabelt werden, die Versuchsleitung muss sich immer gleich verhalten. In natürlichen Kontexten variieren die Verlockungen, die Körperhaltungen und auch die Menschen, mit denen wir in einer Verlockungssituation zusammen sind. Wir sind auch nicht immer in derselben Verfassung. Mal sind wir hungrig, mal sind wir satt. Mal müde, mal topfit. Mal frisch verliebt, mal vom Single-Dasein oder vom Eheleben völlig zermürbt. All dies hat Einfluss darauf, welche Macht ein Schälchen Schokoladenkekse über uns gewinnen kann.

Ein wissenschaftlich tätiger Mensch kann alle diese Variablen niemals in einem einzigen Laborexperiment berücksichtigen. Er kann nur eines tun: das natürliche Leben in kleine, präzise messbare Einheiten zerlegen. Darum wird das Annäherungs- und Vermeidungsverhalten eines Menschen in dem Keksexperiment von Förster auf die Muskeln des linken Armes reduziert. Aber dieser aus wissenschaftlichen Gründen mikroskopisch kleine, isolierte Miniaturausschnitt aus der gesamten körperlichen Ausdrucksfähigkeit eines Menschen, der sich annähern oder der etwas vermeiden will, entspricht nicht mal einem Nanogramm dessen, wozu Ihr Körper in einem natürlichen Setting in der Lage ist. Um diese Aussage für sich innerlich zu illustrieren, stellen Sie sich vielleicht am besten einmal vor, wie Sie auf dem Bahnsteig auf einen geliebten Menschen warten, den Sie vom Zug abholen wollen.

Wenn dieser geliebte Mensch sich dann auf sie zu bewegt und Ihr Körper diese Sache tun will, die man in der Wissenschaft als Annäherungsverhalten beschreibt, gibt Ihr Körper sich dann etwa damit zufrieden, Ihren linken Arm nach vorne zu bewegen? Nein. Ihr Körper macht Ihnen Herzklopfen, schon wenn nur der Zug einfährt. Vielleicht macht er auch Ihre Hände feucht, ganz gegen Ihren Willen. Ihr Körper schickt Ihnen ein Lächeln aufs Gesicht, er macht die Pupillen groß, er schüttet Glückshormone aus. Er macht Sie warm, er lässt Sie schwitzen, er zieht Sie magnetisch hin zur geliebten Person. Er beschleunigt Ihre Schritte, er zieht Sie nach vorne, er breitet beide Arme aus, er empfängt und er drückt und er küsst und er fühlt und er riecht und er atmet und noch vieles mehr. Das alles kann der Körper und das alles tut er auch. Jede Zelle ist Freude, jede Zelle will sich annähern. Und nicht nur die Muskeln Ihres linken Armes. Das hoffe ich zumindest für Sie (und für die Person, die Sie vom Bahnhof abholen).

Was kann man dann mit dem Keksexperiment von Förster in der Praxis anfangen? Das Keksexperiment ist – genauso wie die anderen Experimente in diesem Kapitel – für die Praxis deswegen nützlich, weil mit diesem Experiment wissenschaftlich nachgewiesen wurde, dass eine verhältnismäßig kleine körperliche Intervention in der Lage ist, komplette menschliche Verhaltenssequenzen zu beeinflussen. Solch ein Experiment gibt einer Körper-Forscherin wie Benita Cantieni und allen anderen Profis, die auf diesem Gebiet tätig sind, die wissenschaftliche Basis für ihre Arbeit. Mit diesem kleinen Ergebnis von der Differenz zwischen 0,9 und 2,6 Keksen, verspeist innerhalb von 25 Minuten, haben alle KörperarbeiterInnen dieser Welt einen wissenschaftlichen Baustein, um das, was sie an Methoden entwickeln und einsetzen, wissenschaftlich solide abzusichern. Dazu gehören dann aber noch ziemlich viele Arbeitsschritte, das werden Sie im vierten Kapitel sehen.

2.2.5.2 Handflächen und Denkstile

Zusätzlich zu den beschriebenen Einflüssen auf die Menge der Kekse, die man zu sich nimmt, kann die Haltung der Handflächen über die Muskulatur der Arme auch noch Einfluss auf Ihren Denkstil nehmen. Die Untersuchungen, die den Zusammenhang zwischen Body-feedback und Denkstilen erforschen, basieren ursprünglich auf der *cognitive tuning* Theorie von Schwarz (1990). Diese Theorie besagt, dass affektive Zustände dazu dienen, den Menschen über die aktuellen Umweltgegebenheiten zu informieren, und dass seine kognitiven Prozesse auf die affektive Bewertung der momentanen Situation abgestimmt werden. Die Denkstile, über die ein Mensch aktuell verfügt, so diese Theorie, stehen in enger Verbindung zu der Umwelt, in der dieser Mensch sich gerade befindet. Diese starke Verbindung von Umwelt und Denkprozessen hat aus einer evolutionsbiologischen Perspektive den Sinn, für jede Situation das optimale Wissen und den besten Informationsverarbeitungsstil bereitzustellen. Die affektive Bewertung der Situation, die diesem Bereitstellungsprozess vorausgeht, findet innerhalb von 200 Millisekunden statt. Sie unterteilt die vorgefundene Umwelt nach einem einfachen Prinzip – über so genannte somatische Marker – in günstige Umwelten und ungünstige Umwelten, (Damasio, 2001; Storch 2002). Positiver Affekt enthält die Information, dass die aktuelle Umweltlage als günstig bewertet wird, negativer Affekt deutet auf diesbezügliche Probleme hin. Im Rahmen der cognitive tuning Theorie nun wird genauer geklärt, welche Auswirkungen die affektive Bewertung auf den Denkstil haben kann.

Unsere Denkprozesse stellen sich auf die affektive Situationsbewertung ein und passen sich den situativen Anforderungen an. Welcher Denkstil ist der beste, wenn die Umgebung als problematisch bewertet wird? Sicher ein Denkstil, der aufmerksam alle Einzelheiten beachtet, sämtliche möglichen kausalen Verbindungen sorgfältig in Erwägung zieht, Wenn und Aber ausführlich abwägt und nicht einer, der sich auf alte Gewohnheiten und Routinen verlässt und großzügig Pi mal Daumen die ungefähre Richtung vorgibt. Der Denkstil, der angemessen ist, um auf Gefahren adäquat zu reagieren, konzentriert sich völlig auf das zu lösende Problem, hierdurch wird der Aufmerksamkeitsfocus eingeengt. Das Risikoverhalten wird ebenfalls auf ein Minimum heruntergefahren, die Nummer Sicher hat eindeutig den Vorzug. Wenn eine Situation als problematisch bewertet wird, und negativer Affekt bestimmend wird, stellt sich ein systematischer, bottom-up Denkstil ein, der großen Wert auf Details und Präzision legt und auf der Grundlage von vielen Einzelergebnissen (bottom) dann einen großen Zusammenhang generiert (up).

Wenn eine Situation als günstig beurteilt wird, was durch positiven Affekt angezeigt wird, begünstigt dies einen top-down Denkstil, der eher die großen Zusammenhänge in einer Art Weitwinkelsicht bearbeitet, sich mit Gesamtgestalten und allgemeiner Mustererkennung befasst (top) und sich nur, wenn die Situation es erfordert, von diesen höheren Verarbeitungsstufen löst und auf niedrigeren Verarbeitungsstufen die erforderlichen Einzelheiten ableitet oder ergänzt (down). Wenn wir eine Situation antreffen, in der alle Zeichen günstig für uns stehen, ist es nicht nötig, sich in allzu detaillierten Erwägungen zu verlieren. Man kann auch mal ein Wagnis eingehen, man kann sich den Luxus leisten, Visionen zu erfinden. Bestehende Wissensstrukturen können angezapft werden, um mit einem Minimum an Aufwand Strategien zu planen. Auf der breiten Informations-Basis des Erfahrungswissens können dann auch neue Lösungen entwickelt werden, und weil die allgemeine Situation nicht bedrohlich wirkt, kann man jetzt eher ein Risiko eingehen und ungewöhnliche Varianten auch gleich mal ausprobieren. Im Vergleich zu negativen oder neutralen Gefühlen erleichtern positive Gefühle die kreative Problemlösung. Dieser Verarbeitungsmodus ist solange angebracht, bis neue Ziele andere Anforderungen stellen und eventuell ein Umschalten erfordern. Schwarz (2002) erläutert die beiden Denkstile am Beispiel des Autofahrens. Wenn man routinemäßig nach Stuttgart fahren will, muss man sich in der Regel nicht mit allen Details der einzelnen Rasthöfe befassen, es genügt, wenn man die großen Autobahnabzweigungen im Kopf hat. Wenn man jedoch als frischgebackenes Elternteil mit einem kleinen Kind unterwegs ist, wird eine andere Strategie benötigt. Auf einmal wird die ADAC-Liste studiert und nachgeschaut, welche Rastplätze als kinderfreundlich eingestuft werden und wo es Wickeltische gibt.

Die Annahmen, die hinter der cognitive tuning Theorie stehen, wurden auch im Hinblick auf Body-feedback untersucht (Überblicksarbeiten hierzu finden sich bei Bless, 1997 oder bei Schwarz & Clore, 2003). Genauso, wie Affekte als Informationen herangezogen werden können, so die Überlegung, könnten doch auch Rückmeldungen aus der Körperhaltung als Information über die aktuelle Situation dienen (Friedmann & Förster, 2002). Rückmeldungen aus einer aktuellen Körperverfassung, die auf eine unproblematische Umgebung hinweist, sollten mehr Kreativität ermöglichen, als Rückmeldungen aus einer Körperverfassung, die normalerweise zusammen mit einer problematischen Umgebung auftritt. Ronald Friedman und Jens Förster benutzten für ihre Untersuchung über den Zusammenhang von Body-feedback und Kreativität das palm-paradigm, das Sie schon kennen gelernt haben. Den Versuchspersonen wurde also folgende cover-story serviert:

> Heute werden Sie an einer Studie über die Rolle der rechten und der linken Gehirnhälfte bei Problemlöseprozessen teilnehmen. Wir untersuchen hierbei speziell die Beziehung zwischen linker und rechter Gehirnaktivität und der Fähigkeit, bestimmte Problemtypen zu lösen (ebd., S. 43, Übers. M.S.).

Allen Versuchspersonen wurde erzählt, dass sie durch ein Zufallsverfahren der Versuchsbedingung «linkshemisphärische Aktivierung» zugewiesen worden waren und dass die Standardversion der linkshemisphärischen Aktivierung darin bestünde, den rechten Arm in eine ganz bestimmte Position zu bringen. In dem Experiment von Friedman und Förster glaubte übrigens sogar die Versuchsleitung selbst an diese cover-story, so dass dieses Experiment wirklich völlig wasserdicht gegenüber irgendwelchen unerwünschten Interpretationen der Körperposition gemacht worden war. Anschließend wurden den Versuchspersonen nach einem Zufallsprinzip entweder die Armbeuge-Position (Annäherung, positive Umwelt = Gruppe 1) oder die Armstrecker-Position (Vermeidung, problematische Umwelt = Gruppe 2) gezeigt und deren korrekte Ausführung geübt. Die Aufgabe für die Versuchspersonen folgte nun in Form eines klassischen Kreativitätstests, der üblicherweise darin besteht, für einen Gegenstand so viel Verwendungsmöglichkeiten wie möglich, zu erfinden. Friedman und Förster fragten in ihrem Experiment nach Verwendungsmöglichkeiten für ein Bauklötzchen. Die zu erfindenden Verwendungsmöglichkeiten sollten neu und ungewöhnlich sein, sollten aber auch zumindest im Prinzip realisierbar sein. Die Versuchspersonen sprachen ihre Erfindungen in ein Mikrofon auf Band, damit sie ihren rechten Arm nicht zum Schreiben benutzen mussten, sondern die Armbeugung bzw. Armstreckung während der Phase der kreativen Produktion ungehindert ausführen konnten. Die Phase der kreativen Produktion dauerte 1 Minute, dann wurden die Versuchspersonen unterbrochen und durften ihren rechten Arm wieder in eine normale Position bringen.

Alle Versuchspersonen zusammen erfanden insgesamt 117 Verwendungsmöglichkeiten für ein Bauklötzchen. 12 Mitglieder der psychologischen Fakultät der Universität Würzburg werteten daraufhin diese 117 Erfindungen unabhängig voneinander aus. Hierzu benutzte man eine Skala von 1 (völlig unkreativ) bis 9 (sehr kreativ). Als Beispiel für eine 9er Wertung zitieren Friedman und Förster die Erfindung «Das Bauklötzchen als Rutschbahn für meinen Hamster benutzen». 1 Punkt bekam die Antwort «Damit werfen». Auf der Basis dieser Auswertungen wurde dann für jede Versuchsperson ein individueller Kreativitätsscore errechnet, indem man die Bewertungen für die von dieser Versuchsperson erfundenen Varianten aufsummierte und durch die Anzahl der von dieser Versuchsperson erfundenen Varianten dividierte. Die Versuchspersonen der Gruppe 1 (Armbeuge-Position, Annäherung, positive Umwelt) hatten im Durchschnitt einen Kreativitätsscore von 5,10, die Versuchspersonen der Gruppe 2 (Armstrecker-Position, Vermeidung, problematische Umwelt) hatten im Durchschnitt nur 4,41 Kreativitätspunkte vorzuweisen.

Experiment & Alltag

Auch im Anschluss an die Darstellung des Experimentes über den Kreativitätsscore muss ich wieder davor warnen, zu glauben, man könne jetzt ein Team in die höchsten Höhen der Kreativität katapultieren, wenn man die Teammitglieder auffordert, ihre Hände von unten an die Tischplatte zu pressen. Ich vermute stark, dass der erzielte Effekt ziemlich enttäuschend sein würde. In der Tat zeigt uns dieses Experiment aber, dass der Körper einen wesentlichen Beitrag dazu leistet, wie unser Gehirn arbeiten kann. Es gibt zahlreiche wissenschaftliche Untersuchungen darüber, dass positive Emotionen die Kreativität fördern (Frederickson, 2001). Und weil Sie ja inzwischen auf dem besten Wege sind, zu veritablen Expertinnen und Experten für die Körperthematik zu werden, ist Ihnen auch schon längst klar, dass wir durch ein geschickt gewähltes Embodiment unsere Emotionen beeinflussen können. Darum ist es selbstverständlich außerordentlich wichtig, in besagter Teamsitzung darauf zu achten, wie alle sich fühlen und was das Embodiment der Einzelnen zu einer guten Stimmungslage beitragen kann. Wenn im Team selbst jedoch eine feindselig-rivalisierende Grabesstimmung herrscht, dann können alle mit den Handflächen nach oben pressen, so viel sie wollen, alleine durch diese Intervention werden die Teamkonflikte nicht ausgeräumt. Wenn die Arbeitsmöbel alle Anwesenden in eine ergonomisch ungünstige Haltung zwingen, können die Handflächen alleine auch nicht viel ausrichten. Wenn der Raum insgesamt die Atmosphäre vom Raumschiff Enterprise kurz vor der Verschrottung verbreitet, hat unser Körper seine liebe Mühe, die Stimmungslage auf Trab zu bringen. Was Sie aber lernen können: Seien Sie sich bewusst, dass es auf Ihre geistige Leistungsfähigkeit einen gewaltigen Einfluss hat, welchen Spiel-Raum Sie Ihrem Körper zugestehen. Und wenn Sie das nächste Mal schon einen halben Tag über einer Aufgabe brüten und nicht weiterkommen, checken Sie mal den Embodiment-Faktor Ihrer Arbeitsumgebung. Es gibt auch zahlreiche Übungen aus Yoga, Tai-Chi oder Qi-Gong, mit denen man den ganzen Körper in die Komm-her-Haltung versetzen kann, die als Mini-Bewegung in den Laborexperimenten eingesetzt wird. Entwickeln Sie aus der wissenschaftlichen Mini-Bewegung Ihre eigene, hausgemachte Maximal-Variante. Das hilft dann sicherlich, das kann ich Ihnen versprechen.

2.3 Embodiment und Selbstmanagement

Nach all diesen Beispielen sollte klar herausgearbeitet sein, welche Macht der Körper entfalten kann. Und vermutlich ist an dieser Stelle auch bereits die Frage aufgetaucht, die sich folgerichtig aus den dargestellten Experimenten ergibt: Wie kann ich mit dem Machtzentrum Körper richtig umgehen? Ist dieses Machtzentrum überhaupt von mir steuerbar oder führt es meistens ein Eigenleben? Über die biologischen Verknüpfungen zwischen Gehirn, Verstand und Körpergeschehen wird Gerald Hüther im nächsten Kapitel ausführlich referieren. Aus psychologischer Sicht gibt es eine Fülle von Methoden und Techniken, die sich damit befassen, wie man das Potenzial des Körpers nutzen kann, um die Psyche zu heilen. In diesem Buch wollen wir keinen Überblick über den aktuellen Stand der körperorientierten Psychotherapieverfahren geben, denn dies ist an anderer Stelle mehrfach, ausführlich und sorgfältig bereits geschehen (z. B. Sulz, Schrenker & Schricker, 2005; Röhricht, 2000; Guimon, 1997).

An dieser Stelle soll jetzt vielmehr ein Überblick erfolgen, wie der Körper im ganz normalen alltäglichen Selbstmanagement schlau und klug genutzt werden kann, um sich das Leben angenehmer zu machen. Mit dem Begriff Selbstmanagement bezeichnet man in der Psychologie die Fähigkeit eines jeden Menschen, seine Handlungen, seine Gefühle, sein

Denken und seine Reaktionen auf die Umwelt so zu koordinieren, dass er sich zielgerichtet und befriedigend durch seinen Alltag bewegen kann. Um dies zu erreichen, gibt es viele verschiedene Methoden, die auf unterschiedlichen Ebenen des Selbstmanagements ansetzen. Eine systematisch aufgebaute Trainingsmethode hierfür haben wir an der Universität Zürich entwickelt, das Zürcher Ressourcen Modell ZRM (Storch & Krause, 2022). Diese Methode basiert auf einer ganz bestimmten Reihenfolge der Arbeitsschritte, beginnend bei der genauen Bestimmung dessen, was man eigentlich erreichen will. Hat man festgelegt, was zu tun ist, dann gibt es verschiedene Möglichkeiten, wie man die Umsetzung des Planes am besten in die Wege leitet. Wie wir anhand der zahlreichen Beispiele aus den wissenschaftlichen Experimenten gesehen haben, ist ein ganz wesentliches Element für die Umsetzung von Plänen der Faktor Embodiment. Mein Plan muss nicht nur auf der intellektuellen Ebene logisch schlüssig sein, er muss auch verkörpert werden. Wenn ich bei meiner Strategie vergesse, den Körper mit einzubeziehen, dann kann es sein, dass die Body-feedback Prozesse, die ablaufen, meine psychische Verfassung in einer Art und Weise verändern, die quer zu meiner Handlungsabsicht liegt.

Body-feedback kann meine Einstellung beeinflussen, mein Urteilsvermögen bis hin zu ganzen Verhaltenssequenzen, das haben wir mehrfach gesehen. Ohne ein adäquates Embodiment riskiere ich das Misslingen meiner Handlungsabsicht. Der Einsatz körperlicher Elemente in Rahmen eines gelingenden Selbstmanagements ist also – das ist die Botschaft, die wir in diesem Buch vermitteln wollen – kein Luxus aus der Wellness-Ecke. Zu jeder intellektuell entwickelten Strategie gehört das entsprechende Embodiment, wenn sie erfolgreich sein soll. Der Mensch, der Selbstmanagement-Strategien ausschließlich über das Denken umsetzen will und den Körper dabei vergisst, riskiert sein persönliches Scheitern. In Zürich führen wir seit mittlerweile über 10 Jahren Trainings durch, die den Faktor Embodiment als festen Bestandteil der Interventionskette enthalten. Aus dieser Erfahrung lässt sich gut zusammenstellen, für welche strategischen Absichten Embodiment besonders dringend benötigt wird.

2.3.1 Eine unerwünschte psychische Verfassung mit Embodiment loswerden

Ich war 28 Jahre alt und hatte einen Termin für meine Lehranalyse. Mein Weg dorthin führte durch ein Altstadtquartier, dessen Straßenbreite es zwar zuließ, dass zwei Autos aneinander vorbeifahren konnten; da jedoch eine Spur meist von den Anwohnenden zugeparkt war, hatte man es in diesem Viertel der Stadt de facto mit einspurigen Straßen zu tun. Ich bog um eine Ecke und sah mich folgender Situation gegenüber: Von vorne näherte sich ein Müllauto mit drei Mann Besatzung, ein Fahrer, zwei Männer bei den Tonnen. Die Spur auf meiner Seite war frei, die Spur, auf der mir das Müllauto entgegenkam (also von meiner Seite aus die linke Spur) war zugeparkt. Die Straße war durch diese Situation auf circa 100 Metern nur einspurig befahrbar. Nach allen Regeln des Verkehrsrechts war es nun das Müllauto, das warten musste, bis ich den einspurigen Schlauch durchfahren hatte, denn es war die Fahrspur des Müllautos, die zugeparkt war, meine Fahrspur war frei. Ich gab Gas und schickte mich an, den Schlauch zu durchfahren. Das Müllauto tat dasselbe.

In der Mitte des einspurigen Schlauches trafen wir aufeinander. Hier stand ich, eine junge Frau in einem kleinen blauen Honda, dessen Motorhaube ihre Wohngemeinschaft mit selbst klebenden Prilblumen verziert hatte. Dort stand das Müllauto mit drei Männern, die mich neugierig von ihrem voluminösen Gefährt herunter betrachteten. Eine klare und deutlich wahrnehmbare Emotion stieg in mir auf: Ärger. Mein Kopf wurde heiß, der Puls erhöhte sich. Ich machte eine Handbewegung, die andeuten sollte, dass das Müllauto zurücksetzen solle. Die drei Männer amüsierten sich köstlich. Die Intensität meiner Ärgeremotion steigerte sich. Ich war im Recht! Dass mir gleichzeitig die Hoffnungslosigkeit meiner Lage als weiblicher David gegen drei Goliaths völlig bewusst war, änderte nichts an dieser Emotion, die sich mit jedem Atemzug steigerte. Ich schaltete den Motor aus und verschränkte die Arme vor meiner Brust, um meinen Gegnern anzuzeigen, dass ich viel Zeit hatte (was nicht stimmte, denn ich hatte meinen Analysetermin) und dass ich bereit war, solange zu warten, bis der Weg frei war. Als Reaktion auf meinen Schachzug wurden im Müllauto die Frühstückspakete ausgepackt und die Thermoskannen aufgeschraubt.

Bei dem dampfende Bündel Wut, dass sich zu diesem Zeitpunkt im kleinen Honda aufhielt, war nur noch wenig von der Fähigkeit zur Rationalität und vom Verstand geleitetem Handeln übrig. Mit dem verbleibenden Rest Verstandeskraft konnte ich hinter mir, am Beginn des einspurigen Schlauchs mehrere Autofahrer erkennen, die darauf warteten, dass die Straße frei würde. Für alle war klar, dass es das kleinere Auto sein müsse, dass den Weg nach rückwärts anzutreten hätte. Wie die Situation sich aufgebaut hatte und wer exakt im Recht war, interessierte niemanden, man wollte einfach weiterfahren. Die ersten begannen, zu hupen und mir Zeichen zu geben. Das Müllauto feixte breit und zufrieden. Ich legte den Rückwärtsgang ein.

«Zum Glück habe ich jetzt Analyse», dachte ich. «Gute Gelegenheit, um alles zu besprechen.» Von der Technik des Be-Sprechens erwartete ich mir – im Nachhinein betrachtet – vor allem, die unerwünschte Emotion loszuwerden. Mit so einer massiven Wut im Bauch, den Eingeweiden und im Hals, wie ich sie aus diesem Erlebnis mitnahm, fühlt man sich nicht besonders gut, und ich wollte diese unangenehmen körperlichen Begleiterscheinungen der vergangenen Episode einfach loswerden. Im Gegensatz zu vielen anderen Sitzungen, in denen die Technik des Be-Sprechens und des Analysierens mir äußerst hilfreich war, hat mir in diesem Fall die Analysestunde nichts geholfen. Die Wut hatte sich zwar eine Stunde später ein wenig gelegt, aber das war mehr dem allgemeinen Zeitfaktor als einer spezifischen, psychotherapeutischen Interventionstechnik zuzuschreiben. Wesentliche Erkenntnisse, die den Lauf meiner Lehranalyse entscheidend vorangebracht hätten, gab dieses Erlebnis auch nicht her. «Dumm gelaufen ...» war eigentlich alles, was sich dazu sagen ließ. Ein beliebiger Zufall in einer beliebigen Straße mit mir unbekannten Menschen hatte wegen einer völlig nichtigen Angelegenheit eine starke negative Emotion ausgelöst, die mein Wohlbefinden nachhaltig beeinträchtigt hatte.

Mit der Begrifflichkeit des Wissensstandes, der mir heute zur Verfügung steht, würde ich die Kompetenz, die ich damals gebraucht hätte, Emotionsregulation nennen. Und mit dem Wissensstand, den ich heute habe, lässt sich auch erklären, weshalb die Technik des Be-Sprechens als alleinige Intervention bei einer solch starken negativen Emotion nicht ausreicht, um sie zum Verschwinden zu bringen oder sie zumindest deutlich abzudämpfen. Da ich aus einer Familie von CholerikerInnen stamme und von daher für schnell und intensiv sich entwickelnde negative Gefühle eine gewisse genetische Prädisposition mitbringe, hat mich dieses Thema noch lange beschäftigt. Eine wesentliche Einsicht aus meinen Studien war: Emotionsregulation braucht den Körper. «Der Körper ist die Bühne der Gefühle» sagt der Hirnforscher Antonio Damasio. Wer mit seinen Gefühlen arbeiten will, muss lernen, wie er mit dem Körper arbeitet. Die Wut sitzt im Bauch, in den Eingeweiden, im Hals – im Körper also – und da muss sie wieder raus. Nach-Denken und Be-Sprechen alleine genügen keinesfalls, um dies zu erreichen.

Heute würde ich mit meiner Wut anders umgehen. Ich würde, um sie loszuwerden, ein Embodiment wählen, das dem Embodiment der Wut entgegengesetzt ist. Denn – Sie erinnern sich – wenn ein Gefühl nicht die passende Verkörperung erfährt, kann es nicht aufrechterhalten werden. Ich würde damit beginnen, das Embodiment zu erzeugen, das zu einer Stimmung der gelassenen Heiterkeit passt. Wie das entsprechende Ausdrucksmuster genau aussieht, ist individuell verschieden, auch wenn sich bei den meisten Menschen gemeinsame Muster finden lassen. Bei mir wäre hierbei zunächst einmal wichtig, den Brustkorb gaaaaanz weit werden zu lassen und den aufgeregten Atem in regelmäßige tiefe Atemzüge zu überführen. Der Kopf müsste sich leicht heben und der Blick müsste ein schweifender Weitwinkelblick werden. Die Arme müssten sich ausstrecken, der Körper müsste beweglich werden, ein bisschen wie beim Salsa-Tanzen, und die Beine würden sich strecken wollen, so, wie man das nach einer Jogging-Runde normalerweise tut. Durch solche Maßnahmen würde mein Körper nach und nach die Wut entlassen können.

Wohlgemerkt! Gefühle und Stimmungen sind wichtige Signalgeber. Ein Gefühl loswerden ist nicht gleich bedeutend mit «ein Gefühl nicht wahrhaben wollen» oder «ein Gefühl unterdrücken». Wenn Sie ein starkes negatives Gefühl verspüren, sollten Sie diese Tatsache auf jeden Fall sorgfältig registrieren und gründlichst versuchen, dahinter zu kommen, was die Ursachen dafür sind. Dies tut man, um strategisch und gezielt nach guten Lösungen suchen zu können, die Abhilfe schaffen. Sobald Sie ein negatives Gefühl jedoch bemerkt haben, besteht in den meisten Fällen kein Grund mehr, diese unangenehme Verfassung länger aufrechtzuerhalten. Es steht Ihnen frei, mit tatkräftiger Hilfe Ihres Körpers aus dem unerwünschten Gefühl herauszutreten. Es sind übrigens keineswegs nur Gefühle wie Ärger, Enttäuschung, Minderwertigkeit oder Trauer, aus denen Menschen nach einer gewissen Zeit gerne heraustreten wollen. In meiner Arbeit mit einer Schweizer Rückversicherungsgesellschaft erfuhr ich, dass dem Team sehr daran gelegen war, aus dem Gefühl «Begeisterung» gezielt heraustreten zu können. Denn Versicherungsprofis, die von einem Geschäft zu sehr euphorisiert sind, begeben sich in die Gefahr, ein Risiko zu übersehen. Und die Fähigkeit, gezielt in ein Embodiment von «kritischer Zurückhaltung» eintreten zu können, und dadurch auf den kritischen, problemorientierten bottom-up Denkstil umzuschalten, den ich in Kapitel 2.5. beschrieben habe, kann im Versicherungsgeschäft die Basis eines guten Abschlusses sein.

2.3.2 Eine erwünschte psychische Verfassung mit Embodiment erzeugen

In einem Training, Coaching oder in einer Psychotherapie sollte dieser Arbeitsschritt fester Bestandteil jeglicher Handlungsplanung sein. Völlig egal, ob ein eher schüchterner Mensch im Sinn hat, selbstbewusst seine Meinung zu vertreten oder ob ein dominantes Alphatierchen sich vornimmt, in der nächsten Teamsitzung Zurückhaltung zu üben, damit die anderen auch einmal zu Wort kommen – ohne Embodiment wird die Handlungsumsetzung entweder gar nicht zum Klappen kommen oder sie wird zumindest extrem erschwert. Eine Frau, die eine Beziehung möchte, entwickelt sich ein Embodiment für den Besuch einer Tanzveranstaltung. Das Ziel, das sie verkörpern will, heißt: «Ich öffne mich der Männerwelt.» Ein Student entwickelt sich ein Embodiment für die Prüfung. Sein Ziel ist es, voll Vertrauen in sich selbst seinen Wissensschatz glänzen zu lassen. Eine Managerin möchte trotz massivem work-load – einem neumodischen Wort für so viel Arbeit, dass eigentlich kein Mensch mehr damit hinterherkommt – die Ruhe bewahren. Der Leiter einer Schmerzambulanz möchte freundlich und zugewandt bleiben, auch wenn im Wartezimmer die PatientInnen Schlange stehen. Was auch immer ein Mensch gerne tun möchte, im psychologischen Bereich ist ohne das entsprechende Embodiment eine nachhaltige Erfolgsaussicht gering.

Embodiment in unserem Sinn hat übrigens nichts mit den Körpersprache-Techniken zu tun, die mancherorts gelehrt werden. Wenn man den Menschen in einer Art to-do Liste antrainiert, wie sie zu lächeln haben, dass sie die Arme nicht vor der Brust verschränken dürfen, oder dass sie mit der Faust energisch auf das Rednerpult schlagen müssen, um entschlossen zu wirken, erreicht man in den allermeisten Fällen das Gegenteil von dem, was man beabsichtigt hat. Der Mensch wirkt unecht, die Körpersprache automatenhaft. Denken Sie zum Beispiel an das Lächeln vieler Rezeptionsangestellter im Hotel. «Guten Tag, mein Name ist Markenheim, was kann ich für Sie tun?» Das Lächeln, das dieser Frage folgt, wirkt auf mich oft so, dass ich mich noch heimatloser und einsamer fühle, als ich es ohnehin in einer fremden Stadt schon bin. Dies liegt daran, dass das Lächeln keine Verkörperung einer selbst erzeugten gefühlsbasierten Einstellung ist, sondern lediglich muskulär aufgesetzt. Diese Art der Unterweisung resultiert, wenn man Laborexperimente eins zu eins in die Praxis überträgt – sie funktioniert nicht.

Wenn man Embodiment-Technik für das persönliche Selbstmanagement nutzen will, ist es unerlässlich, dass man sich als ersten Schritt genau überlegt, was man eigentlich gerne erreichen will und dann als zweiten Schritt die ganz persönliche, hochindividuelle Form dafür entwickelt, wie der eigene Körper diese Art der Handlung wohl umsetzen kann. Dieser Schritt ist manchmal blitzschnell geschehen, manchmal braucht es viel Zeit. Dies hängt davon ab, wie neu das zu erlernende Handlungsmuster für den jeweiligen Menschen ist. Je neuer, desto unbekannter das Terrain, auf das man sich begibt, das ist die Faustregel. Darum wird das dominante Alphatierchen viel länger an einem Embodiment der heiteren Zurückhaltung basteln müssen, als dies ein introvertierter Mensch müsste, der schon immer lieber mal erst abgewartet hat, was die anderen sagen. Für Introvertierte ist es hingegen oft Schwerstarbeit, ein Embodiment hinzukriegen für das Ziel: «Ich sage offen, was ich denke.»

Damit ein Embodiment seine Wirkung als Methode des Selbstmanagements entfalten kann, ist es unerlässlich, dass der Mensch die Verfassung, die er gerne haben möchte, präzise definiert und sich zu diesem Vorhaben dann das entsprechende Embodiment selbst erarbeitet. In der Sprache der Hirnforschung gehören die Handlungsabsicht, die dazugehörigen Gefühlslagen und Denkstile sowie der passende Körperausdruck zu ein und demselben neuronalen Netzwerk – Gerald Hüther wird dies im dritten Kapitel darstellen. Solch ein neuronales Netzwerk muss für ein Embodiment, das bisher nicht zum eigenen Handlungsrepertoire gehörte, erst neu erschaffen werden (Storch, 2002; 2003). Dies geschieht, indem man die Verkörperung der Handlungsabsicht Schritt für Schritt erarbeitet, ähnlich, wie SchauspielerInnen sich ihre Rollen erarbeiten. Michail Cechov[4] beschreibt diesen Vorgang in seiner Schulungsschrift «Die Kunst des Schauspielers» folgendermaßen: «Die von der Vorstellungskraft erweckten schöpferi-

[4] Michail Cechov, der Neffe von Anton Tschechow, ist ein russischer Darsteller, Schauspiellehrer und Regisseur, der wie der berühmte amerikanische Schauspiellehrer Lee Strasberg (der Leiter des New Yorker «Actor's Studio») sein System in der Tradition von Konstantin Stanislavskij (dem Leiter des Moskauer Künstlertheaters) entwickelt hat. Diese Tradition setzt darauf, dass die DarstellerInnen die Gefühle der Figuren, die sie spielen, in sich selbst wachrufen, und zwar gekoppelt an eigene Erfahrungen. Wenn jemand, der mit dieser Technik arbeitet, also zum Beispiel in der Rolle Weinen muss, wird versucht, aufgrund eigener Erinnerungen an persönliche traurige Erlebnisse echte Tränen zu weinen. Die Tatsache, dass die Schauspielkunst auf diese Art jeweils den ganzen Menschen erfasst, macht diesen Beruf aus psychologischer Sicht höchst belastend. Bruno Ganz ist mit dieser Methode in die Figur des Hitler eingestiegen, genauso wie Klaus Kinsky, der für die Figur des Nosferatu in dem Film von Werner Herzog auf Friedhöfen übernachtet haben soll.

schen Sinne durchdringen den Körper und plastizieren ihn gewissermaßen von innen heraus» (Cechov, 2004, S. 24). Moreno, der Erfinder der psychotherapeutischen Methode des Psychodrama spricht davon, dass die neue Rolle einem Menschen «ins Fleisch dringen und sein Handeln von innen heraus bestimmen» muss (zit. n. Petzold, 1982, S. 86). Nur dann, wenn dieser Vorgang selbst gestaltet wurde, existiert ein echt individuelles neuronales Netzwerk, denn es wurde an persönliche, bereits vorhandene Gedächtnisinhalte gekoppelt. Und nur dann wirkt das neue Handeln authentisch und nicht antrainiert.

Wenn das individuelle neuronale Netz dann erschaffen wurde, kann der Körper erfolgreich als Kontrollparameter eingesetzt werden, von dem Wolfgang Tschacher im ersten Kapitel gesprochen hat. Dann gewinnt der menschliche Wille die Macht über die Machtzentrale Körper.[5] Denn ein gut gelerntes neuronales Netzwerk kann von jedem seiner Knotenpunkte aus aktiviert werden. Ein Mensch, der Embodiment in dieser Weise benutzt, hat dann auch mehr geleistet als einfach nur einen neuen Körperausdruck gelernt, er hat sein gesamtes psychisches System um ein neues neuronales Netzwerk erweitert. Und diesen Vorgang nennt man in der Sprache der Psychotherapie die Persönlichkeitsentwicklung. Man *tut* dann nicht nur so, als sei man freundlich, wie es manche Serviceangestellten tun, man *ist* freundlich. Und zwar auf die eigene Art, die der individuellen Persönlichkeit und dem individuellen Temperament angemessen ist. Für die eine Person ist Freundlichkeit eine warmherzige, mütterliche Verfassung, für jemand anderen etwas Augenzwinkerndes mit Flirtanteilen dabei und für einen dritten Menschen eine Stimmungslage in Richtung schalkhaftburschikos. Was genau zu einer Persönlichkeit passt, das kann letztendlich nur die Person selbst sich erarbeiten, das kann ein anderer Mensch niemals so präzise wissen wie Sie selbst.

2.3.3 Das Auftauchen einer unerwünschten psychischen Verfassung mit Embodiment präventiv verhindern

Viele Menschen befassen sich auch mit Selbstmanagement, weil sie beabsichtigen, das Auftauchen einer bestimmten psychischen Verfassung zu verhindern. Man weiß zum Beispiel, dass das Stresshormon Cortisol die Gedächtnisleistung beeinträchtigt. Wenn man nun dafür sorgen will, dass man in einer Prüfungssituation optimalen Zugriff auf das ganze in mühseliger Arbeit gelernte Wissen hat, muss man dafür sorgen, dass dieses Stresshormon gar nicht erst ausgeschüttet wird. Ist es nämlich im Organismus verbreitet, dann steht man unter einer Art Selbstmedikation. Die volle Gedächtnisleistung ist erst wieder erreicht, wenn der Cortisolspiegel gesunken ist. Hierauf

[5] Die Hirnforschung hat dazu beigetragen, dass in letzter Zeit eine interessante Diskussion über die Willensfreiheit entstanden ist. An dieser Diskussion beteiligt sich natürlich auch die Philosphie. Wir vertreten eine Definition von Willensfreiheit, wie sie von Henrik Walter in seinem empfehlenswerten Buch «Neurophilosophie der Willensfreiheit» erläutert wird. Walter spricht in diesem Zusammenhang von der natürlichen Autonomie des Individuums, die es anzustreben gilt. Ein Individuum, das im Sinne der natürlichen Autonomie über seine Handlungen frei entscheidet, ist in der Lage, seine Entscheidungen «in Übereinstimmung mit sich selbst als historisch gewordene Person zu bringen». (Walter, 1999, S. 363). Dies ist auch dann der Fall, wenn ein Mensch aufgrund seines Wissens über die Wechselwirkung von Körper und Psyche in der Lage ist, selbst auszuwählen, ob und wie er diese Wechselwirkung im Sinne seiner Strategien zur Selbststeuerung einsetzen möchte. Ohne dieses Wissen ist die natürliche Autonomie und damit die Willensfreiheit eingeschränkt, denn der Körper macht etwas mit dem Menschen, ohne dass Gelegenheit besteht, diesen Sachverhalt mit dem Verstand zu erfassen und zu entscheiden, ob diese Wirkung erwünscht oder unerwünscht ist, ob sie weiter zugelassen wird oder ob man besser versucht, gegenzusteuern.

beruht übrigens der Effekt, dass man beim Abendessen im Anschluss an die Prüfung all die Antworten, nach denen man in der Prüfung so dringend gesucht hat, auf einmal wieder weiß und sie dann allen möglichen Menschen erzählt, die sich eigentlich nicht wirklich dafür interessieren. Man kann den Abbau des Cortisol durch gezielte Maßnahmen beschleunigen. Im Falle des Cortisol sind dies ganz einfach körperlich anstrengende Tätigkeiten, denn das Cortisol bereitet den Körper auf eine Kampf- oder Fluchtsituation vor und wird darum am besten durch Holzhacken oder einen Dauerlauf verbraucht.

In einer Prüfungssituation oder bei einem Vortrag jedoch kommt es darauf an, in den entscheidenden 30 Minuten in Bestform zu sein, darum muss man dafür sorgen, dass das Gehirn erst gar nicht auf die Idee kommt, die Situation als stressrelevant einzustufen und die Bereitstellung von Cortisol für angezeigt zu halten. Auch für diesen Aufgabentyp stellen Embodiment-Techniken eine hervorragende Möglichkeit zum erfolgreichen Selbstmanagement dar. Seibt und Neumann (2002) haben kürzlich mit dem Handflächen-Paradigma zeigen können, dass Personen, die über die Handflächen ein «freundlich gestimmtes» Body-feedback der Annäherung erzeugt hatten, deutlich weniger Angst verspürten, wenn man ihnen ankündigte, sie sollten gleich eine Rede vor Publikum halten, als die Personen, die über die Handflächen ein Body-feedback der Vermeidung von unangenehmen Einflüssen erzeugt hatten. Dieses Experiment können Sie jetzt – im Gegensatz zum Keksexperiment – ganz direkt für Ihr eigenes Stressmanagement nutzen. Ich schildere in Grundzügen, was Sie dabei beachten müssen.

Wenn man im Sinn hat, die Stressreaktion minimal zu halten, muss man, wenn man mit Embodiment arbeiten will, eine wichtige Unterscheidung der Ziel-Psychologie kennen lernen. Es ist die Unterscheidung zwischen Annäherungszielen und Vermeidungszielen. Man kann sein Ziel in einer potenziellen Stress-Situation einmal als Vermeidungsziel formulieren: «Ich möchte vermeiden, in Stress zu geraten.» Den meisten Menschen fällt spontan diese Art der Zielformulierung ein, wenn man sie nach ihrer Handlungsabsicht angesichts einer bevorstehenden Stress-Situation fragt. Wenn man sein Ziel in dieser Form in Sprache fasst, gehen im Gehirn mehrere Arbeitsschritte vor sich. Zunächst wird eine innere Vorstellung von einer gestressten Verfassung aktiviert und in einem zweiten Schritt wird diese Verfassung dann als unerwünscht gekennzeichnet. Das entsprechende neuronale Netz wird zuerst aktiviert, um dann gehemmt zu werden. Vom psychischen Energiehaushalt her gesehen entspricht das ungefähr der Taktik, zum Zwecke des Stehenbleibens in einem Ferrari erst den Gang einzulegen, Gas zu geben und dann die Handbremse zu ziehen. Ist sicher eine Methode, stehen zu bleiben, aber es gibt auch ökonomischere Varianten.

Die ökonomischere Variante der Zielverfolgung für das Gehirn besteht in der Formulierung von Annäherungszielen. Sie fassen das in Worte, das Sie ausführen wollen. In welcher Verfassung wollen Sie denn sein? Wollen sie souverän sein, oder selbstbewusst, oder ruhig oder lieber in sich ruhend? Wollen Sie wach und offen sein, oder lieber auf sich selbst konzentriert? Wollen Sie charmant und hinreißend sein, oder eher kompetent und ernst? Vielleicht wird Ihnen bei dieser Art von Fragen deutlich, dass es sehr viel mit der Passung auf die eigene Persönlichkeit zu tun hat, sich ein Annäherungsziel für ein Embodiment zu formulieren. Und es wird – so hoffe ich – auch deutlich, dass eine gute und wirklich individuell adäquate Antwort oftmals eine ganze Weile Überlegung, Ausprobieren und Optimierungsarbeit benötigt. Versuchen Sie, das, was Sie wollen, in einer Annäherungs-Terminologie in Worte zu fassen, denn nur dann findet der Teil Ihres Gehirns, der für die Ausführung von Verhaltenssequenzen zuständig ist, die optimale Grundlage vor, um in Ihrem Sinne tätig zu werden.[6]

Wenn Sie Ihr individuelles Annäherungsziel gefunden haben, dann wissen Sie, dass Sie ruhig und erhaben stehen wollen, wie eine alte Eiche. Oder dass Sie den Überblick haben möchten, wie ein Mensch, der auf einem Leuchtturm steht und über das brausende Meer blickt. Oder dass Sie souverän auftreten wollen, wie eine Königin. Vielleicht möchten Sie aber auch lieber gut gepanzert sein, wie eine Schildkröte? Oder ist für die Situation die Sie persönlich stresst, eine dicke Elefantenhaut die bessere Wahl? Vielleicht merken Sie schon anhand der Bilder, die ich als Beispiele bringe, dass jedes dieser Bilder unterschiedliche Embodiments mit sich bringt. Das Eichenbild würde mich zum Beispiel dazu veranlassen, meinen Stand zu stabilisieren und die Füße breit zu stellen. Das Leuchtturm-Bild bringt meinen Körper dazu, die Atmung zu ändern und den Brustkorb weit zu machen. Die Königin hält bei mir den Kopf sehr hoheitsvoll (schließlich darf die Krone nicht herunterfallen), die Schildkröte zieht sich in sich zurück, dies bringt bei mir eine tiefe Bauchatmung hervor, der Elefant löst in mir das Bild aus, mich zurückzulehnen und die Arme vor der Brust zu verschränken. Wenn man noch nie mit Embodiment gearbeitet hat, kann es eine Weile dauern, bis man die einzelnen Komponenten erspüren und benennen kann, aber ich kann Ihnen versichern: Auch Sie können das lernen. Denn diese Begabung ist in jedem menschlichen Körper angelegt, und als Kind haben wir alle diese Fähigkeit als Geburtsrecht mitbekommen.

Wenn Sie Ihr Embodiment entwickelt haben, müssen Sie es trainieren, damit das entsprechende neuronale Netz in Ihrem Gehirn immer stabiler gebahnt wird. Das heißt, Sie sollten über den Tag verteilt, wann immer es Ihnen in den Sinn kommt, die entsprechenden Elemente von Körperhaltung und Atemtechniken ausführen. Sie üben den Einsatz Ihres Embodiments in realen Situationen, sobald Sie sich einigermaßen sicher und wohl damit fühlen. Für das erste Mal suchen Sie sich eine mittelschwierige Situation aus, so dass Sie zwar herausgefordert werden, aber eine reale Erfolgswahrscheinlichkeit haben. Und dann heißt es mit steigendem Schwierigkeitsgrad üben, üben, üben – so lange bis Ihnen Ihre Schutzhaut gegen Stress in Fleisch und Blut übergegangen ist. Ihr Gehirn braucht Zeit, um Ihr neues neuronales Netzwerk zu einem tragfähigen Flechtwerk wachsen zu lassen. Gerald Hüther erklärt Ihnen, wie das auf der Ebene der Nervenzellen vor sich geht. Dieses Wissen wird Ihnen helfen, geduldig mit sich selbst zu sein. Üben Sie einfach weiter, auch wenn der Anfang noch ein wenig holpern sollte. Bei der ersten Tanzstunde macht jeder eine komische Figur. Nach vier Wochen tanzt man eine kleine Drehung und nach einem halben Jahr sieht doch schon alles richtig flott aus!

---

[6] Fritz Strack und Roland Deutsch (2004) haben zum Themenkreis der Verneinungen und deren Auswirkung auf die Verhaltenssteuerung einen Übersichtsartikel vorgelegt, den ich all denjenigen empfehle, die sich in diese Thematik vertieft einarbeiten wollen. Bei Klaus Grawe (2004) findet sich eine Darstellung zu dem Thema Annäherungs- und Vermeidungsziele, speziell bezogen auf den Fokus der Psychotherapie. Wir selbst haben zu dieser Thematik und der daraus resultierenden Technik der Zielformulierung manualisierte Anleitungen verfasst (Storch & Krause, 2022; Storch und Riedener, 2005; Storch, Küttel & Stüssi, 2005). Der äußerst bedeutsame Unterschied von einem individuell erarbeiteten Annäherungsziel zu den Affirmationen, wie sie aus dem positiven Denken bekannt sind, besteht darin, dass individuelle Annäherungsziele nicht als pauschale Allheilmittel in Listen für jede Gelegenheit vorgegeben sind, sondern dass sie sorgfältig und ausführlich auf das psychische System der Einzelperson maßgefertigt werden müssen. Dabei spielt das eigene Bemühen und oftmals langwierige Ringen um die richtige Sprache eine ganz wichtige Rolle im Prozess der Persönlichkeitsentwicklung. Denn nur dadurch werden im Gehirn die Suchprozesse angeregt, die sicherstellen, dass das neue neuronale Netz später auch nachhaltig gespeichert und tiefgreifend im Gehirn eingeschrieben ist.

2.3.4 Das Basis-Embodiment: bereit für jede Gelegenheit

Neben den drei Verwendungsmöglichkeiten von Embodiment-Techniken, die sich jeweils gezielt auf eine bestimmte Situation oder eine bestimmte psychische Verfassung beziehen, die es zu verlassen, zu erreichen oder zu verhindern gilt, gibt es noch einen vierten Einsatzbereich für den Körper, der nach meinem Dafürhalten fast der interessanteste ist. Es handelt sich bei diesem Einsatzbereich um das Konzept der Spontaneität. Ich lernte dieses Konzept im Rahmen meiner Ausbildung zur Psychodramatherapeutin kennen. Jakob Levy Moreno, der Begründer des Psychodrama, hat diesen Begriff zu einem zentralen Wirkfaktor in seinem Konzept von psychischer Gesundheit gemacht. Nach Moreno hat derjenige Mensch das größte Potenzial zu psychischer Gesundheit und zum Erreichen von Lebenszufriedenheit, der in der Lage ist, auf jede Situation aus dem Moment heraus spontan und kreativ zu reagieren. Er hat Zugang zur Schöpferkraft, die in jedem Menschen als Anlage vorhanden ist, und erlebt sich selbst als aktiv handelndes Individuum, das seine Interaktionen kreativ gestalten kann. Die Technik, die diese grundsätzliche Erlebnisbereitschaft erzeugt, bezeichnen wir als Basis-Embodiment, denn sie stellt die Grundlage jeder Zuwendung zur Welt dar.

Moreno hat neben seiner psychotherapeutischen Tätigkeit mit Theaterleuten zusammengearbeitet. Von daher experimentierte er viel mit dem Konzept der Improvisation. Ähnlich, wie auch bei der Neurophysiologin Susana Bloch, die wir zu Beginn dieses Kapitels kennen gelernt haben, lassen sich im Fall der Improvisation und der Ausbildung im Schauspielfach fruchtbare Verbindungen zur Psychotherapie und zum Selbstmanagement herstellen. Das Interessante an dem Konzept Morenos von Spontaneität ist die Tatsache, dass sie allen Menschen zur Verfügung steht. Die Fähigkeit zu spontanem und kreativem Handeln ist in der Bevölkerung nicht ungleich verteilt, wie es zum Beispiel bei musikalischer Begabung oder mathematischem Abstraktionsvermögen der Fall ist. Die Bereitschaft zur Spontaneität kann von allen Menschen jederzeit und überall erlernt werden. Die wunderbare Verfassung, die spontanes Handeln hervorbringt, nennt Moreno die Spontaneitätslage. Die Spontaneitätslage kann zufällig entstehen, sie kann aber auch – und das macht dieses Konzept brauchbar für den systematischen Einsatz – durch einen Willensakt herbeigeführt werden. Spontaneität und Kreativität sind zwei zentrale Konzepte in der Methodik von Moreno, mit denen sich ein reichhaltiger Fundus von psychodramatischen Techniken verbindet. Seine Idee, dass jeder Mensch über Spontaneität und Kreativität verfügt und seine Vorstellung, dass das Psychodrama diese Quellen der Lebensenergie wieder freilegen kann, wenn sie verstopft sind, ist charakteristisch für ein starkes lustvolles und lebensbejahendes Moment in Morenos Vorstellung von Psychotherapie.

Moreno sagt über die Spontaneitätslage: «Man muss Anlauf nehmen, um sie zu erreichen, wie um hoch zu springen; ist sie erfasst, so schießt sie heiß und voll an.» (Moreno, 1970, S. 28). Spontan sein heißt in Morenos Konzeption nicht, sich besoffen auf Mallorca das T-Shirt vom Leib zu reißen, auf dem Tisch zu tanzen und sich am nächsten Morgen vor Peinlichkeit nicht mehr auf die Straße zu trauen. Sein Begriff von Spontaneität beschreibt viel eher etwas, was auch im ZEN-Buddhismus angesprochen wird. Awareness, Bewusstheit und Wachheit für den Augenblick und angemessenes Reagieren. An dieser Stelle ist es auch sinnvoll, Morenos bekannteste Definition von Spontaneität zu zitieren: «Spontaneität ist eine neue Reaktion auf eine alte Situation oder eine angemessene Reaktion auf eine neue Situation» (Moreno, 1953, S. 336). Noch ein anderes Zitat kann Morenos Spontaneitätskonzeption verdeutlichen: «Spontaneität wird irrtümlicherweise häufig in engere Verbindung zu Emotionen und Handlung gerückt als zu Nachdenklichkeit und Ruhe. Spontaneität kann bei einem Menschen ebenso präsent sein, wenn er denkt, wie wenn er fühlt, wenn er ruhig ist, wie wenn er in Aktion ist. Chaotisches Verhalten und Gefühlsausbrüche, die aus impulsiver Aktion hervorgehen, sind keine Desiderata der Spontaneitätsarbeit. Sie gehören vielmehr in den Bereich der Pathologie der Spontaneität» (Moreno, 1989, S. 81).

Stephen Nachmanovitch, ein Psychologe und Musiker, der sich auf Improvisation spezialisiert hat, will die Möglichkeiten zur Improvisation genauso wie Moreno die Spontaneität, auf das Alltagshandeln ausgedehnt wissen. Er schreibt: «Wenn wir an Improvisation denken, neigen wir dazu, zuerst an improvisierte Musik, Improvisations-Theater oder Tanz-Improvisationen zu denken. Aber über den Genuss hinaus, den diese Kunstformen in sich bergen, öffnen sie uns die Türen zu einer Erfahrung, die die Gesamtheit des Alltagsleben ausmacht. … Jede Konversation ist eine Form von Jazz. Die Aktivität der aus dem Augenblick heraus entstehenden Kreativität ist so natürlich, wie das Atmen» (Nachmanovitch, 1990, S. 17. Übers. M. S.).

Das therapeutische Ziel Morenos war es, mithilfe eines Spontaneitätstrainings den Menschen dabei zu helfen, diese wunderbare Fähigkeit zur Improvisation und zur Spontaneität zu entfalten. Wichtig ist auch, sie gezielt hervorrufen zu können, wenn die Umstände dazu geführt haben, dass sie verkümmert oder beschränkt ist. Die Vorbereitungen für die Spontaneitätslage finden nach Moreno im Körper statt und nicht im Denken. So wird bei Moreno der Körper zur eigentlichen Grundlage psychischer Gesundheit. Wer es versteht, sich selbst über den Körper gezielt in diese ganz bestimmte körperlich-psychische Verfassung zu versetzen, von der hier die Rede ist, kann – nach einiger Zeit der disziplinierten Übung, selbstverständlich – darauf verzichten, sich auf Situationen speziell vorzubereiten. Er befindet sich in der komfortablen Lage, die Dinge auf sich zukommen zu lassen und darauf vertrauen zu können, dass die unerschöpfliche Quelle des kreativen Potenzials, auf die er durch seinen Körper Zugriff hat, ihm dabei helfen wird, das Richtige zu tun. Man ist bereit für jede Gelegenheit. Das Psychodrama kennt zahlreiche Methoden, um die Fähigkeit zur Spontaneität im Menschen entstehen zu lassen. Für dieses Buch hat Benita Cantieni eine Vorgehensweise zusammengestellt, wie das Basis-Embodiment mit einer anatomisch gut nachvollziehbaren Systematik erzeugt werden kann. Im vierten Kapitel dieses Buches finden Sie die Anweisungen, wie Sie Ihren Körper dazu bringen können, diese kostbare Fähigkeit zu wecken.

Sie haben nun viel darüber gelernt, wie man sich selbst mithilfe des eigenen Körpers eine erwünschte psychische Verfassung erarbeiten kann. Vielleicht ist Ihnen direkt ein bisschen schwindelig, bei der Vorstellung, welche Möglichkeiten Ihnen offen stehen. Sie können unerwünschten psychischen Verfassungen auf immer «Lebewohl!» sagen und Sie können sich Verfassungen erarbeiten, die Sie bei anderen Menschen immer bewundert haben. Gerade weil die Möglichkeiten, die das Prinzip Embodiment für uns bereithält, so reichhaltig sind, ist es mir eine Herzensangelegenheit, dieses unermessliche Potenzial richtig einzuordnen. Embodiment-Techniken zum eigenen Selbstmanagement einsetzen heißt nicht, sich einem Glücksterror zu unterwerfen und ab sofort den ganzen Tag nur noch als hochdynamisches Energiebündel auf einer Woge des Lachens durch den Alltag des Lebens zu surfen.

Selbstmanagement darf nicht missverstanden werden als eine Aufforderung zur eigenen Daueroptimierung. Keine Vorstellung erscheint mir grauenvoller als die, ein Menschenbild zu entwerfen, das einem traurigen Menschen keinen Raum mehr lässt, seine Traurigkeit zu erleben und auszudrücken. Es muss erlaubt sein, die eigene Wut zu haben, zu zeigen und sich damit auch anderen Menschen zuzumuten. Mir ist sehr wohl bewusst, dass unter dem Etikett Selbstmanagement-Training etliche Methoden firmieren, deren unausgesprochenes Ziel darin besteht, einen angepassten, oberflächlich glücklichen Menschen hervorzubringen, der so happy ist, dass er niemanden mehr stört. Der Film «American Beauty» ironisiert dieses gefährliche Idealbild. Selbstmanagement, so wie ich es verstehe, erzeugt nicht kritiklose Anpassung. Im Gegenteil, es erzeugt Freiheit. Dadurch, dass Sie Kenntnis davon haben, wie die Wechselwirkung zwischen Körper und Psyche genutzt werden kann, haben Sie die Freiheit selbst zu entscheiden, welche psychische Verfassung sie haben möchten. Solange Sie sich selbst unwissentlich über ein unerkanntes Embodiment in eine resignative Stimmung hineinmanövriert haben, hatten Sie diese Wahlfreiheit nicht.

Wenn Sie jetzt dafür sensibilisiert sind, was Ihre Körperhaltung in ihrer Psyche zu bewirken vermag, dann können Sie daran mitwirken, wann Sie fröhlich sein wollen, wann besinnlich, wann eine beleidigte Leberwurst oder wann eine alberne Kichererbse. Der Mensch hat ein unendliches Repertoire an psychischen Verfassungen und Gefühlslagen – denken Sie an die 10 000 Gesichtsausdrücke, die Paul Ekman entdeckt hat! Diese großartige Vielfalt auf ein «don't worry-be happy» Mittelmaß einzupendeln hieße die Menschheit eines Aspektes ihrer Kultur zu berauben. Derjenige Mensch ist in der Lage, ein gutes Selbstmanagement auszuüben, der den Reichtum seiner Psyche auszukosten versteht. Und zu diesem Reichtum gehört jede Art von Verfassungen, auch solche, die für andere Menschen unter Umständen unbequem sind. Der Unterschied zwischen geglücktem und missglücktem Selbstmanagement besteht nicht darin, ob man sich besser oder schlechter an eine gegebene Norm anpasst, sondern er besteht in der Freiheit zu wählen und das Spektrum der eigenen Einflussmöglichkeiten gut nutzen zu können.

2.4 Neue Studien

2.4.1 Körperhaltung und Kreativität

Wie die Untersuchungen von Riskind und Gotay (1982) zeigten, hat eine vorher eingenommene Körperhaltung einen Übertragungseffekt auf eine Folgeaufgabe. Ob die Körperhaltung jedoch auch die Kreativität beeinflusst, ist dabei noch nicht untersucht worden. Um dieser Frage nachzugehen, haben sich Andolfi et al. (2017) zwei Designs überlegt und untersucht, ob eine offene vs. geschlossene Körperhaltung das kreative Denken hemmt oder anregt. In Studie 1 bearbeiteten die Teilnehmenden zwei kreative Aufgaben, während sie eine offene oder geschlossene Körperhaltung einnahmen. In der zweiten Studie lösten die Teilnehmenden nebst einer kreativen Aufgabe noch eine logische Aufgabe in einer offenen vs. geschlossenen Körperhaltung.

Bei der ersten kreativen Aufgabe in der ersten Studie wurden die Teilnehmenden im Sinne einer Produktverbesserungsaufgabe aufgefordert, die fantasievollsten und kreativsten Ideen vorzubringen, wie man einen ausgestopften Elefanten verändern könnte, damit Kinder mehr Spass beim Spielen mit dem Elefanten haben. Der genaue Wortlaut der Instruktionen lautete: «*Jetzt zeige ich Ihnen einen ausgestopften Elefanten. Machen Sie eine Liste mit den genialsten, interessantesten und ungewöhnlichsten Ideen über mögliche Veränderungen an dem ausgestopften Elefanten, die Sie bereit sind zu konstruieren, damit er den Kindern mehr Spaß macht. Machen Sie sich keine Gedanken darüber, ob die Änderungen teuer sein könnten. Überlegen Sie lediglich, was ihn lustiger machen könnte. Erzählen Sie mir alle Ideen, die Ihnen in den Sinn kommen, und ich werde mir Notizen machen.*»

In der zweiten kreativen Aufgabe («Nur mal angenommen»-Aufgabe) dieser ersten Studie wurden die Teilnehmenden gebeten, möglichst viele Konsequenzen eines ungewöhnlichen Sachverhalts zu identifizieren. Der genaue Wortlaut der Instruktionen lautete wie folgt: «*Ich werde Ihnen jetzt eine unwahrscheinliche Situation vorstellen, die vielleicht nie eintreten wird. Benutzen Sie Ihre Vorstellungskraft, um an all die interessanten Dinge zu denken, die passieren würden, wenn diese unwahrscheinliche Situation eintreten würde. Machen Sie eine Liste mit der größtmöglichen Anzahl von Annahmen. Die unwahrscheinliche Situation ist die folgende: Nehmen Sie an, dass es Seile gibt, die zum Boden herunterhängen und an den Wolken befestigt sind. Was würde dann passieren?*

Nennen Sie mir alle Ideen, die Ihnen in den Sinn kommen.»

Teilnehmende mit offener Haltung saßen mit leicht angewinkelten Beinen auf einem Stuhl, die Füße auf dem Boden verankert, die Arme lagen auf den Armlehnen und der Kopf ruhte nach hinten. Die Teilnehmenden in geschlossener Haltung saßen hingegen mit gekreuzten Beinen auf einem Stuhl, die Arme hatten sie vor der Brust verschränkt, die Hände lagen auf den Schultern und der Kopf war nach vorne gebeugt und berührte fast die Arme. Die gesamte Experimentalsitzung für diese beiden Aufgaben dauerte ca. 15 Minuten. Die mündlichen Antworten wurden von den Versuchsleitern in einem Notizbuch festgehalten.

Bei beiden Aufgaben wurden am Schluss die Werte für das kreative Denken (d.h. Geläufigkeit, Flexibilität und Originalität) berechnet. Die Ergebnisse dieser ersten Untersuchung zeigten deutlich, dass eine offene Körperhaltung bei beiden Aufgaben mit höheren Werten in Kreativität verbunden war.

Obwohl obenstehende Ergebnisse die erste Hypothese, dass die Körperhaltung die Leistung bei kreativen Aufgaben beeinflusst, von Andolfi et al. (2017) unterstützen, planten sie eine zweite Studie, um die Ergebnisse von Studie 1 zu replizieren. Mit der zweiten Studie sollte überprüft werden, ob die fördernden Effekte der offenen Körperhaltung für die Kreativität stehen und ob solche Effekte nicht auf die physiologischen Zustände (Entspannung vs. Erregung und Anspannung) und auf den Grad des Komforts/Unbehagens oder auf die symbolischen Bedeutungen der Haltungen, die metaphorisch eine bestimmte mentale Disposition nahelegten, zurückzuführen waren.

Damit weitere Faktoren berücksichtigt werden konnten, wurde das experimentelle Design etwas adaptiert. Wie in Studie 1 lösten die Teilnehmenden eine kreative Aufgabe (die «Nur mal angenommen»-Aufgabe), und zur Überprüfung, ob die Verkörperung einer offenen Haltung auch bei einer nicht kreativen Aufgabe zu einer verbesserten Leistung führen würde, wurde zusätzlich eine nicht kreative Aufgabe hinzugefügt. Weiter wurde gemessen, ob die Verkörperung der beiden Haltungen mit unterschiedlichen physiologischen Werten verbunden war. Diese Messungen dienten zur Beurteilung, ob körperliches Unbehagen mit einer eingenommenen Körperhaltung einhergeht und ob sie die kognitiven Ideen beeinflussen könnte. Mithilfe von Biofeedback wurde die physiologische Aktivierung für jede Haltung überwacht. Dazu wurden die Elektroden bei den sitzenden Teilnehmenden über dem Mittelfinger platziert. Dies ermöglichte die Messung des Hautleitwerts, der Hauttemperatur, des Blutvolumenpulses (durchschnittlicher Blutfluss nahe der Hautoberfläche), der Blutvolumenamplitude (die Differenz zwischen dem höchsten und dem niedrigsten Blutvolumen) und der Herzfrequenzvariabilität. Das körperliche Unbehagen der Haltungen wurde mittels EMG gemessen, wobei spezifische Muskelspannungen in der kreativen Aufgabe und der Logikaufgabe in den beiden Körperhaltungen ausgewertet wurden. Die EMG-Elektroden wurden auf dem oberen Teil des Trapezmuskels angebracht. In früheren Studien konnte gezeigt werden, dass kognitive Anforderungen die physiologischen Funktionen beeinflussen. Ausführliche Literaturangaben finden sich im Artikel von Andolfi et al. (2017).

Die Teilnehmenden absolvierten die kreative «Nur mal angenommen»-Aufgabe und eine nicht kreative Aufgabe zum logischen Schlussfolgern. Die «Nur mal angenommen»-Aufgabe wurde auf die gleiche Weise wie in Studie 1 durchgeführt und codiert. Bei der Aufgabe zum logischen Schlussfolgern mussten die Teilnehmenden überprüfen, ob die Schlussfolgerung von 20 Syllogismen den Prämissen folgt. Beispiele für die Syllogismen waren: *«Manche Verkäufer sind langweilig. Alle Verkäufer sind freundlich. Folglich sind einige freundliche Menschen langweilig»* oder: *«Alle Säugetiere säugen ihre Welpen. Keine Schlange säugt ihre Welpen. Also ist keine Schlange ein Säugetier.»*

Die offene Körperhaltung erzielte die höchsten Werte, wenn sie in der kreativen Aufgabe getestet wurde. Die Unterschiede zwischen den zwei Körperhaltungen bei der Syllogismus-Aufgabe waren hingegen gering. Darüber hinaus zeigte Studie 2, dass die kardiovaskulären Werte, die Messungen des Hautzustandes sowie die Muskelspannung nicht von den Körperhaltungen beeinflusst wurden. Die Botschaft, die sich gemäß Andolfi et al. (2017) aus diesen Untersuchungen herauskristallisiert hat, ist, dass es auf die Körperhaltung ankommt, wenn man es Menschen erleichtern will, viele verschiedene und ungewöhnliche Ideen zu generieren.

In einer weiteren spannenden Studie gingen die Experimentalleiter noch einen Schritt weiter. Sie wollten überprüfen, ob die Kompatibilität oder Inkompatibilität zwischen Körperhaltung und Emotion der Kreativität zuträglich ist (Hao et al., 2017).

Das Modell des dualen Weges zur Kreativität (De Dreu et al., 2013) besagt, dass sowohl positive als auch negative Emotionen positive Auswirkungen auf die Kreativität haben könnten. Positive Affektivität könne zu größerer Kreativität führen, weil sie mit erhöhter kognitiver Flexibilität verbunden sei, während negative Affektivität zu größerer Kreativität führen könne, weil sie mit erhöhter kognitiver Ausdauer verbunden sei.

Wie in früheren Studien gezeigt werden konnte, scheinen körpermotorische Aktionen die Emotionen zu beeinflussen. Teilnehmende fühlten sich in einer offenen Körperhaltung zuversichtlicher und erzielten bei den kognitiven Aufgaben bessere Resultate, während Teilnehmende in einer geschlossenen Körperhaltung ein Mangel an Zuversicht empfanden und diesbezüglich schlechter abschnitten (Briñol, Petty & Wagner, 2009). Denken wir an Andolfi et al. (2017) zurück, generierten die Teilnehmenden in der offenen Haltung die höchsten Werte in Kreativität. Aber wie sieht es mit der Kreativität unter einer induzierten Emotionslage aus? Dieser Frage gingen Hao et al. (2017) in den folgenden zwei Experimenten nach:

In Studie 1 wurden die Teilnehmenden, nachdem ihnen vorgängig ein positiver bzw. negativer emotionaler Zustand durch Filmausschnitte induziert wurde, gebeten, Kreativitätsaufgaben in einer geschlossenen oder offenen Körperhaltung zu lösen. Die Ergebnisse zeigten, dass die Originalität der Antworten der Kreativitätsaufgabe in körperlich angepassten Bedingungen (offen-positiv und geschlossen-negativ) höher war als in den körperlich unangepassten Bedingungen (geschlossen-positiv und offen-negativ). In Studie 2 wurde der Kompatibilitätseffekt (körperlich angepasste Bedingung vs. körperlich unangepasste Bedingung) repliziert. Es wurde festgestellt, dass die Teilnehmenden die höchste assoziative Flexibilität in der offen-positiven Bedingung und die höchste Persistenz in der geschlossen-negativen Bedingung aufwiesen. Diese Ergebnisse deuten darauf hin, dass die Kompatibilität zwischen Körperhaltung und Emotion für die Kreativität von Vorteil ist.

Ein neuartiges Ergebnis dieser Studie war, dass Personen, die in den Bedingungen mit der Körperhaltung und den Emotionen kompatibel waren, Ideen und Lösungen mit höherer Originalität generierten. Offensichtlich löste die offen-positive Bedingung positive Emotionen und die geschlossen-negative Bedingung negative Emotionen aus. Basierend auf dem dualen Kreativitätsmodell (De Dreu et al., 2008) konnte gemäß Hao et al. (2017) vorhergesagt werden, dass je nach Bedingung (offen-positive oder geschlossen-negativ) die Originalität der Ideengenerierung durch den Flexibilitäts- bzw. den Persistenzpfad ausgelöst wurde.

Wie vorhergesagt zeigen die Ergebnisse, dass Teilnehmende in der offen-positiven Bedingung die höchste assoziative Flexibilität und in der geschlossen-negativen Bedingung die höchste Persistenz aufweisen. Weiter zeigte sich, dass je positiver die Emotionen in der offenen Körperhaltung oder je negativer die Emotionen in der geschlossenen Haltung waren, desto höher die Originalität der Ideengenerierung war. Hao et al. (2017) schließen aus diesen Erkenntnissen, dass eine geschlossen-negative Bedingung helfen könnte, sehr originelle Ideen auszudenken und somit die kreative Ideengenerierung durch den Persistenzpfad begünstigt wird. Teilnehmende in der offen-positiven Bedingung generierten jedoch viel mehr Ideen als in der offen-negativen Bedingung. Dies könnte darauf zurückzuführen sein, dass die höhere assoziative Flexibilität in der offen-positiven Bedingung es den Teilnehmern erleichterte, viele Ideen zu produzieren. Bemerkenswert ist, dass die Werte für die Assoziationsfähigkeit in der geschlossen-negativen Bedingung nicht höher waren als in der geschlossen-positiven Bedingung. Hao et al. (2017) vermuten, dass die Teilnehmenden in der negativ-geschlossenen Bedingung über den Persistenzpfad sehr originelle, aber nicht unbedingt viele Ideen generieren konnten.

Diese Ergebnisse liefern weitere Belege für den Kompatibilitätseffekt zwischen Körperhaltung und Emotion beim kreativen Denken. Wie schon frühere Studien zeigt auch diese Studie, das Freude an einer Zielaufgabe bzw. eine positive Emotion die kreative Leistung erhöht (Hao et al., 2017).

2.5 Verkörperte Kognition – Verkörperung von Metaphern

Betrachtet man den Embodiment-Prozess aus der Sicht der Wissenschaft der *verkörperten Kognition*, beeinflusst auch der Geist körperliche Erfahrungen. Zhong und Liljenquist (2006) konnten in ihrer Studie zeigen, dass eine Bedrohung der eigenen Moral das Bedürfnis auslöst, sich zu reinigen. Anders gesagt: Die körperliche Reinigung befreit und wirkt der Moralbedrohung entgegen (Kalanthroff, Aslan & Dar, 2017). Neben Empfindungen und Bewegungen wurden auch Metaphern als eine weitere Brücke erkannt, die den menschlichen Geist und Körper miteinander verbindet. Übergeordnete, abstrakte, mentale Repräsentationen sind letztlich in körperlichen Zuständen begründet, und unsere Alltagssprache ist voll von Metaphern (Lakoff und Johnson, 1980). Auf dem Gebiet der verkörperten Kognition wird zunehmend mehr Aufmerksamkeit auf die Auswirkungen von Metaphern gerichtet (Wang et al, 2018.). Leung et al. (2012) kreierten ein Design, um die Verkörperung der Metapher «thinking outside of the box» («über den Tellerrand schauen») zu untersuchen, und kamen zum Ergebnis, dass diese die kreative Leistung steigern kann. Es wird berichtet, dass die Teilnehmenden, welche eine Aufgabe außerhalb einer Box erledigten, im Gegensatz zu den Teilnehmenden innerhalb einer Box bessere Leistungen erzielten. «Squeeze your head» (übersetzbar als «quetschen Sie Ihren Kopf»), eine weitere Metapher, wird bei der Ermutigung zur neuen Ideengeneration verwendet (Wang et al., 2018). In einer Studie von Kim (2015) wurden die Teilnehmenden gebeten, entweder einen harten oder einen weichen Ball zusammenzudrücken, um damit die Metapher «squeeze your head» zu verkörpern. Die Ergebnisse zeigen, dass Teilnehmende, die einen weichen Ball drückten, mehr originelle und vielfältige Ideen generierten, während Teilnehmende, die einen harten Ball drückten, besser darin waren, eine einzige Antwort zu finden (Kim, 2015).

Laut Ergebnissen aus fünf Studien berichten Leung et al. (2012), dass sowohl eine rein mentale Vorstellung als auch die physische Verkörperung von Metaphern die gleichen Auswirkungen auf kreative Leistungen haben können.

Jüngere Studien (Wang et al., 2018) nutzten demzufolge die Technologie der virtuellen Realität (VR) um eine Umgebung zu erschaffen, in der Probanden das «Durchbrechen der Wände» erleben können. Ziel dieser Studie war es, zu untersuchen, ob die Verkörperung der Metapher «break the wall» («die Regeln brechen») die kreative Leistung beeinflussen kann. Die Teilnehmenden wurden einer «Bruch»-Bedingung zugewiesen, in der sie die Wände durchbrechen mussten, um sich vorwärts bewegen zu können, oder einer «Kein Bruch»-Bedingung, in der keine Wände durchbrochen werden mussten. Sie wurden gebeten, Ideen zu berichten, während und nachdem sie die Aufgabe in der VR durchliefen. In der «Bruch»-Bedingung erschien in der Mitte jedes kleinen Korridors eine Wand. Die Teilnehmenden mussten die Wand durchbrechen, indem sie die Rückwärtstaste anklickten oder mit dem Gamepad dagegen stießen. In der «Kein Bruch»-Bedingung trafen die Teilnehmenden auf keine Wand.

In beiden Bedingungen lösten die Teilnehmenden zwei Probleme in jeweils zwei Berichtsmodi (während des Gehens vs. nach dem Gehen), während sie virtuell einen Zickzack-Korridor mit einer festen Route aus elf kleinen Korridoren mit zehn Kurven (fünf Links- und fünf Rechtskurven) durchliefen.

Zur Beurteilung der kreativen Leistung wurde in dieser Studie die gut etablierte alternative Verwendungsaufgabe (AUT; Guilford, 1967) verwendet. Sie verlangt von den Probanden, so viele ungewöhnliche und originelle Verwendungen wie möglich für gewöhnliche Objekte zu generieren, wie zum Beispiel einen Besen. Im Modus «Bericht beim Gehen» berichteten die Teilnehmenden ihre Ideen mündlich, während sie in der VR-Szene gingen. Sobald sie die vorgegebenen Routen absolviert hatten, wurde die Aufgabe beendet und die verstrichene Zeit ab Gehbeginn aufgezeichnet. Im Modus «Bericht nach dem Gehen» mussten die Teilnehmenden lediglich über die Probleme nachdenken, während sie in der VR-Szene gingen. Nach Beendigung der Routen wurden sie gebeten, ihre Ideen sofort zu berichten. Die Meldezeiten waren für beide Bedingungen unbegrenzt. Wenn keine weiteren Ideen mehr generiert werden konnten, beendeten die Teilnehmenden mit «Stopp» die Aufgabe. Die Reihenfolge dieser beiden Aufgaben und der Berichtsmodi waren unter den Teilnehmenden ausgeglichen.

Die Ergebnisse aus dieser Studie zeigen eine bessere kreative Leistung in der «Bruch»-Bedingung. Dies deutet darauf hin, dass die virtuelle Erfahrung, «die Wände zu durchbrechen», positive Auswirkungen auf die kreative Leistung haben könnte, was auch die Auswirkungen der verkörperten Metaphern auf die kreative Kognition bestätigt. Es deutet darauf hin, dass sich das Gefühl des «Brechens» auf die konzeptionelle Verarbeitung auswirkt, sobald die Teilnehmenden das Ereignis des «Durchbrechens der Wände» körperlich erlebt haben. Nur schon ein Gefühl des Regelbruchs, quasi in der Lage zu sein, die Regeln zu brechen, könnte ein Gefühl der Befreiung auslösen. Demzufolge könnten die Teilnehmenden dazu neigen, sich von den Normen der konventionellen Denkweise zu lösen und neue Perspektiven zu erforschen, was sich in höherer kognitiver Flexibilität äußern könnte (Wang et al., 2018).

Die Ergebnisse der Folgestudie (Wang et al., 2019) liefern reproduzierbare Beweise für verkörperte Kognition und zeigen die Auswirkungen von verkörperten Metaphern aus Sicht der Neurowissenschaften. Wie bei der ersten Studie von Wang et al. (2018) wurde die VR-Technologie genutzt, um virtuelle Wände zu simulieren. Um die Ergebnisse der ersten

Studie zu replizieren und zu erweitern, wurde die Kontrollvariable «Auto-Wand»-Bedingung hinzugefügt. Dies bedeutete für diese Studie, dass die Wand automatisch gebrochen wurde, in dem Moment, in dem sich die Teilnehmenden ihr näherten.

Frühere neurowissenschaftliche Studien (Beaty et al., 2015) haben gezeigt, dass der präfrontale Cortex (PFC) als Teil des exekutiven Kontrollnetzwerks eine wesentliche Rolle bei der Verarbeitung kreativer Kognition spielt (Wang et al., 2019). In dieser Studie untersuchten Wang et al. (2019), ob die Verkörperung der Metapher «die Regeln brechen» die kreative Leistung beeinflussen könnte, und zeigten die zugrundeliegenden neuronalen Korrelate mittels fNIRS-Gerät. Soweit den Autoren bekannt, ist dies die erste Studie, die die Gehirnfunktion von Probanden abbildet, wenn sie verkörperte Metaphern und kreative Aufgaben durchführen. Die Verhaltensergebnisse zeigten, dass die Werte für Geschicklichkeit, Originalität und Flexibilität für die kreativen Aufgaben in der «Bruch»-Bedingung signifikant höher waren als in der «Auto-Wand»-Bedingung oder der «Kein Bruch»-Bedingung. Insbesondere wurde eine signifikant höhere kreative Leistung in der «Bruch»-Bedingung im Vergleich zu der in der «Auto-Wand»-Bedingung und «Kein Bruch»-Bedingung beobachtet. Auch die Effektgrößen für Geläufigkeit, Originalität und Flexibilität waren alle mittelgroß, was mit der früheren Studie übereinstimmt (Wang et al., 2018).

3

Gerald Hüther

Wie Embodiment neurobiologisch erklärt werden kann

3.1 Cogito ergo sum?

Wenn im Gehirn etwas passiert, hat das Auswirkungen auf den gesamten Körper. Das kennt man zur Genüge. Sogar mitten im Schlaf können im Gehirn bestimmte Erregungsmuster entstehen, die wir als furchterregende Bilder vor unserem geistigen Auge vorüberziehen sehen. So ein Albtraum macht Angst. Schweißgebadet wacht man auf, das Herz schlägt bis zum Hals und die Haare stehen einem hoch zu Berge, womöglich schlägt und tritt man sogar noch wild um sich oder findet sich in einer völlig verkrampften und erstarrten Haltung wieder. «Gott sei Dank», denkt man, «das war ja nur ein Traum», und auf der Stelle kommt der ganze aufgewühlte Körper wieder zur Ruhe.

Auf den vorangegangenen Seiten hat Maja Storch die ausgeklügelten Experimente beschrieben, die die Psychologinnen und Psychologen in den letzten Jahren durchgeführt haben, um nachzuweisen, dass eine Veränderung des Körperzustandes auch das beeinflusst, was in unserem Gehirn passiert: Wie sich also Gefühle, Einstellungen und Bewertungen verändern, wenn man sich anders hinsetzt, die Arme anzieht oder mit dem Kopf wackelt. «Schön, dass das nun auch wissenschaftlich bewiesen ist», werden Sie denken «und faszinierend, dass solche kleinen, eigentlich fast banalen Veränderungen auf der körperlichen Ebene so interessante Effekte auf der psychischen Ebene auslösen». Aber decken sich diese Befunde nicht mit den Erfahrungen, die wir alle ohnehin tagtäglich machen? Können Sie über irgendetwas nachdenken, sich von diesem oder jenem stärker angezogen fühlen, oder eine wohl durchdachte Entscheidung treffen, wenn Ihr Magen knurrt, die Galle drückt, es auf dem Rücken juckt, Ihr Bein eingeschlafen ist, oder Sie sich den Fuß verstaucht haben? Und kennen Sie nicht auch diesen anderen, ungemein leichten und befreiten Zustand, in den das Denken und Fühlen gerät, wenn man einige Zeit gerannt ist, intensiv getrommelt oder auch nur ein paar Mal tief ein- und ausgeatmet hat?

Das Gehirn ist mit dem Körper nicht einfach nur durch den Hals verbunden, sondern Gehirn und Körper bilden eine untrennbare funktionelle Einheit. Über den Blutkreislauf sowie über afferente* und efferente Nervenbahnen gelangen einerseits Signale, die vom Gehirn erzeugt werden, in den Körper und lösen dort bestimmte Reaktionen aus, andererseits gehen auch von den Prozessen, die im Körper ablaufen, Signale aus, die das Gehirn erreichen und seine Arbeitsweise in einer bestimmten Weise verändern. Es ist also keine allzu erstaunliche Entdeckung, wenn die Wissenschaft nun auch mithilfe ihrer objektiven Messverfahren nachweisen kann, dass etwas im Körper passiert, wenn im Gehirn bestimmte Prozesse in Gang kommen oder angestoßen werden, und dass sich umgekehrt auch im Hirn, also auf der Ebene des Denkens, Fühlens oder Verhaltens etwas verändert, wenn auf der körperlichen Ebene eine bestimmte Veränderung eintritt oder ausgelöst wird. Viel erstaunlicher ist es, dass wir darüber erstaunt sind, wenn uns genau das mithilfe wissenschaftlicher Experimente vorgeführt wird. Der Grund für unser Staunen liegt auf der Hand. Es hat etwas mit den Denkmustern zu tun, die man sich automatisch zu eigen macht, wenn man in einem Kulturkreis aufwächst und in einer Gemeinschaft von Menschen lebt, die irgendwann einmal eine bestimmte Vorstellung von etwas entwickelt haben, und die diese Idee nun noch immer – obwohl sie sich längst als unhaltbar erwiesen hat – weiter mit sich herumschleppen und an ihre Nachkommen weitergeben. Im Mittelalter war es das geozentrische Weltbild, das die damals maßgeblichen Kräfte einfach nicht loslassen konnten. Und heute ist es die mit dem «Zeitalter der Aufklä-

---

* Begriffe, die im allgemeinen Glossar ab Seite 165 erklärt werden, sind im Text Dunkelblau gedruckt.

rung» aufgekommene Überschätzung des rein rationalen Denkens, also des nackten Verstandes. Sie hat dazu geführt, dass die Mehrzahl der Menschen – und vor allem die seit dieser Zeit maßgeblichen wissenschaftlichen Expertinnen und Experten – der Meinung sind und die Meinung weiter verbreiten, das menschliche Gehirn sei ein «Denkorgan», das weitgehend losgelöst und unabhängig vom Körper funktioniert.

Worauf Wolfgang Tschacher und Maja Storch bereits hingewiesen haben, gilt auch hier: Bestimmte (Denk-)Muster können sich immer dann besonders gut ausbreiten, wenn sie auf bereits vorhandenen und gut stabilisierten Mustern aufbauen und wenn sie sich erfolgreich einsetzen lassen, sich also bewähren. Die Trennung zwischen Körper und Gehirn ist im Grunde nur eine Weiterführung der alten, schon seit Jahrhunderten offenbar recht erfolgreich propagierten Trennung von Körper und Geist. Der auf dieser Vorstellung aufbauende und mit der Aufklärung einsetzende Siegeszug des nackten Verstandes (und die damit einhergehende Verleugnung des Körpers und Unterdrückung der Gefühle) war sogar so erfolgreich, dass bis zum Ende des vergangenen Jahrhunderts kaum jemand auf die Idee kam, das Denken als untrennbar mit dem Fühlen oder das Gehirn als untrennbar mit dem Körper verbunden zu betrachten.

Fatalerweise funktioniert unser «Denkorgan» aber so, dass die Vorstellungen und Ideen, die wir entwickeln, mit der Generierung bestimmter Erregungsmuster im Gehirn einhergehen, die – je häufiger das passiert – zur Bahnung und Stabilisierung der an diesen Denkmustern beteiligten und dabei aktivierten Nervenzellverbindungen führen. Von solchen einmal im Kopf entstandenen Autobahnen kommt man, je länger und je erfolgreicher man sie eine Zeit lang benutzt hat, später umso schwerer wieder herunter. Solche «strukturell verankerten Repräsentationen» wirken dann als das Denken, Fühlen und Handeln leitende innere Bilder (Hüther, 2004). Und die sind nicht ohne weiteres einfach wieder auflösbar.

Wer in unserem Kulturkreis aufgewachsen ist, hat die Vorstellung einer Trennung zwischen dem, was im Gehirn und dem, was im Körper passiert normalerweise so stark gebahnt und verinnerlicht, dass er alles «erstaunlich» findet, was dieser Vorstellung nicht entspricht. Auch in der Wissenschaft arbeiten Menschen, deren Denkmuster, genau wie die aller anderen Menschen einer bestimmten Kulturgemeinschaft, von den in dieser Gemeinschaft vorherrschenden und überlieferten Ideen geprägt werden. Deshalb sucht die Mehrzahl dieser WissenschaftlerInnen auch nur dort nach bedeutsamen Erkenntnissen, wo sie diese aufgrund ihrer Vorstellungen am ehesten erwartet. Und das war eben bis vor wenigen Jahren das Denken, die Kognition, das Gehirn.

Inzwischen geht das Zeitalter der Aufklärung allerdings kleinlauter zu Ende, als es begonnen hatte. Die erst vor wenigen Jahrhunderten aufgekeimte und dann lauthals verkündete Hoffnung, der Mensch sei mithilfe seines nackten Verstandes und seines rationalen Denkens in der Lage, Krieg und Elend, Not und Leid, sogar seine Ängste und Krankheiten zu überwinden, hat sich nicht erfüllt. Und glücklicher sind die Menschen auch nicht geworden, geschweige denn zuversichtlicher. Die Experten der WHO prognostizieren für die kommenden Jahre in den hoch entwickelten Industriestaaten einen dramatischen Anstieg der psychosomatischen Erkrankungen, die durch Depressionen und Angst bedingt sind. Wie ist das möglich? Ein Mangel an Wissen kann die Ursache dafür nicht sein. Nie zuvor in der Menschheitsgeschichte war der Zuwachs an neuen Erkenntnissen so groß wie heute. Nie zuvor war Wissen in dieser Menge für so viele Menschen verfügbar. Und noch nie gab es so viele technische Möglichkeiten, sich zu informieren, Wissen untereinander auszutauschen und miteinander in Kontakt zu treten. Die überwiegende Mehrheit der Menschen in diesen hoch entwickelten Industriestaaten leidet auch nicht an einem Mangel an materiellen Gütern. Von Hunger und Armut sind nur wenige bedroht. Obwohl die ärztliche Kunst in diesen Ländern in den letzten Jahrzehnten enorme Fortschritte gemacht hat und die medizinische Versorgung immer besser geworden ist, steigt die Zahl körperlich kranker und seelisch leidender Menschen ständig weiter an.

Irgendetwas stimmt nicht. Irgendwie sind wir auf unserer Suche nach einem besseren Leben in eine Sackgasse geraten. Genau das, was manche schon seit längerem geahnt oder gar prophezeit hatten, scheint jetzt eingetreten zu sein: Der nackte Verstand, mit dem wir bisher versucht haben, besser, d.h. schneller, weiter und möglichst auch höher voranzukommen, hat uns offenbar auf einen fatalen Irrweg geführt. Mithilfe unseres rationalen Denkens ist es uns zwar gelungen, die größten Bauwerke zu errichten, die es jemals auf der Erde gab, alle nur denkbaren technischen Hilfsmittel zur Erleichterung des Lebens zu erfinden, sogar auf den Mond zu fliegen und ein erdumspannendes Kommunikations- und Informationsnetz aufzubauen. Aber die Probleme, die uns das Leben trotz all dieser Fortschritte bereitet, sind in den letzten Jahren eher größer als geringer geworden.

So stellt sich – erstmals sei dem Beginn der Aufklärung – wieder die Frage, ob der Mensch wirklich gut beraten ist, wenn er sich bei seinen Entscheidungen allein auf seinen Verstand und seine Fähigkeit zum rationalen Denken verlässt. Die Antwort auf diese Frage ist einfach und nach allem, was wir in den letzten Jahren an neuen Erkenntnissen über die Funktionsweise des menschlichen Gehirns in Erfahrung gebracht haben, paradoxerweise sogar mit wissenschaftlichen Verfahren – also durch den Einsatz von Verstand und rationalem Denken – beweisbar geworden: Das Denken allein – oder der Verstand, wenn man will, auch der Geist des Menschen – ist kein geeignetes Instrument, um sich damit in der Welt zurechtzufinden, im Gegenteil. Je komplexer die mithilfe dieser Ratio gestaltete Lebenswelt wird, je stärker sich das Spektrum der Handlungsmöglichkeiten des Menschen erweitert, desto mehr versagt das rationale Denken, wenn es darum geht, komplexe Zusammenhänge zu erfassen und sinnvolle Entscheidungen zu treffen, die das eigene Überleben sichern und Weiterentwicklung ermöglichen.

Das Zeitalter der Rationalität geht mit einer bemerkenswerten Erkenntnis zu Ende: Denken können wir, was wir wollen. Sogar Handeln können wir – zumindest eine Zeit lang – nach unserem eigenen Gutdünken, aber um glücklich und zufrieden, mutig und zuversichtlich leben zu können, müssen wir in der Lage sein, etwas zu empfinden. Wir müssen also die Intelligenz und die Kraft unserer Gefühle wieder erkennen, schätzen und nutzen lernen, um einen Ausweg aus dem Irrsinn unserer gegenwärtigen Lebenswelt zu finden, in den uns der Einsatz des nackten Verstands geführt hat. Wir müssen versuchen, die verloren gegangene Einheit von Denken, Fühlen und Handeln, von Rationalität und Emotionalität, von Geist, Seele und Körper wiederzufinden. Sonst laufen wir Gefahr, uns selbst zu verlieren.

Der Siegeszug der Aufklärung ist zu Ende. Und wenn sich bestimmte Vorstellungen nicht mehr als erfolgreich oder gar als hinderlich erweisen, verlieren sie ihre Kraft. Ihr neurobiologisches «Substrat», die im Kortex gespeicherten Repräsentationen (die man einfacher auch als «innere Bilder» bezeichnen kann) werden dann zunehmend instabil. Neue, zu der lebendigen Wirklichkeit besser passende und erfolgreicher einsetzbare Vorstellungen beginnen sich auszubreiten. So stabilisiert sich allmählich eine andere, mit der praktischen Lebenserfahrung und dem gesunden Menschenverstand besser zu vereinbarende Vorstellung, und die heißt: Körper und Geist, Denken und Fühlen sind untrennbar miteinander verbunden.

3.2 Die untrennbare Einheit von Soma und Psyche

Dass körperliche Veränderungen Auswirkungen auf das Zentralnervensystem haben und deshalb auch zu psychischen Veränderungen führen können, gehört zur Alltagserfahrung eines jeden Menschen. Dass uns dieser Zusammenhang normalerweise nur dann bewusst wird, wenn es zu spürbaren Störungen der im Körper ablaufenden Prozesse kommt, leitet sich zwangsläufig aus der Funktionsweise unseres Nervensystems ab: Damit ein Aktionspotenzial in den Zellen des peripheren Nervensystems aufgebaut und als Impuls zum Gehirn weitergeleitet werden kann, muss es zu einer hinreichend starken Verschiebung des Ionengleichgewichtes an der Außenmembran dieser Nervenzellen kommen. Wenn die Erregung, die das Hirn erreicht, stark genug ist, um dort ein spezifisches sensorisches Erregungsmuster zu erzeugen, kommt es zur Aktivierung bestimmter neuronaler Netzwerke und damit zum Aufbau eines charakteristischen Reaktions- oder handlungsleitenden Erregungsmusters. Wird die sich ausbreitende Erregung so intensiv, dass sie auch limbische und hypothalamische Hirnbereiche erfasst, werden Notfallreaktionen in Gang gesetzt: entweder Angriff, Flucht oder Erstarrung. Gleichzeitig wird eine neuroendokrine Stress-Reaktion mit all ihren zentralnervösen und somatischen Auswirkungen ausgelöst (Übersichten in Hüther 1996, 1997).

Dass eine länger andauernde Störung körperlicher Prozesse langfristig zur Anpassung zentralnervöser Verarbeitungsmechanismen an die eingetretene Störung führt, ist gar nicht banal und außerdem nicht immer offensichtlich. Die davon direkt oder indirekt betroffenen neuronalen Netzwerke und deren synaptische Verbindungen organisieren sich um. Es werden neue Kontakte geknüpft und alte, nicht mehr benutzte Verbindungen aufgelöst (Hüther, 1997). Besonders gut untersucht sind solche Reorganisationsprozesse in der Hirnrinde beispielsweise nach dem Verlust eines Armes oder Beines. Aber auch alle akuten Veränderungen der Versorgung des Gehirns mit Nährstoffen und Stoffwechselprodukten oder hormonelle, durch veränderte Drüsenfunktionen hervorgerufene Inbalancen beeinflussen die Funktion des Gehirns oder einzelner Hirnbereiche auf mehr oder weniger spezifische Weise. Alles, was im Körper passiert, führt, wenn es über längere Zeit fortbesteht, zu entsprechenden Anpassungen der davon betroffenen neuronalen Regelkreise und synaptischen Verbindungen. Wie dramatisch diese Auswirkungen werden können, machen die zum Teil massiven Hirnentwicklungsveränderungen bei Kindern mit angeborenen oder erworbenen Stoffwechselstörungen deutlich (Abb. 3.1).

Die Liste der Einflussmöglichkeiten körperlicher Veränderungen auf zentralnervöse Leistungen ist in den letzten Jahren immer länger und umfassender geworden. Relativ neu ist beispielsweise die Erkenntnis, dass es bei immunologischen Reaktionen zur Bildung einer ganzen Reihe von Signalstoffen kommt, die ihrerseits Rezeptoren im Gehirn aktivieren und auf diese Weise bestimmte zentralnervöse Leistungen modulieren können. Auch erst in den letzten Jahren ist bekannt geworden, dass wichtige, im Hirn gebildete und als Botenstoffe freigesetzte Hormone auch im Darm und von anderen inneren Organen produziert werden. Sie werden über den Blutkreislauf zum Hirn transportiert und können dort die Aktivität spezifischer neuronaler Netzwerke und damit auch psychische Zustände beeinflussen. Es ist davon auszugehen, dass in Zukunft noch mehr aus dem Körper stammende neuroaktive Signalstoffe entdeckt werden, die als Folge der veränderten Funktion einzelner Organe und Organsysteme entweder vermehrt oder vermindert gebildet werden. Es ist auch absehbar, dass künftig noch viel besser und genauer beschreibbar wird, wie bestimmte körperliche Veränderungen über sensorische Nervenbahnen in ganz bestimmte Hirnbereiche weitergeleitet und miteinander verknüpft werden, wie es zur Entstehung spezifischer Erregungsmuster in einzelnen Neuronenverbänden kommt, und wie dadurch psychische Prozesse beeinflusst werden. All dieses neu hinzukommende Wissen kann das Bild, das sich jetzt schon abzeichnet, nur noch vervollkommnen, aber nie wieder umstürzen.

Das Gleiche gilt auch umgekehrt für die Folgen und Auswirkungen psychischer Veränderungen auf den Körper. Dass Stimmungen, Absichten, affektive Zustände oder emotionale Reaktionen körperliche Prozesse beeinflussen, ist ebenfalls eine banale und täglich am eigenen Leib spürbare Erkenntnis. Auch hier gilt die Regel, dass die Auswirkungen psychischer Vorgänge immer dann besonders deutlich – und meist auch bewusst – werden, wenn es zu einer massiven Störung des seelischen Gleichgewichtes, d.h. zu einer Aktivierung der sog. emotionalen Zentren, des limbischen Systems, im Gehirn kommt. Das ist immer dann der Fall, wenn eine Wahrnehmung gemacht wird, die nicht zu dem passt, was die betreffende Person in dieser Situation erwartet. Wird die betreffende Wahrnehmung beim Vergleich mit den bisherigen Erfahrungen als bedrohlich bewertet, so kommt es zur Aktivierung einer ganzen Kaskade von Notfallreaktionen, deren körperliche Auswirkungen meist deutlich sichtbar sind: Dann schlägt das Herz bis zum Hals, der Atem stockt, die Körperhaltung wird angespannt, und womöglich stellen sich sogar die Haare auf. Jetzt wird es Zeit zu handeln und das Problem irgendwie zu lösen. Fällt der Lösungsversuch, der in dieser Situation gefunden wurde, deutlich besser aus, als man es aufgrund eigener Vorerfahrungen erwartet hatte, so wird im Gehirn das Belohnungssystem aktiviert. Die damit einhergehende vermehrte Freisetzung des Signalstoffes Dopamin hat eine stabilisierende Wirkung auf diejenigen neuronalen Verschaltungsmuster, die an der erfolgreichen Lösung des betreffenden Problems beteiligt waren. Das bei subjektiv als bedrohlich bewerteten Ereignissen aktivierte neuroendokrine Stress-System kann bei Fortbestehen einer Bedrohung über längere Zeit in einem aktivierten Zustand verbleiben. Unter diesen Bedingungen werden die Nervenzellverbindungen in den Bereichen des Gehirns,

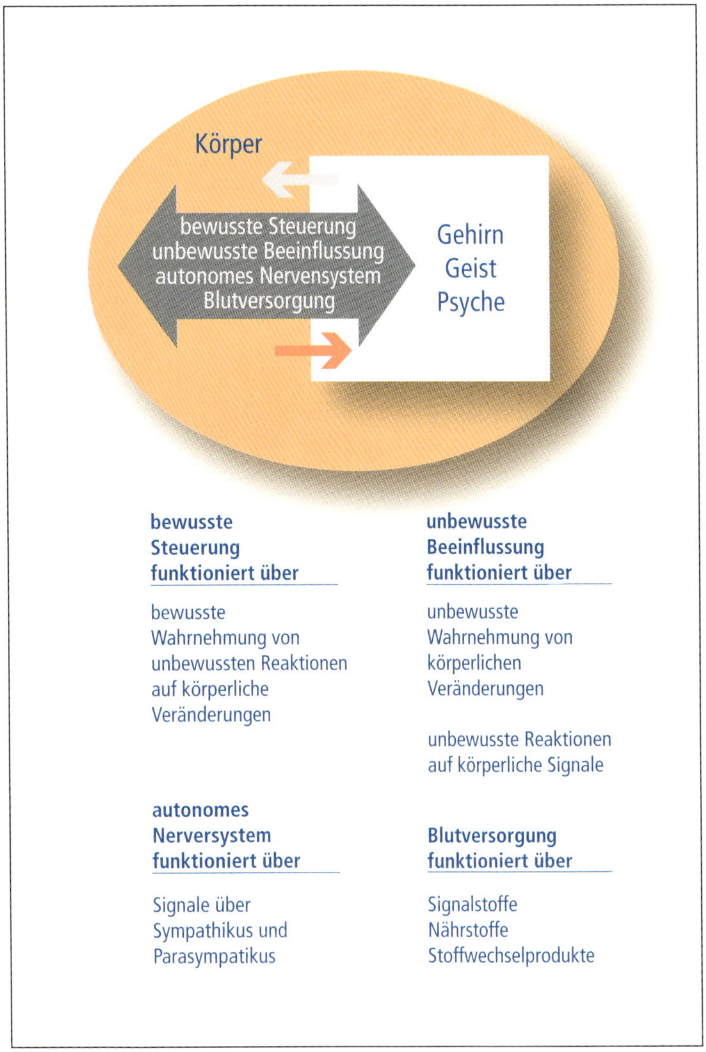

Abbildung 3.1: Die Ebenen der wechselseitigen funktionellen Beeinflussung zwischen Körper und Gehirn, Geist und Psyche.

Veränderungen auf körperlicher Ebene werden über einen oder mehrere der hier dargestellten Wege als Information zum Gehirn und damit zum geistigen und psychischen System weitergeleitet. Die dadurch im Gehirn ausgelösten Erregungsmuster bilden den Ausgangspunkt einer Reaktionskette, die über einen oder mehrere der hier dargestellten Wege ihrerseits wieder bestimmte körperliche Reaktionen auslöst.

die für Zuordnungen und Bewertungen zuständig sind, destabilisiert und umgebaut (**Abb. 3.2**).

Auf körperlicher Ebene kommt es zu langfristigen Anpassungen derjenigen Organe und Organsysteme, die auf diese Weise in ihrer Funktion moduliert sind. Das Gleiche gilt auch für die fortgesetzte Aktivierung der archaischen Notfallreaktionen Angst, Flucht und Erstarrung und für die damit einhergehenden Veränderungen von Haltungen und Muskeltonus. Die chronischen Verspannungen, die aus solchen Lebenslagen resultieren können, sind wohl den meisten von uns bekannt. Die ständige Aktivierung des sympathischen Nervensystems, die mit häufig wiederkehrenden psychischen Belastungen verbunden ist, kann zu langfristigen Veränderungen von Funktion und Struktur einzelner Organe führen – dies mündet unter Umständen sogar in chronisch entzündliche Erkrankungen. Alle diese Beispiele machen deutlich, wie stark affektive – und zwar insbesondere negative – Bewertungen und die dadurch in Gang gesetzten Reaktionen in der Lage sind, körperliche Prozesse, die Aktivität, die Funktion und letztlich auch die Struktur einzelner Organe und Organsysteme nicht nur akut, sondern auch langfristig zu verändern. Auch das ist im Grund eine banale Erkenntnis. Interessanter ist es, die Mechanismen dieser gegenseitigen Beeinflussung etwas genauer zu betrachten. Da es sich hierbei um recht komplizierte zelluläre und biochemische Prozesse handelt, ist es schwer, diese Mechanismen in einfachen Worten zu beschreiben. Der folgende Absatz ist also eher etwas für ExpertInnen. Überspringen Sie ihn einfach, wenn Sie diese Einzelheiten nicht allzu sehr interessieren.

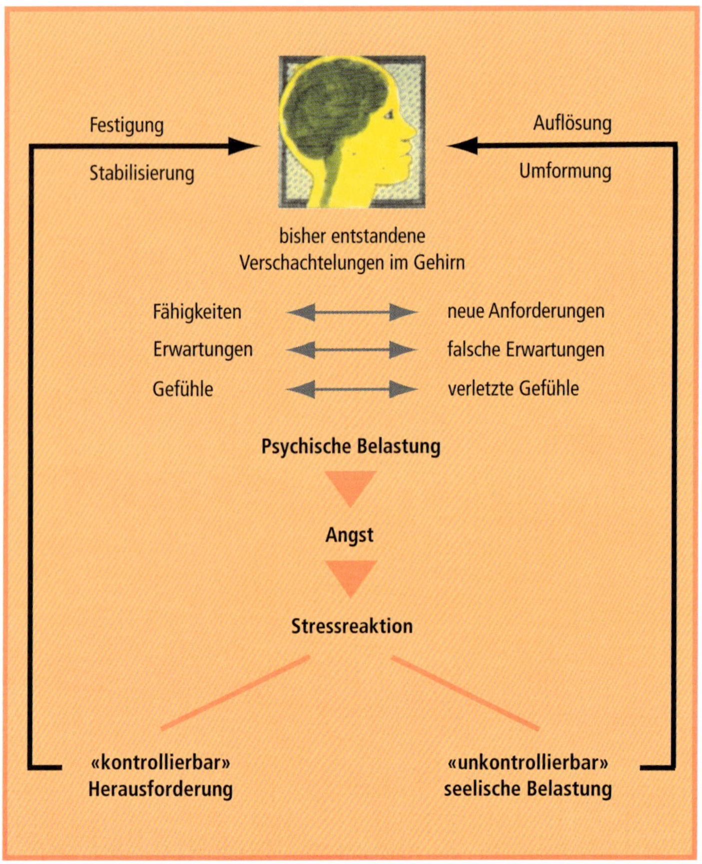

Abbildung 3.2: Auswirkungen psychischer Belastungen auf die im Gehirn herausgebildeten neuronalen Verschaltungen.

Psychische Belastungen führen zu einer sich im Gehirn ausbreitenden Erregung, die auch auf tiefer liegende, ältere Hirnbereiche übergreift (limbisches System, Hypothalamus, Hirnstamm). Da die dort lokalisierten Netzwerke auch an der Regulation körperlicher Prozesse beteiligt sind, kommt es zu den typischen, körperlich spürbaren Auswirkungen von Angst und Stress. Wie stark sie ausfallen, wie lange sie andauern, und welche Auswirkungen sie haben, hängt von der subjektiven Bewertung der Belastung als entweder «kontrollierbar» oder «unkontrollierbar» ab.

Weil das Gehirn mit dem Rest des Körpers über seine efferenten und afferenten Nervenbahnen und über den Blutkreislauf verbunden ist, können Signalstoffe vom Gehirn entweder über Nervenzellfortsätze oder über die Blutzirkulation zu den jeweiligen peripheren Zielzellen gelangen. Umgekehrt erreichen Signale aus dem Körper das Gehirn bzw. bestimmte Bereiche des Gehirns entweder ebenfalls über den Blutweg oder über sensorische Afferenzen. Am Ende dieser unterschiedlichen Signalübertragungswege kommt es durch den jeweils abgesonderten Botenstoff zur Aktivierung der Rezeptoren, die sich an der Zellmembran der jeweiligen Zielzellen befinden (Mediatoren interzellulärer Kommunikation: Hormone, Modulatoren, Wachstumsfaktoren, Transmitter). Im einfachsten Fall führt diese Rezeptoraktivierung lediglich zur Öffnung bestimmter Ionenkanäle und verändert durch den Einstrom von K^+ oder Na^+-Ionen das Membranpotenzial und damit die Erregbarkeit der nachgeschalteten Zellen, ohne aber deren Funktion weiter zu beeinflussen.

Tiefgreifender und nachhaltiger sind die Auswirkungen, wenn Rezeptoren aktiviert werden, die an Signalübertragungswege innerhalb der Zelle selbst gekoppelt sind. Das ist bei der Mehrzahl der Rezeptor-vermittelten Wirkungen von Hormonen und Transmittern der Fall. Hier führt die Anbindung des betreffenden Signalstoffes an seinen Rezeptor zur Aktivierung von Enzymen im Zellplasma, die ihrerseits andere Enzyme so verändern (z.B. phosphorylieren), dass sie entweder aktiviert oder deaktiviert werden. Auf diese Weise wird die betreffende Zelle in die Lage versetzt, bestimmte Leistungen stärker und effektiver als bisher zu erbringen und andere Leistungen dafür zu verringern. Diese Art der Rezeptoraktivierung hat also zur Folge, dass die betreffende Zielzelle ihre Leistung anpasst an die durch den Signalstoff übertragene Botschaft, dass entweder im Körper oder im Gehirn eine Veränderung stattgefunden hat. Noch interessanter ist die Wirkung all jener Signalstoffe, die eine Rezeptor-vermittelte Änderung der Genexpression in ihren jeweiligen Zielzellen auslösen. Zu diesen Signalstoffen zählen bestimmte Neurotransmitter (z.B. Dopamin), Hormone (z.B. Kortisol) und die sog. Wachstumsfaktoren (z.B. NGF). Solche Stoffe wirken als Regulatoren der Genexpression und können auf diese Weise ihre jeweiligen Zielzellen dazu bringen, neue Genprodukte (Enzym- und Strukturproteine) von bisher nicht exprimierten DNA-Sequenzen abzuschreiben, und dafür andere Gene stillzulegen. Auf diese Weise werden völlig neue Potenziale in den betreffenden Zellen freigelegt. Diese neuen Fähigkeiten können dann zu tiefgreifenden und nachhaltigen Veränderungen der bisherigen Struktur und Funktion der betreffenden Zellen führen (Übersicht in Bauer, 2002) (**Abb. 3.3**).

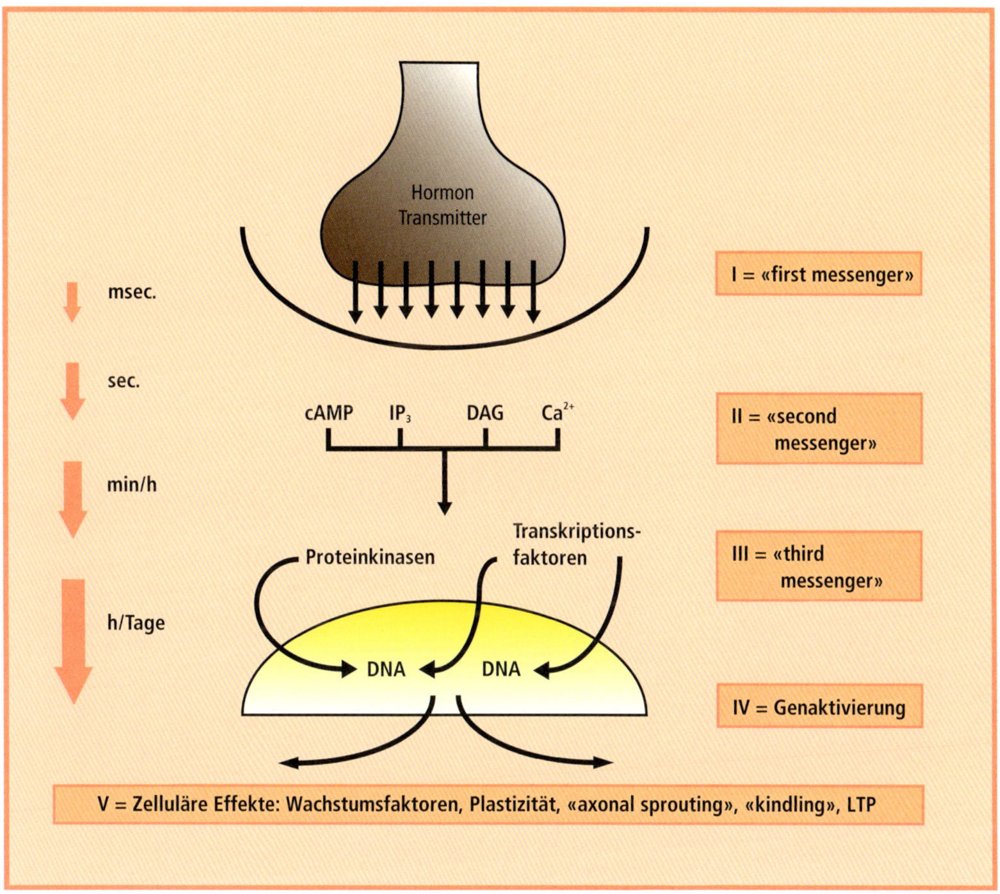

Abbildung 3.3: Kaskade der Wirkungen von Signalstoffen auf ihre jeweiligen Zielzellen.

Die Wirkung eines Signalstoffes auf seine Zielzellen hängt davon ab, wie tiefgreifend die Veränderungen in den Zellen sind, die durch die Aktivierung entsprechender Rezeptoren angestoßen werden.

Einfacher ausgedrückt heißt das: So ähnlich wie wir unsere Sprache und andere Symbole benutzen, benutzen auch die Zellen unseres Körpers und unseres Gehirns Signale, um sich wechselseitig über ihren jeweiligen Zustand, ihr «Befinden» zu informieren, Veränderungen weiterzumelden, Gefahren und Notlagen zu signalisieren und Unterstützung einzufordern. Und so ähnlich wie wir können Zellen einerseits Signale aussenden, die andere Zellen nur oberflächlich beeinflussen. Sie können andererseits aber auch stärkere Signale verwenden und auf diese Weise andere Zellen zu einer Intensivierung bestimmter Leistungen veranlassen. Und schließlich sind Zellen in der Lage, sogar Signale auszusenden, die andere Zellen dazu bringen, ihr bisheriges Leistungsspektrum nachhaltig umzugestalten, bisher ungenutzte Potenziale freizulegen und dafür auf andere Möglichkeiten zu verzichten. Diese letzte, besonders nachhaltig wirksame Strategie der Kommunikation zwischen den Zellen wird während der embryonalen Entwicklung besonders intensiv genutzt, um die somatischen und neuronalen Differenzierungsprozesse zu lenken und zu steuern, die während dieser Phasen erforderlich sind.

3.3 Die wechselseitige Abhängigkeit von körperlicher und psychischer Entwicklung

Jede Zelle besitzt in ihrem Zellkern gespeichertes Wissen, das sie benutzt, um die Reaktionen zu lenken, die in ihrem Inneren ablaufen und auf das sie zurückgreift, wenn sie in Situationen gerät, die sie zu bestimmten Antworten zwingen. Dieser zelluläre Schatz an Erfahrungen besteht aus einer Vielzahl in spezifischer Weise angeordneter Nukleinsäurebausteine (DNA-Sequenzen), die bei Bedarf als Matrix dient, um bestimmte Eiweiße herzustellen, die für bestimmte Reaktionen oder für den Aufbau bestimmter zellulärer Strukturen gebraucht werden. Alle embryonalen Zellen haben diesen genetischen Code bei jeder Zellteilung von ihren jeweiligen «Elternzellen» übernommen. Der Ausgangspunkt dieses zellulären Wissens ist das Genom der befruchteten Eizelle. Es wird an die jeweiligen Tochterzellen weitergegeben und ist deshalb für alle Zellen des Embryos identisch.

Im Verlauf der Embryonalentwicklung geraten die Tochterzellen, die durch die Zellteilungen neu gebildet wurden, in unterschiedliche Bereiche des Embryos. Die lokalen Bedingungen, die in den verschiedenen Bereichen herrschen, zwingen die betreffenden Zellen dazu, bestimmte Gene intensiver abzuschreiben als andere und bestimmte Leistungen stärker zu entwickeln als andere. Dadurch beginnen sich die Zellen zu spezialisieren. Auch die Reaktionen, die im Inneren dieser Zellen ablaufen, passen sich immer besser an die Anforderungen ihrer jeweiligen Umgebung an. Auf diese Weise entwickeln sich die verschiedenen Zellen zunehmend zu speziellen, differenzierten Zellen, z.B. zu Haut-, Darm-, Leber-, Muskel-, Drüsen- oder Nervenzellen. Indem diese verschiedenen Zellen auf ihrem jeweiligen Entwicklungsweg ganz bestimmte Bereiche ihres mitgebrachten Erfahrungsschatzes nun besonders intensiv nutzen – und dafür andere Bereiche ungenutzt lassen – erwerben sie zunehmend spezieller werdende Fähigkeiten. Einer solchen spezialisierten Zelle ist es dann nicht mehr möglich, auf alle Gensequenzen zurückzugreifen, die sie von der ursprünglichen befruchteten Eizelle einmal übernommenen hat. Sie kann fortan auch nur noch Tochterzellen hervorbringen, die nun ihrerseits bereits von Anfang an darauf festgelegt sind, sich als Haut-, Darm-, Leber-, Muskel-, Drüsen- oder Nervenzellen weiterzuentwickeln. Durch die spezifischen Umgebungsbedingungen hat sich die Zelle also radikal verändert. Sie hat «gelernt», eine Zelle mit einer bestimmten Funktion zu sein, hat sich an die Erfordernisse ihrer jeweiligen «Lebenswelt» angepasst.

Die wichtigste Voraussetzung für die Ausbildung derartiger Spezialisierungen und die

Entstehung eines Beziehungsgeflechtes voneinander abhängiger, einander ergänzender Leistungen innerhalb des embryonalen Zellverbandes ist eine fortwährende wechselseitige Abstimmung der Zellen. Ebenso wie sich Kinder in einer Gruppe fortwährend über alles informieren, was abläuft und worauf es ankommt, tauschen auch embryonale Zellen ständig Informationen darüber aus, wie es ihnen geht, was sie gerade machen oder zu tun beabsichtigen. Sie lernen voneinander durch Interaktion und Kommunikation. Dazu benutzen sie die bereits beschriebenen Wirkungen spezifischer Signalstoffe. Anfangs findet dieser ständige Informationsaustausch zwischen den sich immer weiter spezialisierenden Zellen des sich entwickelnden Embryos noch unmittelbar zwischen direkt benachbarten Zellen statt. Später, wenn die ersten Gewebe und Organanlagen entstanden und über ein funktionierendes Blutkreislaufsystem miteinander verbunden sind, können die freigesetzten Botenstoffe über die Blutversorgung auch in weiter entfernte Bereiche des Embryos gelangen. Auf diese Weise ist es möglich, auch die Wachstums- und Differenzierungsprozesse die in verschiedenen Organen stattfinden, weiterhin sehr genau aufeinander abzustimmen.

Etwa ab der 7. Schwangerschaftswoche lässt sich beobachten, wie der in der Fruchtblase schwimmende Embryo erste, noch sehr unkoordinierte Bewegungen ausführt. Anfangs sind das eher Zuckungen, die durch die Kontraktion bestimmter Muskeln des Rumpfes und der Extremitäten ausgelöst werden. Zu diesem Zeitpunkt beginnen die vom Rückenmark und vom Gehirn aussprossenden Nervenzellfortsätze mit diesen Muskelzellen in Kontakt zu treten. Jetzt können diese Muskelzellen durch die Erregungen, die bestimmte Nervenzellen erzeugen und durch die Wirkung des Signalstoffes Azetylcholin, der dabei an den Enden ihrer Fortsätze abgegeben wird, zur Kontraktion veranlasst werden. Und die Muskelspindeln können nun ihrerseits über sensorische Nerven den Dehnungszustand des Muskels an das Rückenmark und das Gehirn zurückmelden. So entstehen die ersten Verknüpfungen zwischen den motorischen und den sensorischen Bahnen, zunächst im Rückenmark und später auch in den übergeordneten, für die Bewegungskoordination zuständigen Schaltzentralen im Gehirn. Hier werden aus einem zunächst viel zu großen Angebot an synaptischen Verbindungen allmählich diejenigen Verschaltungsmuster stabilisiert und gebahnt, die bei den zunehmend koordinierter werdenden Bewegungsabläufen des Embryos regelmäßig aktiviert werden. Von Anfang an findet Lernen im Gehirn also durch Nutzung und Übung der entsprechenden Körperfunktionen statt. Im Verlauf dieses langwierigen und komplizierten Lernprozesses wird der Embryo in die Lage versetzt, seinen Rumpf, seine Beine und seine Arme in zunehmend koordinierter Weise zu bewegen, regelmäßige «Atembewegungen» durch die Kontraktion von Zwerchfell und Rippenmuskulatur auszuführen oder seinen Daumen gezielt in den Mund zu stecken. All diese Bewegungsabläufe müssen «eingeübt» und «erlernt» werden. Fehlt dem Embryo die Möglichkeit dazu – beispielsweise, weil eine Extremität nicht ausgebildet ist –, so können auch die entsprechenden neuronalen und synaptischen Verschaltungsmuster im Gehirn nicht entstehen, denn solche Verschaltungsmuster bilden sich ja ausschließlich auf der Basis von Benutzung heraus, wie wir weiter oben gesehen haben. Im sich entwickelnden Gehirn dieses Embryos wird dann kein neuronales Verschaltungsmuster – mit anderen Worten: kein «inneres Bild», keine Repräsentation – der betreffenden Extremität und der Muskelkontraktionen, die ihre Bewegungen steuern würden, angelegt (Abb. 3.4).

Was für die zentralnervöse Steuerung der Körpermuskulatur gilt, trifft in gleicher Weise – wenngleich weniger deutlich sichtbar oder messbar – für die Herausbildung all jener neuronalen Verschaltungsmuster zu, die an der Steuerung und Koordinierung aller anderen

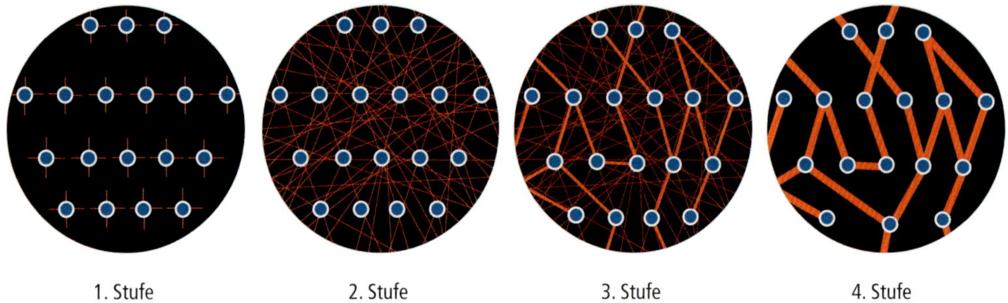

Abbildung 3.4: Ausreifung neuronaler Verschaltungsmuster im Verlauf der Hirnentwicklung.
Die in den verschiedenen Hirnregionen ausreifenden Verschaltungen entwickeln sich sequenziell von den älteren Bereichen im Hirnstamm zu den jüngsten Bereichen im Frontalhirn nach dem gleichen Prinzip: Zunächst wachsen von den Nervenzellen Fortsätze aus («Sprouting») und bilden ein Überangebot an Vernetzungen, das dann nachfolgend in Abhängigkeit von der jeweiligen Nutzung auf das Muster «zurückgestutzt» wird («Pruning»), das durch entsprechende aktivitäts- und nutzungsabhängige Erregungsmuster auch tatsächlich stabilisiert wird.

Körperfunktionen beteiligt sind. Dazu zählen die Regelkreise für die Regulation der Funktion von inneren Organen, von peripheren Drüsen, von Blutkreislauf und Atmung, aber auch des Blutzuckerspiegels oder der Sauerstoffversorgung, bzw. der Kohlehydratsättigung im Blut, die sich allmählich im Gehirn herausbilden. Auch die Erregungsmuster, die über Drucksensoren in der Haut von der Körperoberfläche zum Gehirn weitergeleitet werden, führen dort zu der schon mehrfach erwähnten nutzungsabhängigen Stabilisierung entsprechender Verschaltungsmuster. Die neuronalen Netzwerke, die im Gehirn auf diese Weise allmählich herausgeformt werden, stellen gewissermaßen ein inneres Muster von der Beschaffenheit der Körperoberfläche dar. Diese inneren Muster nennt man *Körperrepräsentationen*. Der Aufbau und die Stabilisierung von Körperrepräsentationen laufen vollkommen unbewusst ab, denn diese Prozesse geschehen zu einer Zeit, in der alle Bereiche des Gehirns, in denen später die bewussten Wahrnehmungen und Reaktionen miteinander verknüpft werden, noch sehr unreif und daher noch nicht funktionsfähig sind. Dennoch entsteht im Gehirn des ungeborenen Kindes ein immer vollständiger und komplexer werdendes inneres Bild über die Beschaffenheit seines Körpers und über die in diesem Körper ablaufenden und vom Gehirn selbst wieder beeinflussbaren Prozesse.

Die allererste und wichtigste Aufgabe des Gehirns ist (und bleibt zeitlebens) nicht das Denken, sondern das Herstellen, Aufrechterhalten und Gestalten von Beziehungen. Und zwar in einem doppelten Sinn: Indem sich ein Mensch mithilfe seines Gehirns mit dem, was außen passiert, in Beziehung setzt, werden im Gehirn ganz bestimmte Beziehungen zwischen den Nervenzellen hergestellt. Die ersten Beziehungen, die im sich entwickelnden Gehirn entstehen, die ersten Verbindungen, die geknüpft werden, sind einfache Regelkreise zur Steuerung von Körpervorgängen und zur Koordination von Organfunktionen. Je häufiger diese einfachen Regelkreise zur Aufrechterhaltung oder zur Wiederherstellung eines bestimmten Kontraktionsmusters einzelner Muskelgruppen oder zur Steuerung bestimmter Leistungen einzelner Organe und Organsysteme benutzt werden, desto fester und stabiler werden die dabei jeweils aktivierten Nervenzellverschaltungen miteinander verbunden und gebahnt. Aus den anfangs noch sehr labilen und deshalb recht störanfälligen Verbindungen werden auf diese Weise immer perfekter, immer automatischer, immer reflexartiger funktionierende Regelkreise für die Steuerung einzelner Teilfunktionen.

Das ist jedoch nur der erste Schritt, sozusagen die unterste Ebene der Stufenleiter, auf der das sich entwickelnde Gehirn lernt. In einem zweiten Schritt werden diese einfachen Regelkreise von weiter aussprossenden Nervenzellfortsätzen auch innerhalb des Gehirns miteinander verbunden und in ihren Aktivitäten aufeinander abgestimmt. Auf diese Weise entstehen übergeordnete neuronale Netzwerke, die für die Integration und Koordination der einfachen Regelkreise zuständig sind. Diese übergeordneten neuronalen Netzwerke sind bereits deutlich komplizierter aufgebaut. Auch diese komplexen Verbindungen und Verschaltungsmuster sind anfangs noch sehr labil und leicht störbar. Aber auch sie werden umso fester herausgeformt und gebahnt, je häufiger sie aktiviert werden. (Abb. 3.5)

Die übergeordneten neuronalen Netzwerke sind in der Lage, die Aktivität der in den «älteren» Schichten bereits angelegten, einfachen Regelkreise zu koordinieren und aufeinander abzustimmen. All das geschieht, bevor die ersten Sinnesorgane ausreifen und Signale aus der Umgebung des Embryos zu seinem Gehirn weitergeleitet werden. Deshalb sind die allerersten komplexen Verschaltungsmuster, die im Gehirn entstehen, quasi «innere Bilder» von Vorgängen, die im Körper ablaufen. In den Bereichen des Gehirns, die bereits vor der Geburt

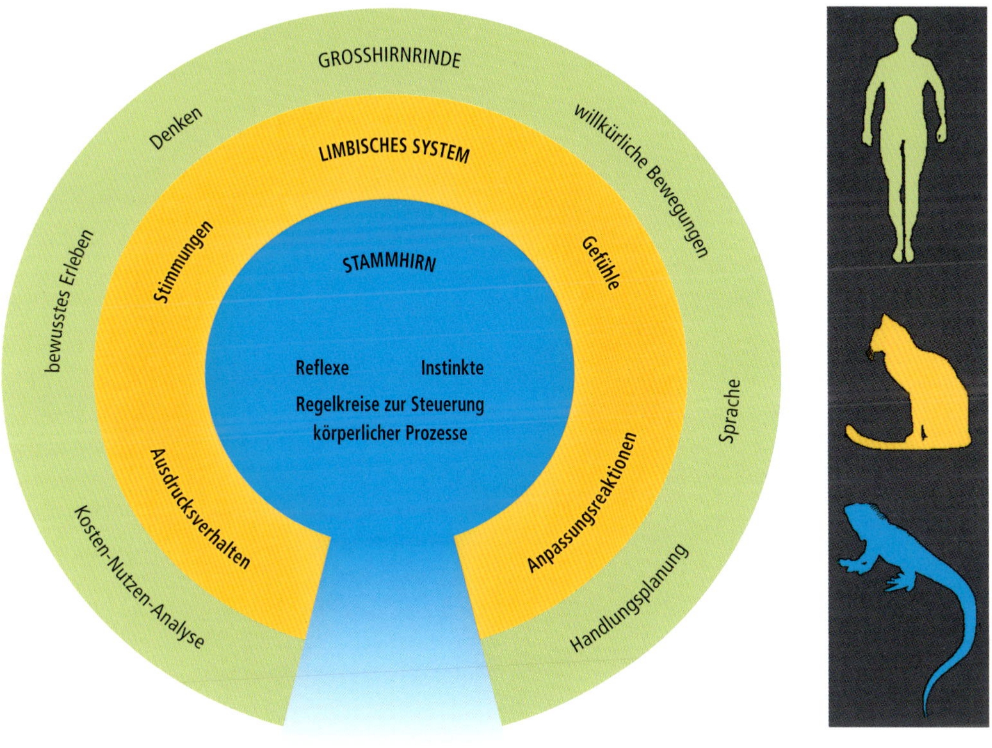

Abbildung 3.5: Schichtenmodell des menschlichen Gehirns.

Im Verlauf der Hirnentwicklung kommt es zur sequenziellen Ausreifung neuronaler Verschaltungen in drei übereinander gelagerten Schichten: dem Hirnstamm («Reptiliengehirn»), dem limbischen System («Vogel- und Säugetiergehirn») und der Hirnrinde («Primatengehirn»).

weitgehend ausgereift sind, dem Hirnstamm und dem Hypothalamus, sind neuronale Netzwerke zur Kontrolle und zur Aufrechterhaltung des inneren Körpermilieus lokalisiert. Über diese Regelkreise erhält das Gehirn einen nie versiegenden Informationsfluss über alle im Körper ablaufenden Prozesse. Das Ergebnis aus diesem völlig *unbewussten* Informationsfluss bezeichnte der Hirnforscher Damasio als «Protoselbst»: «Das Protoselbst besteht aus einer zusammenhängenden Sammlung von neuronalen Mustern, die den physischen Zustand des Organismus in seinen vielen Dimensionen fortlaufend abbilden» (Damasio, 2001, Seite 187). Aus diesem Protoselbst entsteht das, was Damasio das «gefühlte Kernselbst» nennt. Das gefühlte Kernselbst entwickelt sich, indem auf den übergeordneten Ebenen des Gehirns, die erst später entstehen, dem limbischen System und dem assoziativen Kortex, Erregungsmuster erzeugt werden, die ihrerseits wieder repräsentieren, wie der eigene Körper davon beeinflusst wird, dass er mit einer bestimmten Antwort auf eine Veränderung der äußeren Welt reagiert. Das gefühlte Kernselbst ist *bewusstseinsfähig*, aber es ist *nicht* an Sprache gekoppelt. Es wird als *Körpergefühl* repräsentiert, und zwar auch dann, wenn eine Reaktion des Körpers nicht durch einen äußeren Reiz, sondern nur durch eine Erinnerung an eine solche Reizantwort ausgelöst wird. Vereinfacht lassen sich Protoselbst und gefühltes Kernselbst in dem Begriff «Körper-Selbst» zusammenfassen. (vgl. auch Storch & Riedener, 2005). Das Körper-Selbst bildet die Grundlage für die weitere Konstruktion der eigenen Vorstellung von einem «Ich». Auch in der Philosophie findet sich in neuerer Zeit diese Vorstellung. Walter (1999, S. 347) beschreibt diesen Umstand mit etwas anderen Worten: «Alle Selbstmodellierungen basieren auf unserem neuronalen Körperselbst.»

Das Körper-Selbst bildet die unterste Ebene für die Verankerung selbst gemachter Erfahrungen und dient als inneres Referenzsystem für die Bewertung von eigenen Erfahrungen auf der Basis von Körpersignalen, die Damasio *somatische Marker* nennt (Damasio, 1994; Storch, 2002). Diese somatischen Marker signalisieren, ob angesichts einer bestimmten Situation oder einer bestimmten Wahrnehmung, auch einer bloßen Vorstellung, entweder eine Störung oder aber eine Stabilisierung der inneren Organisation des Organismus zu erwarten ist. Sie sind die Signale für Vermeidungs- oder Annäherungsverhalten. Das Körper-Selbst hat immer eine individuelle Geschichte und wird in hohem Maß durch Erfahrungen geformt, die von der regulierenden Aktivität der Mutter bestimmt, gelenkt und ermöglicht werden (Bohleber, 1997). Die Repräsentationen bzw. inneren Bilder, die sich aus den Erfahrungen im Umgang mit der Mutter im Gehirn des Kindes herausbilden, hat Stern (1992) *repräsentations of interactions generalized* (RIG's) genannt. Sie sind unbewusst entstanden und vorsprachlich, d. h. auf Körperebene als emotionale Reaktionsmuster verankert. Erst im Verlauf der weiteren Ent-

Ebene des Selbstbildes	Veränderungsmöglichkeiten des Selbstbildes negativer Pol		positiver Pol
körperliches «Ich»	Verletzung Einschränkung	⟷	Heilung Wachstum
soziales «Ich»	Isolation Vereinsamung	⟷	Zugehörigkeit Verbindung
spirituelles «Ich»	Absturz Begrenzung	⟷	Aufstieg Befreiung

Abbildung 3.6: Ebenen der Selbstbildentwicklung.
Innere Vorstellungen vom «Ich» werden auf verschiedenen Ebenen im Verlauf der Individualentwicklung herausgeformt und durch positive bzw. negative Erfahrungen entsprechend verändert.

wicklung des assoziativen Kortex und der damit verbundenen Herausbildung kognitiver und selbstreflektiver Fähigkeiten kann sich das entwickeln, was wir als ein zunehmend differenzierter werdendes Selbstbild und in seiner bewusst reflektierten Form als Ich-Bewusstsein bezeichnen (Abb. 3.6).

Für die Herausbildung der Vorstellung von dem, was man selbst ist, spielt mit der einsetzenden Sprachentwicklung die Bewertung des eigenen Denkens, Fühlens und Handelns durch andere wichtige Bezugspersonen eine zunehmend stärker werdende Rolle. Die inneren Repräsentationen, die das Selbstbild eines Menschen prägen, werden darum ganz wesentlich dadurch geformt, was man an Zuschreibungen und Bewertungen von anderen Menschen erlebt und verinnerlicht (Fuhrer et al., 2000). Aus diesem Grund enthält das Selbstbild eines Menschen oft Fremd-Komponenten, die nicht mit dem ursprünglichen Körper-Selbst übereinstimmen, das ja durch die eigenen Körpererfahrungen entstanden ist. Die «fremden» Komponenten des Selbstbildes können das eigene Körper-Selbst sogar partiell überlagern, überformen und unterdrücken. Die Verbindung mit und damit auch der Zugang zum eigenen Körper ist dann mehr oder weniger stark blockiert. Wie es dazu kommen kann, wollen wir im Folgenden etwas näher betrachten.

3.4 Der Verlust der Verbindung zum eigenem Körper

Bis hierher können wir also festhalten: Das Gehirn und der Körper stehen miteinander in einer engen, untrennbaren Beziehung. Diese Beziehung ist nicht vom Himmel gefallen. Sie war von Anfang an da und hat sich im Verlauf der Herausbildung und Ausreifung körperlicher und zentralnervöser Strukturen in wechselseitiger Abhängigkeit ständig weiterentwickelt. Durch ihre gemeinsame Geschichte sind Körper und Gehirn daher auf ähnlich untrennbare Weise miteinander verbunden, wie alles Lebendige, was sich miteinander entwickelt und in voneinander abhängiger Weise herausgebildet hat: Pflanzen und pflanzen-fressende Tiere, Männer und Frauen, Politikerinnen und ihre Wähler, Bücherschreiber und Bücherleserinnen. Das Eine ohne das Andere funktioniert nicht. Wenn sich eines von beiden verändert, muss das andere auf diese Veränderung reagieren – eine Wechselwirkung besteht.

Im Fall des sich entwickelnden Gehirns heißt das, dass es seine innere Struktur und seine Arbeitsweise, also seine neuronalen Verschaltungen und synaptischen Verbindungen an das anpasst, womit es in einer engen Beziehung steht (situiert oder eingebettet ist, vgl. Beitrag von W. Tschacher). Das ist zunächst, während der gesamten vorgeburtlichen Entwicklung, aber auch im weiteren Leben in jedem Moment der Körper und alles, was in diesem Körper – mit und ohne zutun des Gehirns – passiert. Alle Signale aus dem Körper, die im Gehirn ankommen, führen zum Aufbau eines charakteristischen Erregungsmusters innerhalb der im Gehirn ausgebildeten neuronalen Netzwerke. Je häufiger ein solches, spezifisches Erregungsmuster entsteht, desto stärker werden die daran beteiligten synaptischen Verbindungen gebahnt und gefestigt. Auf diese Weise entstehen im Gehirn zunächst zunehmend komplexer werdende Repräsentationen der Signalmuster, die aus dem Körper eintreffen, einerseits und der Reaktionsmuster, mit denen das Gehirn antwortet, andererseits. Später, wenn die Sinnesorgane soweit gereift sind, dass auch sie in der Lage sind, durch ihre Wahrnehmungen entstandene Erregungsmuster zum Gehirn, in den sensorischen Kortex, weiterzuleiten, werden auch diese Sinneseindrücke als innere Repräsentationen der jeweils gemachten Sinneserfahrungen im Gehirn herausgeformt und mit den jeweiligen Antwort- und Reaktionsmustern auf die betreffende Wahrnehmung verbunden. Und noch später, wenn der heranwachsende Mensch zunächst mit seinen Eltern und dann mit immer mehr anderen Menschen in Beziehung tritt, werden diese Beziehungserfahrungen in den höheren, komplexesten Bereichen des Gehirns in Form so genannter *Metarepräsentationen* verankert. Und spätestens jetzt kann das, was in diesen zwischenmenschlichen Beziehungen gelernt und im Gehirn abgespeichert wird, zu einem Problem werden.

Im Laufe des Aufwachsens werden die Beziehungserfahrungen eines Kindes zunehmend von anderen Menschen, deren Verhaltensweisen, Überzeugungen, Meinungen und Vorstellungen bestimmt. Es kann sehr leicht geschehen, dass die neuen Verschaltungsmuster, die durch die Interaktion mit den Anderen im Hirn des Kindes entstehen, nicht mehr so recht zu den älteren Erfahrungen passen, die das Kind durch seine eigenen Körpererfahrungen und Wahrnehmungen früher einmal gemacht hat. So wird beispielsweise das Bedürfnis, sich zu bewegen durch entsprechende Maßregelungen oder allein schon durch das Vorbild von Erwachsenen mehr oder weniger eingeschränkt. Der Impuls, den ganzen Körper einzusetzen, um das eigene Befinden auszudrücken, der bei kleinen Kindern noch vorhanden ist, wird später mehr oder weniger deutlich unterdrückt. Gefühle von Angst und Schmerz, aber auch von übermäßiger Freude und Lust, werden im Zusammenleben mit anderen zunehmend kontrolliert.

Auf diese Weise passt sich jeder Mensch im Verlauf seiner Kindheit an die Vorstellungswelt und die Verhaltensweisen der Erwachsenen an, mit denen er aufwächst. Später, als Jugendlicher, orientiert er sich zunehmend an den Denk- und Verhaltensweisen seiner Altersgenossen, den Peer-Groups, zu denen er oder sie gehört oder gern gehören möchte. Ohne es selbst zu bemerken, entfernt sich der betreffende Mensch im Verlauf dieses Anpassungsprozesses immer weiter von dem, was sein Denken, Fühlen und Handeln ursprünglich, als er noch ein kleines Kind war, primär geprägt hatte: die eigene Körpererfahrung und die eigene Sinneserfahrung. Indem er all das zu unterdrücken beginnt, was bisher der selbstverständlichste und ureigenste Teil seines Selbst war, wird er sich selbst zunehmend fremd. Sein Körper und die aus seiner Körperlichkeit erwachsenden Bedürfnisse werden – weil sie dem starken Bedürfnis nach Zugehörigkeit und Anerkennung, nach Identitätsentwicklung und Selbstentfaltung im Wege stehen – als Hindernis betrachtet und deshalb unterdrückt und abgetrennt.

Das haben wir alle als Kinder und Jugendliche so oder so ähnlich auf mehr oder weniger intensive Art am eigenen Leibe erfahren. In machen Kulturen ist der Druck zur Entfremdung und Instrumentalisierung des Körpers stärker, in anderen vielleicht auch geringer als bei uns. Aber gänzlich entgehen kann ihm kein Kind, das in einer Gemeinschaft von Menschen aufwächst, die bestimmte Vorstellungen davon haben, wie man als Mensch zu sein hat, um als Mitglied in dieser Gemeinschaft akzeptiert zu werden. Das Bedürfnis nach Zugehörigkeit ist der Schlüssel zum Verständnis dieses sonderbaren Anpassungsprozesses, der Menschen dazu bringt, ihr Gefühl von ihrem Verstand und ihren Körper von ihrem Gehirn abzutrennen. Ganz zu schweigen von den Verstümmelungen des eigenen Körpers, die Menschen bestimmter Kulturen vorzunehmen bereit sind, um irgendwie zu denen, die ihnen besonders wichtig erscheinen «dazu zu gehören». Besonders verbreitet sind solche Phänomene vor allem in sozialen Gemeinschaften, die zur Sicherung ihres Fortbestandes und ihrer inneren Stabilität in besonderer Weise auf identitätsstiftende Rituale entweder aktuell angewiesen sind oder in ihrer Geschichte einmal darauf angewiesen waren. Das Spektrum solcher Körperverstümmelungen reicht von der gezielten, oft schon während der Kindheit eingeleiteten Vergrößerung oder Verkleinerung einzelner körperlicher Merkmale, wie man sie bei Naturvölkern beobachten kann, bis hin zu Tätowierungen, Piercings und sogenannten «Schönheitsoperationen» in der westlichen Welt.

Bei Tieren sieht man solche Phänomene selten. Der Grund dafür ist einfach: Deren Verhalten ist bereits optimal an die Erfordernisse ihres jeweiligen Lebensraumes angepasst. Sie müssen nicht erst in einem schwierigen Prozess von Erziehung und Sozialisation lernen, was man tun und wie man denken und fühlen muss, um überleben zu können. Weil wir Menschen, vor allem als Kinder, allein überhaupt nicht überlebensfähig sind, bleibt einem Kind gar keine andere Möglichkeit, als sich an die Denk- und Verhaltensmuster der Familie, der Sippe, der Gemeinschaft anzupassen, von der sein Überleben abhängt. Glücklicherweise bleibt den Kindern die bewusste Entscheidung zwischen dem eigenen Tod und der Instrumentalisierung, Abtrennung oder Verleugnung des eigenen Körpers erspart. Bevor sie zu begreifen im Stande sind, was da von ihnen verlangt wird, ist es bereits geschehen. Wie subtil dieser Prozess der «Entkörperung», also der Entfremdung vom eigenem Körper verläuft, wollen wir uns im Folgenden etwas genauer anschauen.

Alle frühen Erfahrungen und alle späteren affektiven, sensorischen und motorischen Eindrücke werden im Gehirn zunächst noch ohne Verbindung zum Sprachzentrum oder zu kognitiven Strukturen abgespeichert. Dieses implizite Gedächtnis ist das grundlegende Substrat des sog. Unbewussten. Wie auch immer dieses implizit durch eigene Erfahrungen gespeicherte Wissen genannt wird («dispositionelle Repräsentationen» nach Antonio Damasio, «implizites Beziehungswissen» nach Daniel Stern oder «Selbst- und Objektrepräsentanzen» wie in den psychoanalytischen Schulen), es enthält immer nicht nur den Eindruck des Kindes von sich selbst, sondern auch von dem, womit es in Beziehung tritt und die dabei geweckten Gefühle. Die entsprechenden Erregungsmuster werden in den sensorischen, motorischen und assoziativen Bereichen der Hirnrinde und des limbischen Systems mehrfach parallel abgespeichert. Diese Erregungsmuster bestimmen die in der Gegenwart erlebte innere «Wirklichkeit», die ununterbrochen das seelische Erleben beeinflusst (Übersicht in Markowitsch und Welzer, 2005). Sie sind die inneren Bilder der Umgebung des Kindes und der Auswirkungen, die diese Umgebung auf die kindliche Psyche hat. Die inneren Abbildungen von Umgebungen und ihren Wirkungen befinden sich in dauernder Anpassungsbereitschaft.

Ein leider noch immer sehr entscheidender Auslöser für die fortwährende Anpassung der inneren Bilder an die in der jeweiligen Familie, der Sippe oder der jeweiligen Gemeinschaft herrschenden Strukturen ist die Angst – entweder die Angst vor einer angedrohten Strafe oder die Angst vor der Verweigerung einer Belohnung in Form von Zuwendung und Wertschätzung, die das betreffende Kind erfährt. In beiden Fällen kommt es zur Aktivierung der emotionalen Zentren im Gehirn, des limbischen Systems. Mit dieser Aktivierung geht eine vermehrte Produktion und Ausschüttung von Botenstoffen einher, die im normalen Routinebetrieb des Gehirns nie in diesen Mengen freigesetzt werden (Dopamin, Neuropeptide, Enkephaline). Durch die Wirkung dieser so genannten neuroplastischen Botenstoffe werden nachfolgende Nervenzellen in den höheren assoziativen Bereichen des Gehirns dazu veranlasst, vermehrt Fortsätze auszubilden, neue synaptische Verbindungen herzustellen bzw. bestehende Kontakte enger zu knüpfen. Auf diese Weise kommt es zu einer außerordentlich effektiven Stabilisierung und Bahnung der zur Lösung eines bestimmten Problems (zur Vermeidung der angedrohten Bestrafung oder zur Erlangung der in Aussicht gestellten Belohnung) aktivierten neuronalen Verknüpfungen und synaptischen Verschaltungen. So lernt jedes Kind bereits sehr früh und auch entsprechend nachhaltig all das, worauf es für ein möglichst ungestörtes Zusammenleben in seiner jeweiligen Gemeinschaft ankommt (**Abb. 3.7**).

Ebenso wirksam, aber wesentlich subtiler – und im Gegensatz zu diesem «Dressurlernen»

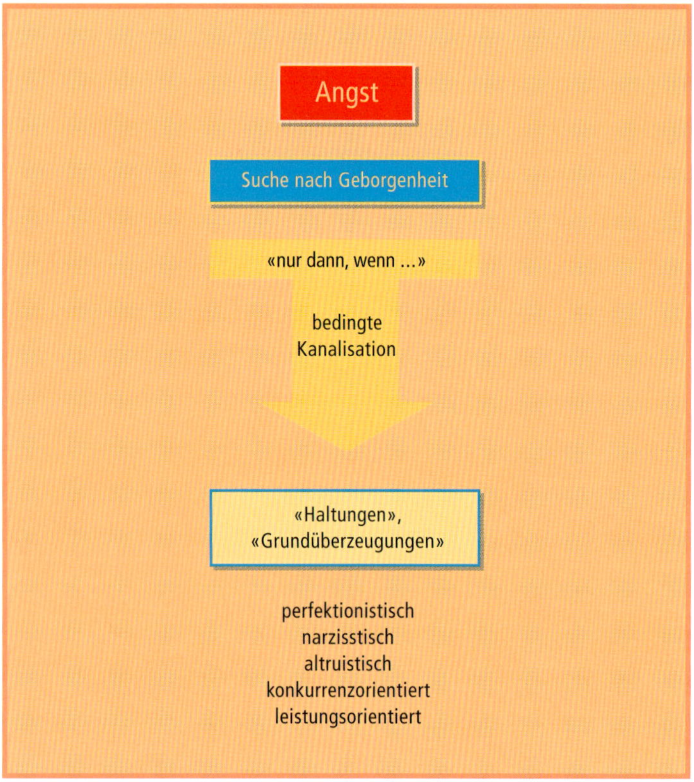

Abbildung 3.7: Kanalisierung der Ausbildung innerer Haltungen und Überzeugungen während der Kindheit.

Die meisten «Dressurleistungen» beruhen auf dem gleichen Prinzip: Es wird Angst erzeugt oder vorhandene Angst genutzt, um ein gewünschtes Verhalten auszulösen und zu belohnen. Je häufiger diese Strategie eingesetzt wird, desto stärker kommt es zur Bahnung der an diesen Reaktionen beteiligten synaptischen Verbindungen.

von allen Beteiligten weitgehend unbemerkt – erfolgt das Resonanz- oder Imitationslernen. Erst vor wenigen Jahren entdeckten die Hirnforscher so genannte «Spiegelneurone» im prämotorischen Kortex von Affen, die immer dann miterregt werden, wenn ein Affe einen anderen Affen bei bestimmten Bewegungsabläufen beobachtet. Bei Kindern scheint die Fähigkeit zum Aufbau eines eigenen Erregungsmusters, das beobachtetes Verhalten abbildet, bereits sehr früh ausgebildet zu sein. Kinder schließen auch in ähnlicher Weise durch Beobachtung aus dem Verhalten der Eltern, wie die Welt wahrgenommen und eingeschätzt werden muss, und wie man ihr begegnet. Dieses «Imitationslernen» bildet die Grundlage für die Weitergabe von Wahrnehmungs-, Bewertungs- und Verhaltensmustern von einer Generation zur nächsten (Übersicht in Bauer, 2005).

Durch solche Spiegelungen des Verhaltens von Vorbildern, meist noch verstärkt durch entsprechende Hinweise und Maßregelungen, lernen Kinder sehr schnell und außerordentlich effizient, wie sie sich verhalten müssen, um in die Gemeinschaft zu passen, in die sie hineinwachsen. Ganz deutlich sieht man Verhaltensweisen, die durch Spiegelung und Imitation erlernt wurden, wenn man ein Kind in Gegenwart eines besonders prägenden Vorbildes beobachtet. Besonders bei kleinen Kindern wird dann sichtbar, wie sehr sie sich bemühen, die Körperhaltung, die Mimik und Gestik des bewunderten Vorbildes nachzuahmen. Das kann Vater oder Mutter sein, häufig aber auch etwas ältere Geschwister oder Spielkameraden und nicht selten auch irgendein «Idol» aus Kino oder Fernsehen. Weniger deutlich sichtbar, aber aus den verbalen Äußerungen und Kommentaren zumindest anfänglich noch erkennbar, eignen sich Kinder auch bestimmte geistige Haltungen und Vorstellungen von Vorbildern an. Dabei werden diese Ideen im Lauf ihrer weiteren Entwicklung im eigenen Denken immer wieder «durchgespielt» und oft wiederholt, bis die dabei aktivierten neuronalen Erregungsmuster so gebahnt und stabilisiert worden sind, dass sie dem Kind als internalisierte Vorstellungen dauerhaft zur Verfügung stehen. Auf der Basis von internalisierten Vorstellungen, die gewissermaßen das Erbe der Ahnen darstellen, kann das Kind eigene Orientierungen und geistige Grundhaltungen ableiten und selbstständig Bewertungen von neuen Eindrücken und Erfahrungen vornehmen.

Etwa ab dem 4. Lebensjahr lässt sich dann beobachten, dass Kinder nun auch all jene Strategien ihrer Vorbilder übernehmen, die diese zur Regulation ihrer eigenen emotionalen Befindlichkeit einsetzen. Dazu zählen sowohl das «Verstecken» von Gefühlen, wie auch das übertriebene Zurschaustellen von emotionalen Gesten und mimischen Ausdrucksformen. Anhand der Vorbilder lernt das Kind nun zunehmend besser, die Gefühle zu beherrschen oder zum Erreichen bestimmter Ziele bestimmte emotionale Ausdrucksformen einzusetzen. Die ursprüngliche Offenheit des kindlichen emotionalen Ausdrucks wird nun immer stärker in eine private Gefühlswelt internalisiert. Vor allem in den westlichen Kulturen führt das zu einer zunehmenden Entkopplung von Gefühls*ausdruck* durch Mimik oder Gestik und den tatsächlich *empfundenen* Gefühlen. Die eigenen Gefühle werden so im Laufe des Heranwachsens immer stärker kontrolliert und vom Körperempfinden abgetrennt.

Zusätzlich gehen in die neuronalen Erregungsmuster, die sich herausbilden, auch alle so genannten Abwehrvorgänge ein. Dies betrifft z. B. die Abwehr von schmerzvollen, traurigen oder wütenden Gefühlen, die in einer Beziehung, die wenig Sicherheit bietet, nicht gezeigt werden dürfen, darum unterdrückt werden müssen und natürlich schwer auszuhalten sind. Diese Abwehr von Gefühlen geht mit muskulären Anspannungen einher. Dadurch verändern sich Haltungsmuster und Atmung. Je häufiger und je früher das geschieht, desto stärker werden diese körperlichen Abwehrmuster verfestigt. Alle Sinneseindrücke, die mit den alten Erfahrungen assoziiert werden, rufen auch die alten Gefühle wieder wach. Darauf reagiert der Körper mit erneuten Anspannungen. Vor allem seelische Verletzungen, die während der frühen Kindheit mit dem Gefühl von Ohnmacht und Hilflosigkeit, Ablehnung und Entwertung einhergehen, werden auf diese Weise sehr nachhaltig «verkörpert». Auch wenn diese Gefühle im späteren Leben überwunden werden können, oder die für das Zustandekommen dieser Gefühle verantwortlichen Personen längst gestorben sind, bleiben die verkörperten Erfahrungen eines Menschen oft zeitlebens als resignierte oder verkrampfte Haltung sichtbar.

Wie auch immer diese Anpassungsprozesse im Einzelfall verlaufen, sie führen alle zum gleichen Ergebnis: Die nach der Geburt in der Beziehung zu anderen Menschen gemachten und im Gehirn verankerten Erfahrungen geraten zwangsläufig in Widerspruch zu den bis dahin erlebten eigenen Körper- und Sinnes-Erfahrungen. Deshalb ist das biblische Bild der Vertreibung aus dem Paradies eine recht passende Beschreibung dessen, was die meisten Menschen während ihrer Sozialisation erfahren haben: Aus der ursprünglichen Einheit mit sich selbst, mit ihrem Körper herausgefallen, von der Weisheit ihres Körpers abgeschnitten zu sein.

3.5 Vom Wiederfinden der verloren gegangenen Einheit

Die wohl bedeutsamste Erkenntnis, die die Hirnforscher mithilfe ihrer modernen bildgebenden Verfahren – anfangs sogar zu ihrem eigenen Erstaunen – zu Tage gefördert haben lautet: Unser Gehirn ist eine Baustelle, und zwar nicht nur während der Kindheit, sondern lebenslang. Und das ist gut so. Wäre das Gehirn im erwachsenen Zustand nämlich so etwas wie ein fertiges Haus, so gäbe es keine Möglichkeit, ein solches Haus, wenn es aus irgendwelchen Gründen schief geworden ist, später noch so umzubauen, dass es wieder aufrecht und stabil auf seinem Fundament ruht. Wie die Hirnforscher inzwischen an vielen Beispielen zeigen konnten, wird unser Erleben von uns selbst und von den Erfahrungen, die wir in der Beziehung zu unserer Mitwelt machen, ständig neu kreiert. Neuronenverbindungen, die wir nicht nutzen, lösen sich auf. «Use it or lose it» heißt das allgemeine Prinzip. Muster des Erlebens und Verhaltens, die wir häufig aktivieren, werden verstärkt und als neuronale Verschaltungsmuster strukturell verankert, das heißt, sie werden im Gehirn «verkörpert». Jeder neuer Reiz veranlasst das Gehirn, nach ähnlichen, bereits abgespeicherten Mustern des Erlebens zu suchen und diese wieder aufzurufen. Unbewusst wiederholen Menschen in ihrer Kindheit entstandene und im späteren Leben immer wieder verfestigte Erlebens- und Verhaltensmuster. Die dabei aktivierten neuronalen Muster verstärken sich durch jede dieser Wiederholungen. Wenn jemand von sich sagt «so bin ich», so bedeutet das aus der Sicht der Hirnforschung nur, dass er oder sie unbewusst die Struktur seines Erlebens und Verhaltens durch den ständigen Wiederaufruf der früher einmal entstandenen, alten Muster stabilisiert.

Nun zeigt uns aber die Hirnforschung, dass wir uns zu jedem Zeitpunkt unseres Lebens auch neu konstruieren können, indem wir irgendeines dieser alten motorischen, sensorischen oder affektiven Muster verlassen, also anders zu sehen, zu fühlen oder zu handeln beginnen, als bisher. Und wenn es gelingt, auf einer dieser Ebenen ein neues Muster auszubilden, so werden alle anderen Ebenen davon gleichsam «mitgezogen». Wenn wir damit beginnen könnten, die Welt anders als bisher zu betrachten oder anders zu denken, wenn es uns gelänge, nicht immer mit den gleichen Gefühlen auf dieselben Auslöser zu reagieren, oder vielleicht auch nur eine andere Körperhaltung einzunehmen, so hätte das enorme Folgen für alles, was auf der «Baustelle Gehirn» passiert. Dann würden nicht nur diejenigen neuronalen Verschaltungsmuster umgebaut, die an dieser neuen Leistung beteiligt sind, sondern ebenso auch alle anderen, die damit auf irgendeine Weise in Verbindung stehen. «Kopplung» nennt die Neurobiologie dieses Phänomen, das jeder Mensch kennt, dem es beispielsweise gelingt, sich einen Moment lang in eine glückliche Stimmung zu versetzen. Dann kann man sich automatisch auch leichter an all das erinnern, was man unter ähnlich glücklichen Bedingungen sonst noch alles erlebt hat. Und in einer depressiven Stimmung erinnert man sich leichter an das, was man unter einer eher unglücklichen Stimmung früher bereits erlebt hat. Der Grund dafür ist einfach: Die Gedächtnisinhalte und die Gefühle sind mit den Sinneseindrücken des jeweiligen Sinnessystems verknüpft, das damals aktiviert worden ist, als das jeweilige Erleben stattfand. Synchrone Erregungssmuster, die durch bestimmte Wahrnehmungen oder Erlebnisse zwischen Nervenzellgruppen in verschiedenen Bereichen des Gehirns immer wieder in ähnlicher Weise entstehen, führen automatisch zur Stabilisierung der entsprechenden Verknüpfungen Der Merkspruch hierfür heißt: «Cells that fire together, wire together» (Abb. 3.8).

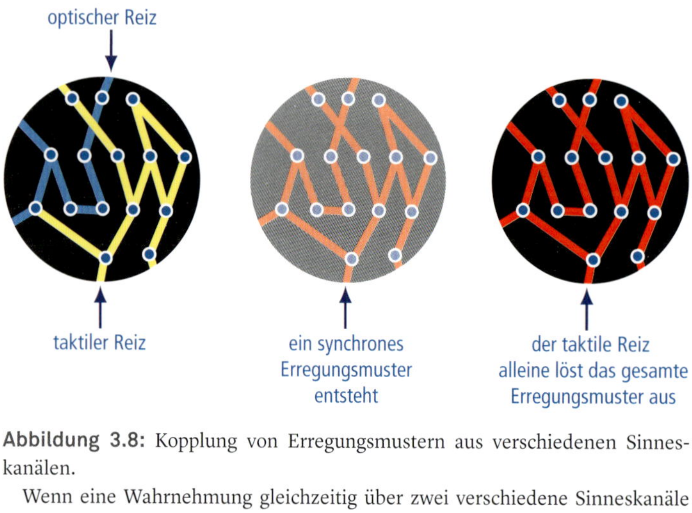

Abbildung 3.8: Kopplung von Erregungsmustern aus verschiedenen Sinneskanälen.

Wenn eine Wahrnehmung gleichzeitig über zwei verschiedene Sinneskanäle (z. B. über den Seh-Sinn und den Tast-Sinn) zum Gehirn weitergeleitet wird, so entsteht in den assoziativen Bereichen der Hirnrinde ein synchrones Erregungsmuster. Durch Bahnung der am Zustandekommen dieses Erregungsmusters beteiligten synaptischen Verbindungen kann später bereits eine der beiden Sinneswahrnehmungen für sich alleine (z. B. der taktile Reiz) das gesamte Netz (und damit in unserem Beispiel auch den optischen Eindruck) reaktivieren. Das gleiche Prinzip gilt auch für die Kopplung von Körperhaltung mit Gefühl, Einstellung oder Denkstil.

Durch synchrone Erregungsmuster werden nicht nur Eigenschaften eines Objektes wie Farbe und Form miteinander verbunden, sondern ganze Erlebnisgestalten mit all ihren motorischen, sensorischen, affektiven und kognitiven Anteilen *(distributed assemblies)*.

Deshalb hat jede Veränderung des Aktivierungsmusters auf einer dieser Ebenen – im Falle des Embodiment ist dies die Veränderung der Ebene des motorischen Musters – automatisch entsprechende Auswirkungen auf die in anderen Bereichen generierten Aktivierungsmuster, auf die sinnliche Wahrnehmung, die Affekte oder die Gedanken. Je vielfältiger die mit Erinnerungen verbundenen Sinneseindrücke zu dem Zeitpunkt waren, als etwas Bestimmtes erlebt oder eine bestimmte Erfahrung gemacht worden ist, desto vielfältiger sind deshalb auch die Möglichkeiten, diese Erinnerungen später wieder wachzurufen. Und je stärker damals, als all das passierte, die emotionale Erregung war, entweder als schreckliche Angst oder auch als überschäumende Freude, desto fester sind diese Erinnerungen im Hirn verankert worden. Oft genügt dann ein kleiner Anlass, ein bestimmtes Geräusch, ein spezieller Geruch, eine besondere Körperstellung oder ein eigentlich belangloser Satz, und alles ist plötzlich wieder präsent: Das ganze alte Geschehen steht uns wieder klar vor Augen, die gleichen alten Gefühle werden wieder wach, und wir rutschen sogar wieder in dieselbe Körperhaltung wie damals.

Das menschliche Gehirn ist aber nicht nur umbaufähiger als bisher angenommen. Die Wahrnehmung und das Empfinden und das Denken und das Fühlen und die Stimmungen und die Körperhaltung und all das, was im Körper passiert, sind auch viel enger miteinander verbunden und aneinander gekoppelt, als bisher gedacht. Ändern könnte man sich also schon. Das ist nicht das Problem. Was aber eine tatsächliche Veränderung so außerordentlich schwer macht, ist der Umstand, dass alles so eng miteinander verknüpft ist. Und so eng miteinander verknüpft ist eben leider auch all das, was unsere eigene Schiefheit ausmacht, was wir uns im Verlauf unserer Kindheit und im späteren Leben an falschen Vorstellungen, fragwürdigen Überzeugungen, übernommenen Haltungen und unterdrückten Gefühlen angeeignet haben. Je länger wir so etwas mit uns herumgeschleppt haben, desto fester ist es in unserem Hirn verankert und eingebunden. So hinderlich oder maladaptiv ein derartiges, einmal entstandenes Denk-, Gefühls- oder Verhaltensmuster auch inzwischen geworden sein mag, es ist normalerweise nur schwer wieder aufzulösen. Wer einmal zwanghaft geworden ist und sich nun nur noch dann wohl fühlt, wenn alles seine Ordnung hat, kann nicht so einfach damit aufhören, immer wieder Ordnung schaffen zu wollen. Oder jemand der davon überzeugt ist, dass er nicht so gemocht wird, wie er ist. Der Betreffende hat sich sein ganzes Leben lang angestrengt, so zu werden, wie er meint, sein zu müssen, um anderen endlich gefallen zu können. Sicher kann der sich ändern. Aber er würde dann vielleicht die meisten seiner bisherigen Freunde verlieren und sich auch nicht mehr so recht über all das freuen können, was er sich so hart erarbeitet hat (**Abb. 3.9**).

Vielleicht ahnen Sie jetzt das Dilemma, in das man offenbar viel leichter hineingerät, als man von da wieder herausfindet. Das Gehirn eines Menschen, der dort gelandet ist, gleicht dann einer Baustelle, auf der das Haus aus irgendwelchen Gründen windschief geworden ist. Der Bewohner, also das, was wir «Ich» nennen, hat davon natürlich nichts bemerkt, weil er ja die ganze Zeit darin war. Er hält sein Haus für völlig normal. Aber alles, was dort inzwischen eingebaut wurde, ist ja an die einmal entstandene Schieflage angepasst worden: Wasserleitungen, Abflussrohre, Stühle und Tische, sogar das Klobecken. Alles ist schräg, aber es funktioniert, irgendwie jedenfalls, aber immerhin. Problematisch wird es deshalb für den Bewohner eigentlich erst dann, wenn das ganze Gebäude aufgrund seiner Schieflage einzustürzen droht. Dann wacht das «Ich» endlich auf. Aber nun ist guter Rat teuer. Glücklicherweise ist das Gehirn aber kein fertiges Haus, sondern eine Baustelle. Das entstehende Bauwerk lässt sich also noch verändern. Zunächst durch notdürftige Reparaturen. Die können dem «Ich» das Leben vielleicht er-

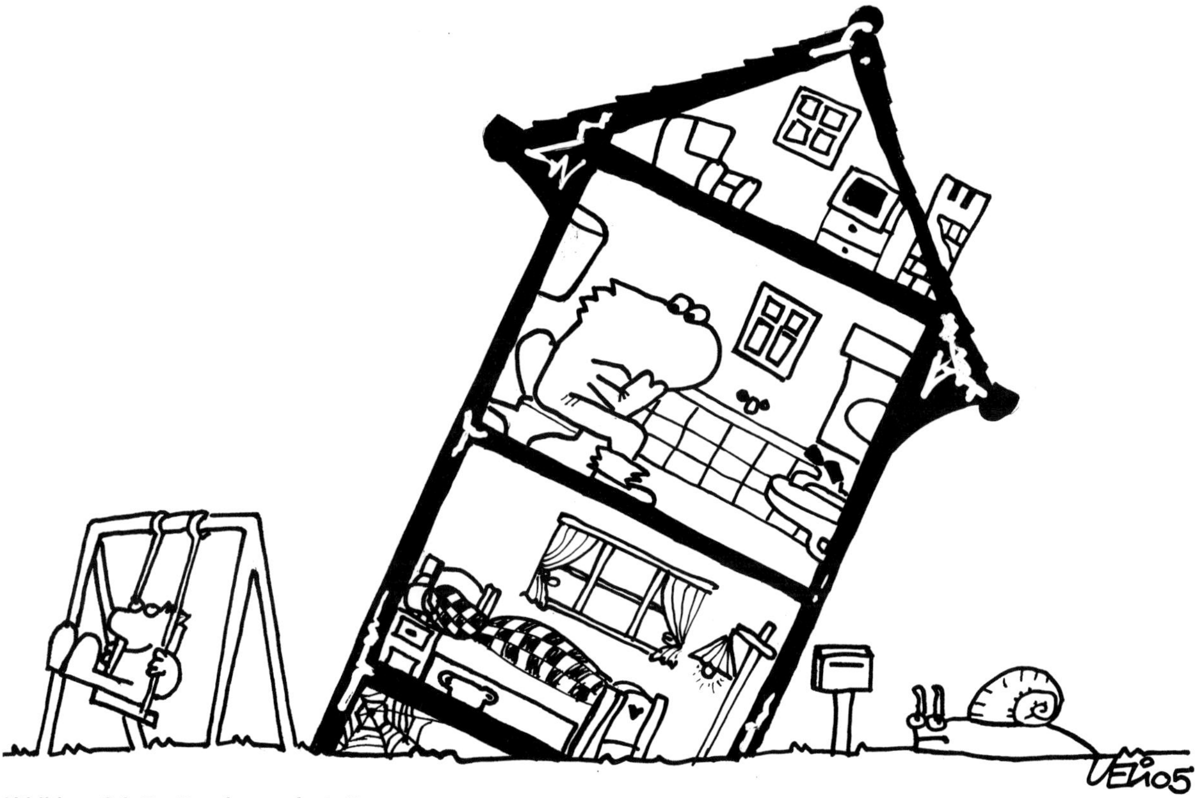

Abbildung 3.9: Der Bewohner und sein Haus.

Aus der Innenperspektive des «Ich» wird nicht ohne weiteres sichtbar, wie schief das Haus geworden ist, in dem man sich im Laufe seines Lebens eingerichtet hat.

leichtern, aber das schiefe Haus wird dadurch nicht stabiler. Es müsste von Grund auf neu ausgerichtet werden. Aber wie?

Gespräche oder tiefschürfende Überlegungen alleine helfen da kaum weiter. Sie wären nur dann ein geeignetes Mittel, wenn sie auch wirklich auf den Grund gehen, d.h. wenn sie zu grundlegend neuen Erkenntnissen führen, die dann auch neue Erfahrungen möglich machen. Aber die Erfahrungen, die in das neu zu konstruierende Haus einzubauen, die in das alte, schiefe Muster zu integrieren wären, um es wieder aufzurichten, «müssen reale Erfahrungen sein, die die betreffende Person mit all ihren Sinnen macht, und nicht nur verbale Repräsentationen von Erfahrungen» (Grawe, 2004).

Es geht also darum, dass etwas Neues erlernt wird. Lernen, so haben die Hirnforscher herausgefunden, funktioniert immer dann am besten, wenn:

- die Aufmerksamkeit hinreichend geweckt ist,
- die Lerninhalte unter Einbeziehung möglichst vieler Sinneskanäle vermittelt werden,
- ein unmittelbares Feedback erfolgt und die Lernleistung durch positive Emotionen und Belohnungen unterstützt wird,
- das Gelernte auch persönliche Bedeutung besitzt, nützlich und anwendbar ist,
- der Lernstoff einerseits neu genug ist, andererseits aber auch gut an bereits vorhandenes Wissen angeknüpft werden kann,

- keine Überreizung stattfindet und kein Druck herrscht,
- ausreichende Wiederholungen stattfinden.

Aber ist das, was wir üblicherweise als «Lernen» bezeichnen, also die Aneignung von Wissen, von Kenntnissen und von Fertigkeiten wirklich geeignet, um auf den entscheidenden Ebenen Veränderungen in Gang zu bringen, um die schief gewordenen Gebäudeteile und oberen Stockwerke wieder aufzurichten, die ja auf eine ganz andere, unbewusste und implizite Weise herausgeformt und über lange Zeiträume, oft schon seit der frühen Kindheit stabilisiert worden sind?

Wir haben alle gelernt – und neuerdings steht es ja auch auf jeder Zigarettenschachtel und Tabakdose – dass Rauchen schädlich ist und krank macht. Aber führt dieses Wissen wirklich dazu, dass ein begeisterter Raucher dadurch aufhört, weiterzurauchen? Da müsste schon etwas anderes passieren, etwas, was ihm unter die Haut geht und in ihm ein Bedürfnis oder ein Gefühl weckt, das ihn motiviert, das Rauchen einzustellen. Angst vor Krankheit, vor Strafe oder vor sozialer Ausgrenzung ist offenbar kein dafür geeignetes, hinreichend starkes Gefühl. Jedenfalls nicht für die richtigen Raucher. Besser und wohl auch wirksamer wäre es, wenn der oder die Betreffende sich zum Beispiel in jemanden verliebt, der diesen üblen Rauchgeruch einfach nicht leiden kann. Mit anderen Worten: Es müsste ein wichtiges, positiv besetztes und sehr tief sitzendes inneres Bedürfnis in einem Menschen geweckt werden, um ihn dazu zu bringen, eine schlechte Angewohnheit freiwillig aufzugeben. Es müsste so etwas wie eine tiefe innere Berührung erfolgen, eine möglicherweise schon lange verschüttete Sehnsucht in dem betreffenden Menschen wach werden. Dann vielleicht beginnt das «Ich», das schief gewordene Haus in seiner Schräglage tatsächlich zu sehen und macht sich daran, es von dort aus, wo es noch stabil und gerade steht, also von ganz unten her, wieder aufzurichten. Und gut gebaut, noch nicht verbogen und noch festgefügt, war das «Ich» damals, als es noch nicht von dem abgetrennt war, was wir den Körper nennen. Wir müssten uns also auf die Suche nach dem machen, was unser ursprüngliches, «wahres Selbst» ist, nämlich Eins zu sein, und zu Hause zu sein in unserem Körper.

Konkret heißt das: Änderung ist möglich. Aber dazu müssten wir unseren Körper wiederentdecken. Und das ist – wie Benita Cantieni im letzten Teil dieses Buches noch zeigen wird – vielleicht gar nicht so schwer. Über Gesten und Veränderungen von Haltungen und Spannungsmustern der willkürlichen und unwillkürlichen Muskulatur, der Faszien und Gelenke, aber auch durch Massagetechniken, durch Veränderungen der Atmung und des Stimmausdrucks wird die emotionale Befindlichkeit geprägt. Sie kann daher von dort aus auch gezielt verändert werden. Wenn es gelingt, die alten Signalmuster vom autonomen Nervensystem, von den Propriorezeptoren, die Rückmeldung über Gelenkstellung und Haltung liefern, und von den Enterorezeptoren, die Rückmeldung über die Funktion der inneren Organe bereitstellen, von den verschiedenen Rezeptoren der Muskeln und der anderen Sinnesorgane zu verändern, verändern sich automatisch auch die Gefühle. Und mit den veränderten Gefühlen verändert sich auch das Denken. Und damit auch die Erinnerung an das Alte und die Wahrnehmungsfähigkeit für das Neue.

Sie glauben nicht, dass solche Veränderungen möglich sind? Dass eine schon seit der Kindheit angewöhnte und antrainierte, gedrückte, in sich zusammengesunkene oder in anderer Weise «schief und krumm» gewordene Körperhaltung sich wieder aufrichten lässt und aufgerichtet bleiben kann? Dass es möglich ist, eine verklemmte Mimik und Gestik später im Leben noch einmal umzuformen? Es geht. Sie müssen es nur wollen. Ein ermutigendes Beispiel dafür, dass solche Umbauprozesse prinzipiell möglich sind, bieten

Patienten, die an einer seltenen Erkrankung, einer viralen Polyneuritis leiden, bei der das Gefühl für die eigene Körperhaltung verloren geht, weil die für die Wahrnehmung von Signalen aus der Haut, aus Muskeln und Gelenken verantwortlichen Propriorezeptoren dabei zerstört werden. Diese Rezeptoren leiten über Nervenbahnen normalerweise Impulse zum Gehirn weiter, wenn sich Muskeln kontrahieren oder gedehnt werden, wenn sich Gelenke beugen oder strecken. Erst durch diese Rückmeldungen über jede Veränderung der bisherigen Körperhaltung sind wir in der Lage, bestimmte Haltungen zu korrigieren und gezielte Bewegungen auszuführen. Besonders viele solcher Messfühler befinden sich in der Gesichtshaut, den Fußsohlen und den Fingerspitzen. Nimmt man beispielsweise etwas in die Hand, liefern sie die Information über die Form, die Textur des angefassten Gegenstandes. Gleichzeitig informieren die Rezeptoren in Muskeln, Sehnen und Gelenken das Gehirn über Stellung sowie Bewegung von Arm und Hand.

Auch für unseren Gleichgewichtssinn spielen Propriorezeptoren eine entscheidende Rolle. Durch visuelle Hinweise sowie durch das im Innenohr liegende Gleichgewichtsorgan wissen wir, wo oben und wo unten ist; die Rezeptoren in den Bein-, Becken- und Rückenmuskeln sagen uns, welche Stellung wir selbst bezüglich der Senkrechten einnehmen. Durch die Meldung der Fußsohlenrezeptoren weiß das Gehirn, welcher Druck auf die verschiedenen Teile des Fußes ausgeübt wird, und berechnet damit die Körperneigung. Wenn zum Beispiel der Druck auf den Fußballen steigt, bedeutet dies, dass sich der Körper nach vorne geneigt hat.

Patienten, denen ihr «sechster Sinn», die Eigenwahrnehmung der jeweiligen Körperhaltung im Verlauf dieser Erkrankung verloren geht, haben das Gefühl, dass ihr Körper verschwindet. Sie merken nicht mehr, in welcher Stellung sich einzelne Körperteile zueinander befinden, der Körper hat kein Gewicht mehr, keine Grenzen und keine Haltung. Sie fallen in sich zusammen und sind unfähig, sich wieder aufzurichten, einen Arm zu heben, ein Bein vor das andere zu setzen oder einen Gegenstand in die Hand zu nehmen. Bisher glaubte man, dass diese Funktionen nie wieder zurückgewonnen werden können. Aber inzwischen haben einige der von dieser Erkrankung betroffenen Personen die Ärzte eines Besseren belehrt: Ihnen ist es durch einen starken Willen und intensives Üben und Trainieren gelungen, den Sehsinn, also die optische Wahrnehmung des Körpers und der Körperbewegungen zu nutzen, um ihre Bewegungen zu steuern. So sind sie nun wieder in der Lage, ihre Haltung zu kontrollieren und gezielte Bewegungen mit Händen und Füßen auszuführen, indem sie ihren Körper, ihre Arme und Beine dabei betrachten. Statt der verloren gegangenen Propriorezeptoren liefert ihnen nun der Gesichtssinn die Rückmeldungen, die sie zur Steuerung ihrer Bewegungen benötigen. Und wie inzwischen gezeigt werden konnte, hat sich dabei das für die Körperwahrnehmung und die Steuerung von motorischen Handlungen zuständige Areal in ihrem Gehirn entsprechend umstrukturiert. Es geht also. Eine Veränderung und Neuorganisation selbst der für die Eigenwahrnehmung des Körpers zuständigen Netzwerke im Gehirn ist möglich. Man muss es nur wollen. Für diese Patienten bestand der Lohn für die intensiven Bemühungen, ihren Körper auf eine neue, andere Weise wiederzuentdecken, in der Wiederherstellung ihrer Bewegungsfähigkeit.

Für jeden, der sich darum bemüht, alte eingefahrene Körperhaltungen und Bewegungsmuster zu verändern, besteht der Lohn seiner Anstrengung in einer Wiederentdeckung seiner eigenen Kompetenz, in einer neuen Haltung und einer neuen Gesinnung – und nicht zuletzt in einem Zuwachs an Selbstgefühl und Selbstvertrauen. Das bedeutet nichts anderes, als das Wiederfinden der eigenen Gestaltungskraft und Lebendigkeit.

Zusammenfassend lässt sich also aus neurobiologischer Sicht festhalten:

Weil er ursprünglich so eng mit dem Gehirn und allem, was dort geschah, verbunden war, bietet der Körper einen besonders leichten Zugang zu allen Ebenen des Erlebens und Verhaltens, zu den im Gehirn abgespeicherten Sinneseindrücken, den Gefühlen, den unbewusst gesteuerten Verhaltensmustern, und nicht zuletzt zu den frühen Erinnerungen. Deshalb erfahren die meisten Menschen, sobald sie ihren Körper wiederzuentdecken beginnen, dass sie nun wieder Zugang zu sich selbst finden. Oft kommt es so zu Einsichten, die den ganzen Menschen ergreifen. Dabei entsteht oft auch das Gefühl, dieses feste, eigene Fundament wiedergefunden zu haben, nach dem die betreffende Person seit ihrer frühen Kindheit ein Leben lang gesucht hat. Wenn das «Ich» die Verbindung mit seinem Körper wieder zurückgewinnt, spürt der betreffende Mensch nicht nur im übertragenen Sinn, sondern auf eine reale, verkörperte Weise, dass er ein Rückgrat hat, dass er sich aufrichten und sich aufrecht im Leben bewegen kann. Der Körper ist der Ausgangspunkt und das Empfangsorgan für solche elementaren Erfahrungen. Wenn er wieder als ein Zuhause erlebbar wird, kann ein Mensch sich auf den Weg machen, um nun vielleicht auch das zu entdecken, was Milton Erickson so wunderbar auf den Punkt gebracht hat: «Es ist nie zu spät, eine glückliche Kindheit zu haben.»

Es könnte sein, dass unser Leiden nichts anderes bedeutet, als dass wir in der Lage sind zu spüren, wie sehr unser derzeitiger Zustand von unserem ursprünglichen Zustand abweicht. Dann käme die Sehnsucht nach Glück aus einer Ahnung, die in Wirklichkeit tief in unserem Körper – und deshalb auch tief in unserem Gehirn – verankert ist.

3.6 Verwandlung heißt das Zauberwort

Seit der Erstausgabe dieses Buches hat sich vieles verändert. Überall auf der Welt bekommen die Menschen die Auswirkungen einer ständig weiter um sich greifenden Ökonomisierung, Globalisierung und Digitalisierung zu spüren. Vieles, was bisher schon sehr problematisch war, tritt nun auf allen Ebenen deutlich zutage. Hunger, Not und Elend, Krieg und Vertreibung, Klimaveränderung, Naturkatastrophen, Artensterben – und der viele Müll überall.

Die Erkenntnis, dass es so wie bisher nicht weitergehen kann, hat sich inzwischen überall herumgesprochen, nicht nur in der Wirtschaft, auch in der Politik, sogar in der Verwaltung.

Und versucht wird es ja nun auch ernsthaft in vielen Bereichen und auf unterschiedlichen Ebenen. Aber es klappt nicht so recht mit all den notwendigen Veränderungen, die nun endlich in Gang gesetzt werden sollen. Woran liegt das?

Nach wie vor haben die Hirnforscher durchaus recht mit ihrem Hinweis, dass unser menschliches Gehirn zeitlebens – auch grundlegend – veränderbar ist. Aber es funktioniert offenbar anders, als bisher angenommen. Deshalb ist es nun zum Schluss und als Update dieses Beitrages durchaus lohnenswert, nach dem grundlegenden Denkfehler zu suchen, der all unsere sorgsam konzipierten Veränderungsprogramme – wenn wir ehrlich sind, letztlich doch immer wieder – scheitern lässt. Gefunden hat ihn Gregory Bateson schon im letzten Jahrhundert: «Die Natur lässt sich nur ändern, indem man sich ihr fügt.» Vor ihm gab es auch schon einige, die das ebenfalls erkannt hatten. Durch Drücken und Ziehen, Bestrafen oder Belohnen, Verführen oder Beherrschen lässt sich zwar manches erreichen, das wie eine Veränderung aussieht. Aber wenn der Druck nachlässt oder die Belohnung nicht mehr zieht, geht dann doch wieder alles genauso weiter wie zuvor. Wir haben noch immer nicht verstanden, dass wir Teil eines natürlicherweise ablaufenden Prozesses sind, in dem sich das in allem Lebendigen angelegte Potenzial fortwährend entfaltet. Wir wissen noch gar nicht, was in uns steckt und wozu wir in der Lage wären, wenn es uns gelänge, all das Lebendige wieder zusammenzuführen und miteinander zu verbinden, was wir in dem Machbarkeitswahn der letzten Jahrhunderte zerlegt, abgetrennt und für unsere fragwürdigen Absichten und Ziele nutzbar und verwertbar gemacht haben. Alles haben wir zu funktionalisieren und zu optimieren versucht, am Ende sogar uns selbst.

Menschen sind aber gestaltende Subjekte, keine beliebig gestaltbaren Objekte. Sie können sich verändern, sogar sehr grundlegend, aber nur dann, wenn sie es auch selbst wollen. Und wer sein bisheriges Verhalten ändern will, wird das nur dann tun, wenn das, was ihn erwartet, seiner inneren Natur besser entspricht als das, was er bisher gemacht hat. Wenn er sich dadurch wieder lebendiger und glücklicher fühlt, als das bisher der Fall war. Wie aber findet jemand zu dem zurück, was seiner Natur besser entspricht, wo er sich endlich «in seinem Element» erlebt? Wie kommt so jemand wieder mit all den lebendigen Anteilen und Bedürfnissen in Kontakt, die er bisher so tapfer unterdrückt hatte, um optimal zu funktionieren und möglichst erfolgreich zu sein?

Moshé Feldenkrais hat das bereits in den 1950er-Jahren für das Wiederfinden natürlicher Bewegungsmuster beschrieben. Otto Scharmer nennt es in seiner U-Theorie «presencing». Und in der Biologie heißt dieses Grundprinzip jeden Neuanfangs und damit jedes wieder in Gang kommenden Entfaltungsprozesses «Entdifferenzierung». Eine Leberzelle lässt sich weder durch Drücken noch durch Ziehen in eine Lungenzelle verwandeln. Aber man kann ihr helfen, sich durch Entdifferenzierung in eine pluripotente Stammzelle zurückzuverwandeln. Und die kann anschließend unter dafür geeigneten Bedingungen, indem sie «ihrer Natur folgt», zu einer Lungenzelle werden.

Was aber wäre dann das geeignete «Entdifferenzierungsverfahren» für Menschen, um in ihnen den Wunsch zu wecken, sich und ihr bisheriges Leben grundsätzlich zu verändern? Sie müssten Gelegenheit bekommen, wieder mit ihren ursprünglich einmal ausgeprägten, dann aber zunehmend von ihnen, also in sich selbst unterdrückten, abgespaltenen und verdrängten Anteilen und Bedürfnissen in Berührung zu kommen. Mit ihrer ursprünglich einmal vorhandenen Entdeckerfreude, zum Beispiel. Oder mit ihrer Gestaltungslust, mit ihrer Sinnlichkeit, ihrer Offenheit und ihrem Einfühlungsvermögen, auch mit ihrem Bedürfnis, sich um etwas zu kümmern und Verantwortung für etwas zu übernehmen. Was dann mit ihnen und in ihnen geschieht, wie sie fortan unterwegs sind, was sie dabei tun und vor allem lassen, ist allerdings etwas ganz anderes als das, was wir so leichthin «Veränderung» nennen. Das ist eine Verwandlung. Verändern können wir Bauwerke und Maschinen, aber nichts, was lebendig ist. Denn alles, was lebt, kann sich nur selbst verändern, und auch nur, indem es sich verwandelt.

4

Benita Cantieni

Wie gesundes Embodiment selbst gemacht wird

4.1 Die Grundhaltung des Wirbeltieres Mensch

Die Grundhaltung aller Wirbeltiere ist «entspannt aufgespannt». Diese Aufspannung kann nur durch die optimale Ausrichtung der Knochen erreicht werden. Am aufgespannten Körper, und nur am aufgespannten Körper, haben alle Knochen die Freiheit, die sie brauchen, um lebenslang gesund zu bleiben.

In wahrhaftig aufrechter Haltung wird kein Wirbel, kein Gelenk durch Druck des Nachbarknochens behindert. In dieser optimalen Ausrichtung können die unzähligen – und ungezählten – skeletthaltenden Muskeln ihre Aufgabe erfüllen, nämlich das Skelett in spontaner Reaktionsbereitschaft halten. Nonstop. Tag und Nacht. In wahrhaftig aufrechter Haltung werden durch die optimale Ausrichtung der Knochen alle Bänder, Sehnen, Faszien, Muskeln aktiviert. Alle Strukturen sind in einer aktionsbereiten, reaktionsschnellen Grundspannung oder Grunddehnung. Der Adler ist jederzeit bereit zum Fliegen. Der Delphin schwimmt im Schlaf. Die Giraffe, die Feldmaus, das Eichhörnchen; der Spatz, das Pferd, der Tiger – sie alle sind in dieser entspannten Aufspannung, natürlich und selbstverständlich. Nur das Wirbeltier Mensch tut sich unendlich schwer mit dieser neutralen Grundhaltung, er verliert sie meist im Laufe seines Lebens.

Je «zivilisierter», also angepasster, umso denaturierter ist die Haltung – und mit der Haltung immer auch die Bewegung. Menschen, die in Verbindung mit der Natur leben, die sich vor allem aus eigener Kraft bewegen, bewahren die natürliche Leichtigkeit der Haltung und Bewegung, denken Sie an Ethnien in Afrika, die Massai, die Nubier, die Dogon.

Mit diesen Beispielen ist auch schon der wichtigste Grund für den Verlust der Leichtigkeit genannt: Nachahmung, Imitation. Ein gesundes Neugeborenes in Timbuktu, Chicago, Peking, Berlin oder Helsinki kommt mit der gleichen Grundhaltung zur Welt: mit einer neutralen Grundhaltung, die in jeder Situation die Emotionen mitsamt dem entsprechenden Embodiment zulässt, um nach dem Ereignis wieder in das neutrale Embodiment zurückzufinden. Ein Kleinkind ist immer ganz traurig oder ganz fröhlich, es ist jede seiner Haltungen, jede seiner Stimmungen von Sohle bis Scheitel. Wenn es lacht, lacht es bis in die Zehen. Wenn es weint, schluchzt jede Pore. Wut geht durch Mark und Bein. Freude ebenso. Es krabbelt mit 100% der Muskulatur, und wenn es auf zwei Beinen gehen kann, so tut es das mit der Aufspannung und Leichtigkeit des jungen Wirbeltieres: perfekt. Sie fragen jetzt, weshalb das Kind diese Perfektion preisgibt?

Ich kann Ihnen die empirische Beobachtung als These anbieten: In der frühen Kindheit experimentiert das Kind mit dem Körper, probiert jede mögliche Bewegung aus, jede mögliche Position. In dieses kreatürliche Experimentieren kommen die Ermahnungen, die An- und Zurechtweisungen der Erwachsenen, «sitz gerade», «hör auf zu wippen», «halte die Beine still», «man sitzt nicht verkehrt am Esstisch». Und so weiter, bestimmt hören Sie sofort die entsprechenden Stimmen und Sätze aus Ihrer Kindheit. So zurechtgewiesen, lernt das Kind: Wie ich es mache, ist es nicht richtig. Also kopiert es die, die es korrigieren, demnach wissen müssen, wie es sein soll. Kleine Mädchen haben schon mit fünf, sechs Jahren die Haltung und den Gang der Mutter in siamesischer Perfektion übernommen, mit Hohlkreuz und Senk-Spreizfuß, kleine Jungs kommen oft nach dem Vater, O-Beine und Brustkorb* aufgebläht. Später, in der Adoleszenz, spielen bewusste Vorbilder eine Rolle, Influencer werden imitiert, Popstars, Schauspieler, Spitzensportler, prominente Nerds. Oft hat die Clique, zu der man gehört oder gehören möchte, eine bestimmte Art, sich anzuziehen, zu sprechen und – sich zu halten. Becken und

* Begriffe, die im vivatomischen Glossar ab Seite 175 erklärt werden, sind im Text Rot gedruckt.

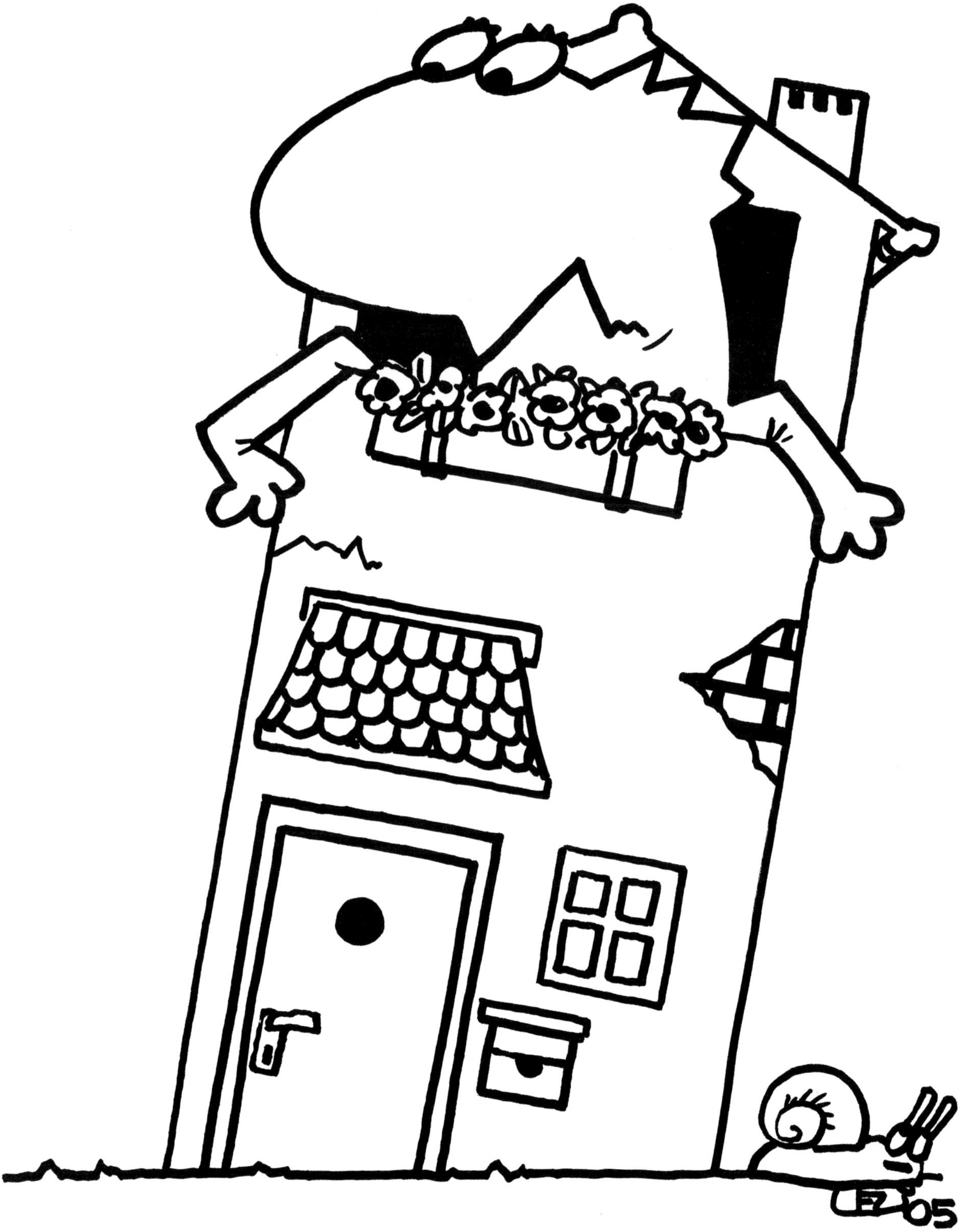

Kopf lässig vorgeschoben bei den Kerlen, Beine lässig locker und Knie breit, X-Beine, Schultern cool hochgezogen und Kopf kokett zur Seite geneigt bei den Mädchen – um nur zwei zurzeit populäre Muster zu zitieren.

Haltung ist in den seltensten Fällen angeboren, ererbt, «in den Genen». Sie ist in den allermeisten Fällen selbst gemacht. Wird ein Haltungsmuster, eine Haltung über eine gewisse Zeit beibehalten, wird sie so zur Gewohnheit, dass sie nicht mehr gespürt wird. Bei perfekter Haltung ist das angemessen. Der Körper ist in seiner Neutralstellung, in einer Grundhaltung, aus der er jede Bewegung machen kann, aus der er jeder Emotion den angemessenen Ausdruck in Haltung, Mimik, Stimme und Stimmung geben kann. Ist die Situation vorüber, fließen Knochen und Muskeln wieder in die Ausgangslage. Diese optimale Ursprungshaltung, Grundhaltung folgt biomechanischen Gesetzen, einem klaren Bauplan. Jede gewohnheitsmäßige Veränderung dieser Haltung führt mit den Jahren zu Veränderungen am Skelett, und zwar in einer Kettenreaktion durch den ganzen Körper. Ein gewohnheitsmäßig vorgeschobenes Becken verändert nach und nach die Form der Wirbelsäule, verschiebt die Schultern, lässt die Rippen hängen, der Kopf verschiebt sich weiter nach vorn, der Hals wird kurz und breit; nach unten verändert sich die Form des Beckens, verändert sich die Beinachse. Die Knie, die Sprunggelenke und die Füße müssen viel mehr Druck aushalten. Maja Storch zitiert in ihrem Kapitel die Untersuchung von Riskind und Gotay: Nach acht Minuten in einer gekrümmten Haltung waren die Versuchspersonen bereits in einer negativen Stimmungslage, schnell frustriert und gestresst. Nun stellen Sie sich vor, um wie viel größer der Einfluss einer gewohnheitsmäßig jahrelang, jahrzehntelang krummen Haltung und der unkoordinierten Bewegung auf die Stimmung, die Energie, die Lebensfreude ist! Wenn schon acht Minuten den Unterschied zwischen gut gelaunt und frustriert ausmachen, wie viel Unheil können 24 Jahre in einer anatomisch unangemessenen Haltung anrichten! Jedes Verharren in einer Haltung friert die dazugehörende Emotion in dieser Haltung ein und beraubt den Körper der Fähigkeit, andere Gefühle spontan und vor allem intensiv auszudrücken. Ein Mensch, dessen Körper in Resignation erstarrt ist, bleibt selbst im Bekunden von Freude resigniert. Ein Mensch, der seine Haltung im Stolz konserviert, wirkt eines Tages nur noch arrogant. Ich begegne in meiner Arbeit alten Menschen, die durch Schicksalsschläge so gebeugt und verkrümmt sind, dass sie überhaupt keinen Unterschied spüren, wenn sie sich aufrichten. Noch während sie angestrengt um eine Wahrnehmung ringen, sacken die Knochen wieder in sich zusammen, weil kein «Muskelwissen» mehr vorhanden ist.

Die folgenden vier Beispiele aus meiner Praxis habe ich gewählt, weil sie typisch sind. Vielleicht erkennen Sie Ihr eigenes Muster in den «schiefen Körperhäusern». Die Namen sind selbstverständlich geändert.

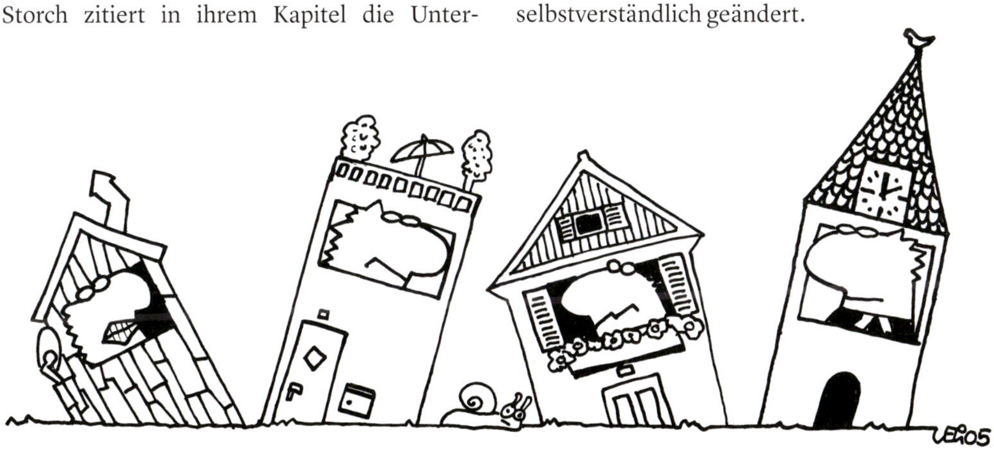

Konrad lernt in der militärischen Ausbildung, die Knie durchzudrücken, den Brustkorb rauszustrecken, die Schultern starr zu halten. Die Spannung im Nacken und am Hinterkopf ist unerträglich, also muss er das Kinn hochrecken. Er lernt die Haltung so gut, dass er nach zwei Jahren gar nicht mehr spürt, wie anstrengend sie ist. 20 Jahre später ist er zum «eisernen Heinrich» erstarrt. Die chronischen Schmerzen in den Schultern werden als Verschleißerscheinungen abgetan. Die Knie sind längst beide operiert.

«Du lachst zu laut», hörte Brigitte in ihrer Kindheit. Das Mädchen gewöhnte sich an, in sich hineinzulachen, statt in die Welt hinaus. Mit 40 zieht sie bei jedem Lachen die Schultern hoch, lässt den Brustkorb einsinken, damit ihr Lachen erstickt. Ihre regelmäßig auftretenden Migräneschübe bringt sie nicht mit dem erstickten Lachen in Verbindung.

Peter ist dick. Er wird in der Schule gehänselt. Sein Vater ist auch dick und sagt, das sei Vererbung, da könne man nichts machen. Entsprechend resigniert ist die Haltung des Vaters, X-Beine, Plattfüße, das Becken vorgeschoben, Bauch und Schultern hängen schlaff. Der Junge übernimmt die Haltung. 15 Jahre später hat er sich durch Diät und Sport dünn trainiert. Die Haltung und die Ausstrahlung sind immer noch die einer traurigen Gestalt.

Jolanda bekommt mit 20 ihr erstes Kind. Zwei weitere Kinder folgen in Abständen von zwei Jahren. Die Frau trägt alle drei Kinder auf der rechten Hüfte – wenn sie kocht, wenn sie telefoniert, wenn sie die Kinder zu Bett bringt. Immer häufiger quälen sie diffuse Kreuzschmerzen, neu kommen stechende Schmerzen im rechten Hüftgelenk dazu. Mit 34 eröffnet ihr der Arzt: «Sie haben eine Skoliose, und das Hüftgelenk zeigt erste Anzeichen von Arthrose.»

Genug der Drohungen, es ist Zeit für die gute Nachricht: Was durch Fehlhaltung gemacht werden kann, kann durch «Guthaltung» umgebaut werden, solange der Mensch lebt und nicht am Bewegungsapparat operiert ist. Denn der ursprüngliche Bauplan bleibt hinter den hängenden Schultern, den blockierten Rippen, dem verschobenen Becken und den platten Füßen lebenslang erhalten. Er muss nur aus dem Gedächtnis geholt und reanimiert werden. Die größte Schwierigkeit bei dieser Reanimation ist es, die Leichtigkeit wiederzufinden, die in der aufrechten Haltung wohnt, die uns allen als Kinder selbstverständlich war: Die Aufrichtung fühlt sich leicht an, ist leicht zu erreichen und sieht leicht aus, einmal da, ist sie auch mühelos herzustellen. Unsere Kultur indes misstraut allem, was leicht geht, leicht erarbeitet ist. Nur was anstrengt, hat Wert. Ohne Fleiß, kein Preis. Erfolg dem Tüchtigen. Wer gut sein will, muss sich anstrengen. Das Leben ist ein Jammertal. Solche und ähnliche Glaubenssätze stecken buchstäblich in unseren Knochen, die Schwerkraft verstellt uns die Leichtigkeit, die unsere Natur ist.

4.2 Typologie der Körperhaltung

4.2.1 Aus der Hölle in den Himmel

Waldbronn bei Karlsruhe an einem sonnigen Tag im März 2004. Die Arztpraxis von Dr. Helmut Sauer, Kellergeschoß. Ich sitze zusammengekauert und bucklig am Rand eines Bettes, nur mit einem Lendenschurz bekleidet. Mir ist kalt, der Raum ist kalt. Maja Storch steht neben mir und redet auf mich ein, droht mit einer Zeitreise zurück in meine Kindheit. Erinnerungen überfluten mich, ich widerstehe dem Impuls, mich zum Selbstschutz aufzurichten, und lasse mich sinken in die unangenehmen Szenen, die sich in die Gegenwart schieben. Ich bin sieben, der betrunkene Dorf-Friseur verbrennt mir am Tag vor meiner Erstkommunion das rechte Ohr. Ich bin neun und muss schon wieder ein Paar Schuhe meiner älteren Schwester austragen. Ich bin 13 und werde aus der Schule genommen, obwohl ich zu den Klassenbesten gehöre und von Herzen gern lerne und studiere. Die Eltern lassen mich im Stich, die Mutter schlägt bei jeder Gelegenheit auf mich ein. Schläge, so viele Schläge … Ich steigere mich in die Erinnerungen, spüre, wie eine Mischung aus Ohnmacht und Trotz von meinem ganzen Körper Besitz ergreift: Die Mundwinkel hängen resigniert, Unter- und Oberkiefer verkeilen sich ineinander. Ich lasse mich von den negativen Erinnerungen regelrecht fluten. Die Trauer überschwemmt zuerst das Becken, es kippt. Dann sinkt der Oberkörper ein, der Kopf taucht ab in Richtung Hals, die Schultern werden schlaff. Atmen wird anstrengend, und es ist mir, als fielen die Organe unten raus.

Ich stehe vor einer weißen Wand. Dr. Sauer stellt die Kamera ein, erteilt seiner Assistentin Anweisungen, die Versuchsreihe mit «Infrarot-Thermographie nach Berz/Sauer» kann beginnen.

Warum quäle ich mich selbst, und was ist in die sonst ausgesprochen friedliche Maja Storch gefahren? Wir sind der Antwort auf eine Frage auf der Spur: Kann die Wechselwirkung von Körper und Psyche thermografisch sichtbar gemacht werden? Natürlich ist uns klar, dass unser Experiment nicht als wissenschaftliche Untersuchung gewertet werden kann – im Kapitel von Maja Storch konnten Sie erfahren, wie viele Bedingungen erfüllt sein müssen, um wissenschaftlichen Kriterien gerecht zu werden. Das ist auch nicht unsere Absicht. Mein Kapitel in diesem Buch ist das praktische Versuchslabor, Wissenschaft haben Sie in den drei vorangegangenen Kapiteln schon reichlich genossen. Uns treibt die Neugier: Wir wollen sehen, ob sich die Thermographie eignet, um die körperlich-psychischen Vorgänge abzubilden, die unser Themengebiet sind. Damit die negative Stimmung, die wir durch die schrecklichen Erinnerungen induziert haben, sich so gut wie möglich auf meine Körperhaltung auswirken kann, habe ich zu Beginn der Übung jede bewusste Haltung und Muskelaktivität losgelassen, sowohl am Körper als auch im Gesicht. Ebenso habe ich den Atem unkontrolliert sich selbst überlassen. **Abbildung 4.1** zeigt, was die Höllenreise mit meinem Körper gemacht hat.

Beachten Sie die Wirbelsäule, sie ist verkrümmt: Ich hatte in der Tat bis zum 42. Lebensjahr eine Skoliose, zuletzt 47°, als Folgeschäden Beckenschiefstand (rechts), Arthrose im rechten Hüft- und Kiefergelenk, Bronchialasthma, Zähneknirschen, häufige Spannungskopfschmerzen. Interessant ist auch der Energiestau über den beiden Nieren: Ich war in der Kindheit und Jugend chronisch nierenkrank. Die Muskulatur im Gesicht erschlafft, die Mundwinkel hängen, Weltuntergangsstimmung. Hoffnungslos. Resignation macht sich – und mich – breit, durch das Einsinken, das reale Kleinerwerden entstehen seitliche «Speckröllchen».

Wie komme ich aus dieser Hölle wieder heraus? Zunächst versuche ich es, indem ich rein mental arbeite. Ich denke an Schönes: Ich bin so verliebt, verliebt in einen ganz bestimmten

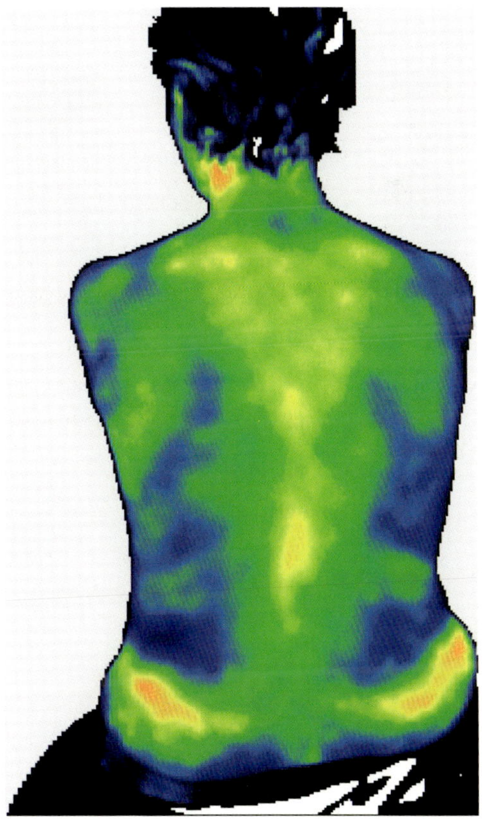

Abbildung 4.1: In der Gefühlshölle

Menschen, verliebt in meine Arbeit, ich bekomme gleich eine Schale voller sonnenwarmer Himbeeren, mmh, ich schwimme in Hawaii mit den Schildkröten, ich erinnere mich an den Elefantenbullen mit dem Jungtier unter der Akazie bei Sonnenaufgang in Afrika – es nützt alles nichts. Die schlechte Stimmung aus der Hölle bleibt an mir kleben wie eine Klette am Wollstoff. Ich muss zu meinem ganz persönlichen Glücksembodiment Zuflucht nehmen, ich muss meine Körperhaltung neutralisieren. Über den Fersen aufspannen, das Kreuzbein in den Leib holen, das Becken aufrichten, die Wirbelsäule aufspannen, den Kronenpunkt zur Decke dehnen. Sofort straffen sich die Gesichtszüge, und als Gedanke schießt «alles nur halb so schlimm» ein. Tief atmen, mit dem Atem wachsen (Zwerchfell), aufrichten, ich spüre, wie sich der Levator ani selbsttätig aktiviert und den Torso von innen aufrichtet und stabilisiert; die «wieder belebten» und bewusst durch Aufspannung aktivierten autochthonen Rückenmuskeln pulsieren. Zuversicht, Selbstvertrauen kehren zurück. Der Körper «wächst», die Schultern senken sich, der Kopf schwebt gerade über dem wieder schlanken Hals. Mit jedem aufrichtenden Atemzug wird die Stimmung leichter, physisch spürbar im Kopf.

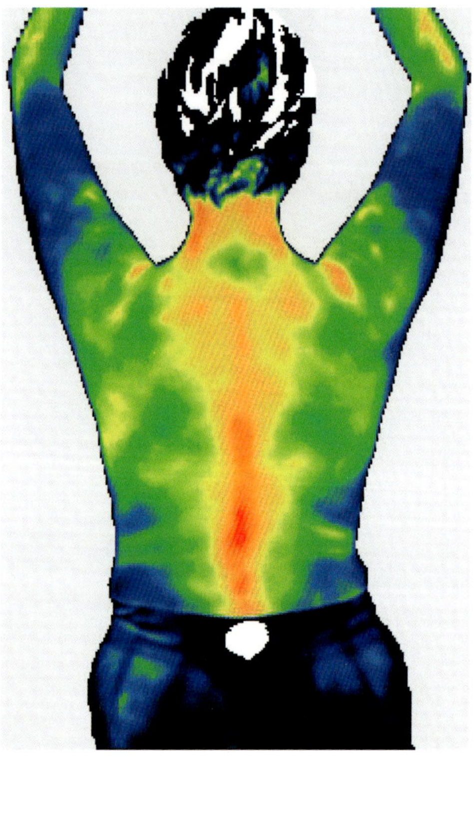

Abbildung 4.2:
Der Himmel wartet

Meine Röllchen sind fast verschwunden. Von der Skoliose ist praktisch nichts mehr zu sehen, das Becken steht gerade. Der Wärmestau an den Nieren hat sich in Nichts aufgelöst. Die Muskulatur um die Wirbelsäule herum ist warm durchpulst. Den Weg aus der Hölle heraus habe ich beschleunigt und unterstützt, indem ich eine Körperhaltung eingenommen habe, die in meinem Gehirn mit Glücksmomenten gekoppelt ist. Und dieses Glücksembodiment hat – so mein subjektives Erleben in diesem Experiment – die Stimmungsaufhellung massiv vorangetrieben, weit mehr, als es die reine Gedankentätigkeit konnte, mit der ich es vorher versucht hatte. Und wie **Abbildung 4.2** zeigt, ist an das Glücksembodiment auch thermografisch sichtbar eine völlig andere Wärmeverteilung gekoppelt als an das Embodiment, das sich aus der Höllenreise ergeben hat.

Haben Sie Lust, selber zu spüren, wie die Haltung Ihre Stimmung, Ihre Gefühle, Ihre Gedanken beeinflusst? Im folgenden Kapitel lade ich Sie zum Selbstversuch ein.

4.2.2 Anleitung für sechs schiefe Embodiments

Ziel dieser Versuchsreihe ist, Sie dafür zu sensibilisieren, welchen Einfluss Ihre Körperhaltung auf Ihre Stimmung haben kann. Vielleicht erkennen Sie sich selbst in einem der sechs Probeläufe wieder. Dann freuen Sie sich: Sie haben den Anfang gemacht, um Ihr schiefes Körperhaus in die Aufrichtung zu führen.

Diese sechs «schiefen Körperhäuser» habe ich als typische körperliche Ausdrucksmuster ausgewählt, weil sie in meiner Praxis sehr häufig vorkommen:

- «Es ist alles so sinnlos» (resigniert/depressiv)
- «Wer bin ich denn schon» (unsicher/schüchtern)
- «Ein richtiger Mann lässt sich nicht gehen» (kontrolliert/steif)
- «Mich muss man doch einfach gernhaben» (angepasst/entgegenkommend)
- «Jetzt komme ich, was kostet die Welt» (rigide/aufgeplustert)
- «Man kann sich nur auf sich selber verlassen» (cholerisch/misstrauisch)

Auf den folgenden Seiten finden Sie zu jeder Haltung auch die entsprechende Thermographie. Die abgebildete Person bin jedes Mal ich. Die Serie «schiefe Körperhäuser» wurde in einem zweiten Foto-Shooting aufgenommen, nach dem Himmel-Hölle-Versuch. Wir sind bei dieser Foto-Serie folgendermaßen vorgegangen: Ich kühle bei kontrollierten 21° im Raum und ohne Kleidung gleichmäßig ab und baue dann aus einer neutralen körperlichen und emotionalen Nullhaltung die entsprechenden Haltungselemente auf. Den Atem beeinflusse ich nicht willentlich, sondern lasse ihm freien Lauf, mit dem Effekt, dass er sich jeder Haltung automatisch anpasst, also kurz wird oder stockend. Innerhalb von maximal zehn Minuten manifestiert sich die entsprechende Stimmung, die ich absichtlich nicht kontrolliere, sondern ungesiebt annehme, um die entsprechende Körperhaltung zu intensivieren. Wenn ich ausspreche oder signalisiere, dass ich in der Haltung und daher in der Stimmung bin, wird die Thermographie ausgelöst. Sie sehen über jedem Foto die Farbskala für die Temperaturunterschiede, die Temperatur an der Hautoberfläche schwankt von 21° bei Schwarz zu 34° bei Rot, bei weißen Stellen liegt die Temperatur über 34°.

Bei jedem «schiefen Embodiment» werden zuerst die Haltungselemente erläutert, damit Sie die Haltung möglichst authentisch einnehmen und verkörpern können. Unter «Stimmungsprotokoll» schildere ich Ihnen die Gedanken, Gefühle, Stimmungen, die bei mir auftauchen, sozusagen als Inspiration für Ihre Wahrnehmung. In den folgenden Freizeilen können Sie Ihre eigenen Bilder, Assoziationen, Gefühle notieren. Wenn Sie Ihren Wahrnehmungen ohne mein Stimmungsprotokoll auf die Spur kommen wollen, notieren Sie Ihre Assoziationen separat auf ein Blatt Papier oder decken das Stimmungsprotokoll einfach ab. Sobald Sie die Haltungselemente ausgeführt haben, verweilen Sie kurz in der Position – schon nach ein, zwei Minuten können Sie spüren, wie z.B. Ihre Laune absackt oder die Wut in Ihnen aufsteigt, die Resignation sich ausbreitet oder Stolz alles überstrahlt – vorausgesetzt, Sie wehren sich nicht gegen die auftauchenden Gefühle.

Im Sinne des «Aus einer Emotion Heraustretens» von Susana Bloch, das Maja Storch in ihrem Kapitel zitiert, empfehle ich Ihnen, sich zwischen zwei Embodiments in eine neutrale Grundposition, entspannt-aufgespannt, zu versetzen (s. Kap. 4.3). Entlasten Sie Ihr Gehirn und Ihren Körper möglichst von der vorherigen Stimmung, gehen Sie herum, sprechen Sie über Belanglosigkeiten, trinken Sie Wasser. Wenn Sie die Möglichkeit haben, sich zwischen den Embodiments zu zerstreuen, um Haltung und Stimmung zu neutralisieren, so werden Sie die Embodiments viel intensiver wahrnehmen – auch die eigenen Haltungsmuster und -gewohnheiten.

Jede Körperhaltung verteilt die Wärmeenergie unterschiedlich. In der perfekten Aufrichtung mit pulsierender Skelettmuskulatur ist die Wärme gleichmäßig über Torso und Gesicht verteilt. Durch bewusstes Aktivieren und Pulsieren mit der autochthonen (skeletthaltenden) Muskulatur und mit dem Rückenmark kann ich die Wärmeverteilung willentlich beeinflussen. Je einseitiger die Haltung, desto einseitiger und punktueller konzentriert sich die Wärme auf bestimmte Muskelgruppen und Körperstellen. Am aufgespannten Körper mit gleichmäßiger Aktivität in allen Muskelvernetzungen ist die Wärmeverteilung großflächig und gleichmäßig.

«Es ist alles so sinnlos» resigniert/depressiv

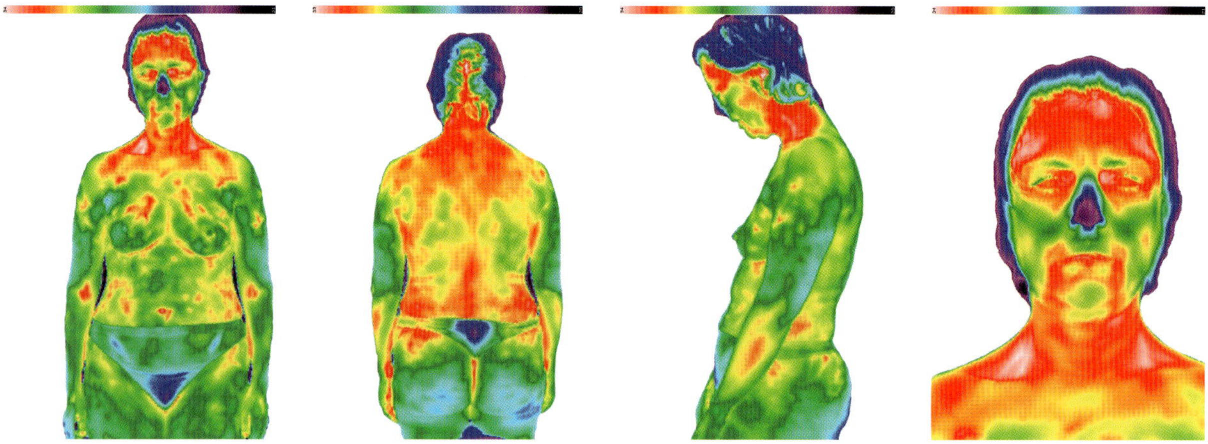

Abbildung 4.3

Haltungselemente: Lippen zusammenpressen. Auf die Zähne beißen. Kopf hängen lassen und mit dem Oberkörper einsinken. Das Becken schiebt sich automatisch nach vorne. Der Körpermittelpunkt kippt nach vorn und drückt die Füße platt. Der Bauch steht vor. Die Schultern hängen kraftlos, die Arme fühlen sich schwer an. Der Hals wird kurz und gedrungen. Ich spüre, wie sich Muskeln am Kiefer, am Nacken und im Kreuz schmerzhaft verkürzen, also genau an den Stellen, die auf dem Thermogramm rot sind. (Abb. 4.3)

Stimmungsprotokoll: «Kein Mensch ahnt, wie schwer mein Leben ist. Ich mag nicht mehr. Ich kann nicht mehr. Das hat alles keinen Sinn.»

Welche Gefühle nehmen Sie wahr?

____

____

____

Wenn diese Haltung zur Gewohnheit wird: Der Rücken kann sich verkrümmen (Kyphose, Lordose). Als Folge sinkt der Brustkorb ein, die Rippen hängen. Beengtes Atmen. Chronischer Druck auf die Lendenwirbel, Stauchung des Beckens. Lumbago (Hexenschuss), Ischiassyndrom (Kreuzbeinbeschwerden), Diskushernie (Bandscheibenvorfall), chronische Kreuzschmerzen, Hüftgelenkarthrose, Fußdeformationen sind mögliche Langzeitschäden. Organsenkungen, allgemeine Erschlaffung der Muskulatur.

«Wer bin ich denn schon» unsicher/schüchtern

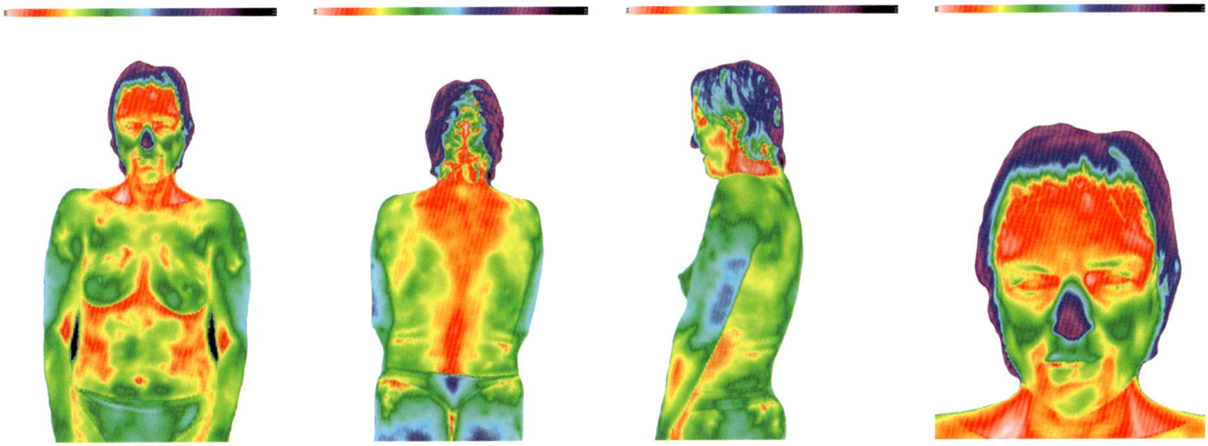

Abbildung 4.4

Haltungselemente: Das ganze Gewicht auf ein Bein verlagern. Oberarme ins Schulterdach schieben. Das verzieht die Schultern. Das Brustbein sinkt ein. Die Schlüsselbeine treten stark hervor. Das Becken verschiebt sich. Die Oberschenkel werden nach innen verdreht (X-Beine). Der Unterbauch ist hart und angespannt. Die Knie sind durchgedrückt, die Füße werden automatisch plattgedrückt. Der Busen hängt, das Lächeln ist verkrampft. Die Augen werden schmal. Ich spüre, wie sich das Zwerchfell verkrampft und mein Atem klein und eng wird, am stärksten sind die Muskelverspannungen am Oberbauch und am Hals, das Schlucken fällt mir schwer. (Abb. 4.4)

Stimmungsprotokoll: «Was die wohl von mir halten. Ich bin so uninteressant. Das ist so peinlich. Ich schäme mich. Bestimmt mache ich wieder alles falsch. Wenn mich bloß niemand anspricht.»

Welche Gefühle nehmen Sie wahr?

____

____

____

Wenn diese Haltung zur Gewohnheit wird: Schulterverspannungen, Spannungskopfschmerzen, Migräne sind bei dieser Haltung häufig anzutreffen. Kreuzschmerzen, Beckenschiefstand; bei Frauen sind Organsenkungen und Inkontinenz häufig. Der Muskeltonus ist entweder schlaff oder verspannt. Ästhetische Folgen: Bauch tritt hervor, der Busen hängt, Hamsterbäckchen im Gesicht, frühe Faltenbildung.

«Ein richtiger Mann lässt sich nicht gehen» kontrolliert/steif

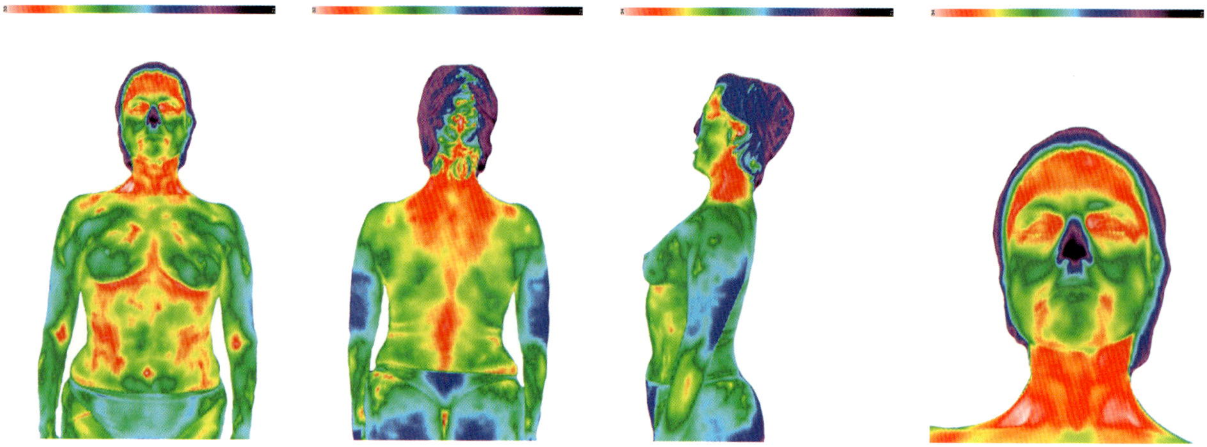

Abbildung 4.5

Haltungselemente: Das Brustbein wird hochgezogen, der Brustkorb wird aufgeplustert. Kettenreaktion: Die Wirbelsäule bildet ein Hohlkreuz. Die Muskeln am Rücken werden breit und kurz und verspannt. Die Gluteus-Muskeln spannen sich an, die Schließmuskeln krampfen sich zusammen. Das Becken wird spürbar kalt und steif. Die Knie drücken sich durch, die Zehen klammern. Ich fühle extreme Muskelverspannung im oberen Rücken, im Nacken und am Gesäß. Die Arme sind steif und dennoch kraftlos. (Abb. 4.5)

Stimmungsprotokoll: «Disziplin! Ordnung! Gehorsam! Immer geradeaus!»

Welche Gefühle nehmen Sie wahr?

____

____

____

Wenn diese Haltung zur Gewohnheit wird: Geht diese Haltung in Fleisch und Blut über, drohen mit den Jahren Beschwerden in den Schultern (Arthrose, «Frozen Shoulder»), Golf- oder Tennisarm, Zähneknirschen, Beschwerden der Lendenwirbel durch die extreme Verkürzung der Muskeln am unteren Rücken, (Diskushernien, Ischias-Syndrom, Versteifung der Kreuzbeingelenke, Hüftarthrose), Versteifung der Brustwirbel, Knorpelschäden/Arthrose an den Knien sind ebenfalls möglich. Kurzatmigkeit, Hämorrhoiden, Tinnitus.

«Mich muss man doch einfach gernhaben» angepasst/entgegenkommend

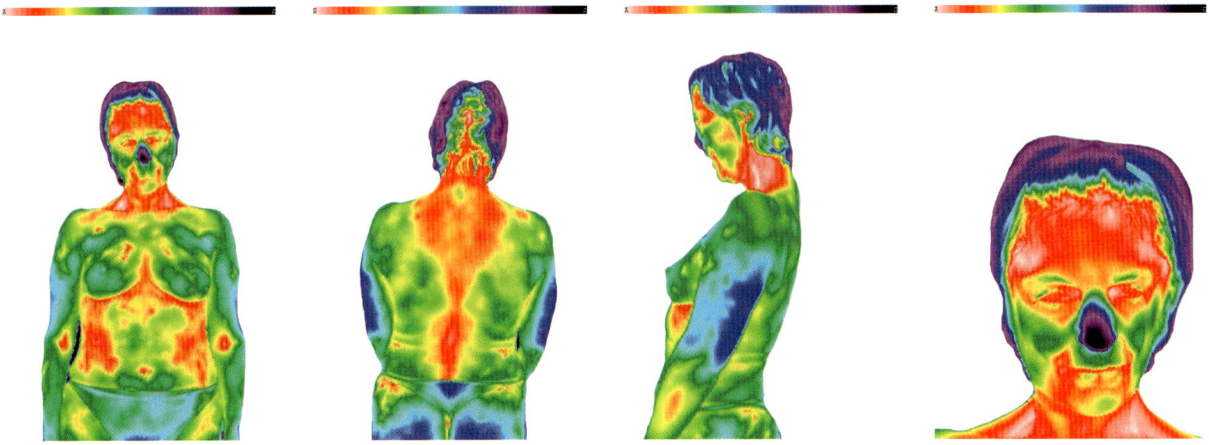

Abbildung 4.6

Haltungselemente: Kopf einziehen und leicht schräg stellen (Lady Di-Blick), Becken vorschieben. Das Gewicht auf das rechte Bein verlagern. Gekünstelt lächeln mit geschlossenem Mund. Oberarme zurückziehen und an den Körper pressen. Lendenwirbel und Becken sind hypermobil, das Becken fühlt sich kraftlos an und «unten offen», als fielen gleich die Organe heraus. (Abb. 4.6)

Stimmungsprotokoll: «Magst du mich? Findest du mich schön? Was immer du willst, will ich doch auch. Ganz wie du willst. Wenn du meinst.»

Welche Gefühle nehmen Sie wahr?

____

____

____

Wenn diese Haltung zur Gewohnheit wird: Ich beobachte in meiner therapeutischen Arbeit bei diesem Typus oft Rundrücken («Witwenbuckel»), Beschwerden an Schultern, Ellbogen, Handgelenken (Karpaltunnelsyndrom), Steißbeinsyndrom, Gelenkarthrosen, Erschlaffung der Beckenmuskulatur, Organsenkungen, Muskelschwund, Osteoporose.

«Jetzt komme ich – was kostet die Welt» rigide/aufgeplustert

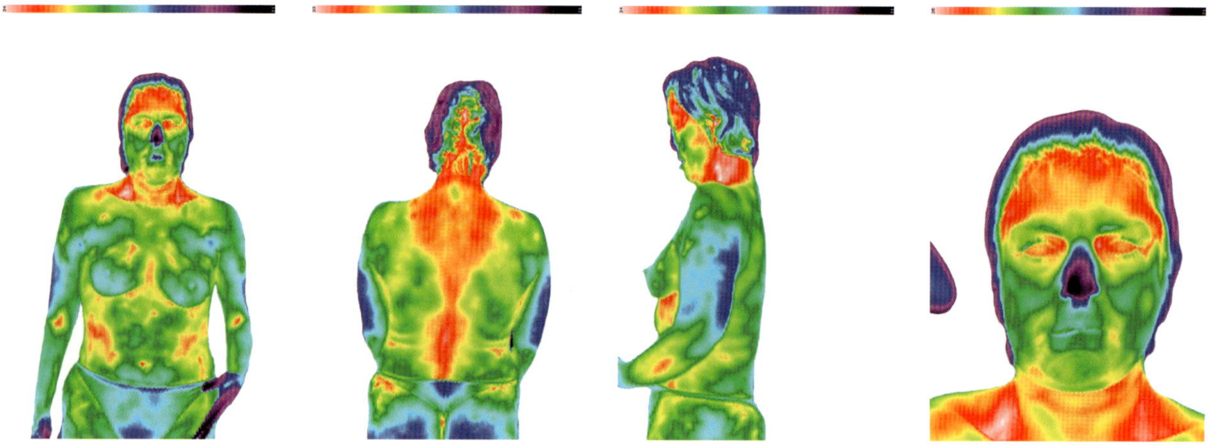

Abbildung 4.7

Haltungselemente: Schultern richtig aufpumpen. Bauchmuskeln anspannen, Gesäß anspannen. Die gesamte Rumpfmuskulatur verkürzt sich, schwillt horizontal an. Schädel zieht nach hinten, Kinn schiebt sich vor. Der Hals «verschwindet». Das Blut pocht hinter der Stirn. Oberschenkel aufplustern, alle Muskeln anspannen, das führt augenblicklich zu O-Beinen, die Füße verkrampfen sich auf der Außenkante. Ich fühle mich kurz und breit und wie in einer Zwangsjacke. (Abb. 4.7)

Stimmungsprotokoll: «Was kostet die Welt? Ich kaufe sie. Wer sich mit mir anlegt, zieht den Kürzeren.»

Welche Gefühle nehmen Sie wahr?

____

____

____

Wenn diese Haltung zur Gewohnheit wird: Unbeweglichkeit. Verkürzung aller Muskeln und Sehnen, dadurch auch Verkürzungen und Verformungen der Knochen. Langzeitschäden können Kopfschmerzen, Hörschäden sein, Bandscheibenschäden, Erkrankungen der Wirbelsäule, Arthrosen an Hüftgelenken, Knien, Füßen, Kopf- und Kiefergelenken. Herzbeschwerden.

«Man kann sich nur auf sich selbst verlassen» cholerisch/misstrauisch

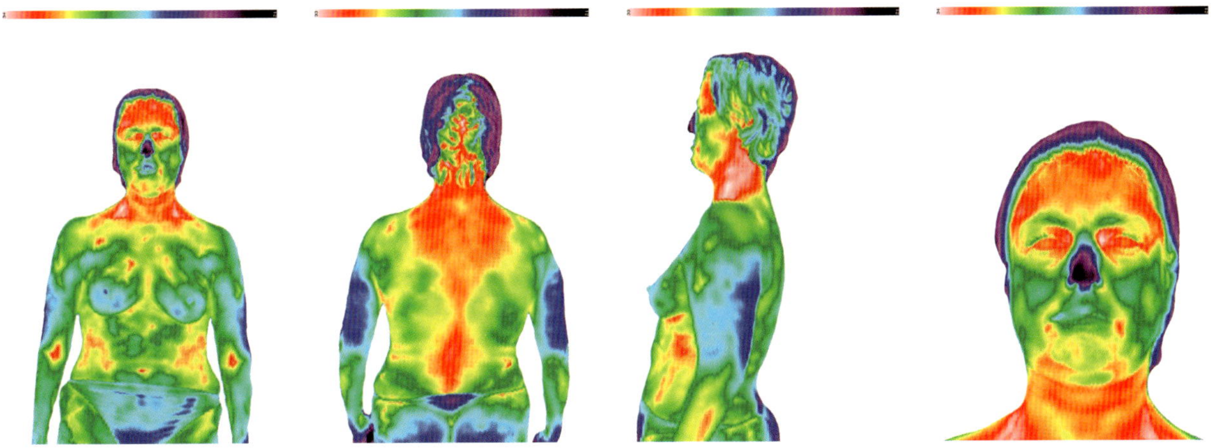

Abbildung 4.8

Haltungselemente: «Stiernacken», Angriffshaltung, Kopf eingezogen, Hörner ausgefahren. Arme blockieren im Schulterdach, Oberarmmuskeln sind sehr angespannt. Kettenreaktion: Unterkiefer schiebt sich vor. Die Brauen senken sich, die Augen werden schmal und misstrauisch. Die Becken- und Gluteus-Muskulatur verkürzt sich, das Becken wird oben enger, unten weiter, die Beine gehen ins O, Füße fallen auf die Außenkante. Nacken und oberer Rücken schmerzen stark, die Haltung ist sehr anstrengend, doch trotz der Muskelarbeit fühle ich mich kraftlos. Pochen an Stirn und Schläfen. (Abb. 4.8)

Stimmungsprotokoll: «Nicht mit mir! Wer nicht aufpasst, wird über den Tisch gezogen. Das lasse ich mir nicht bieten. Ich wehre mich.»

Welche Gefühle nehmen Sie wahr?

____

____

____

Wenn diese Haltung zur Gewohnheit wird: Schädelgelenke und oberste Halswirbel (Atlas, Axis) nehmen diese cholerische Haltung mit den Jahren krumm. Wirbelsäulenerkrankungen aller Art, Verkürzungen von Muskeln, Bändern, Sehnen schränken die Beweglichkeit stark ein. Arthrosegefahr für alle Gelenke. Kopfdruck. Stauchung der gesamten Wirbelsäule und Bandscheiben. Gefahr für Iliosakralgelenke, Hüftgelenke, Oberschenkelköpfe, Knie. Verkürzung des gesamten Rumpfs führt oft zu Magenproblemen (Reflux), Atembeschwerden. Ebenfalls sehr häufig leidet dieser Typus unter starken Hämorrhoiden und Vergrößerung der Prostata schon in jungen Jahren. Herzerkrankungen.

Zwischen dem ersten und dem zweiten Foto-Shooting lagen 20 Monate. Während dieser Zeit wurde die Software der Thermographie-Kamera verfeinert und stark verändert. Deshalb hier zum direkten Vergleich auch noch einmal meine persönliche Hölle und meinen Körperhimmel. (**Abb. 4.9** und **4.10**)

Hölle

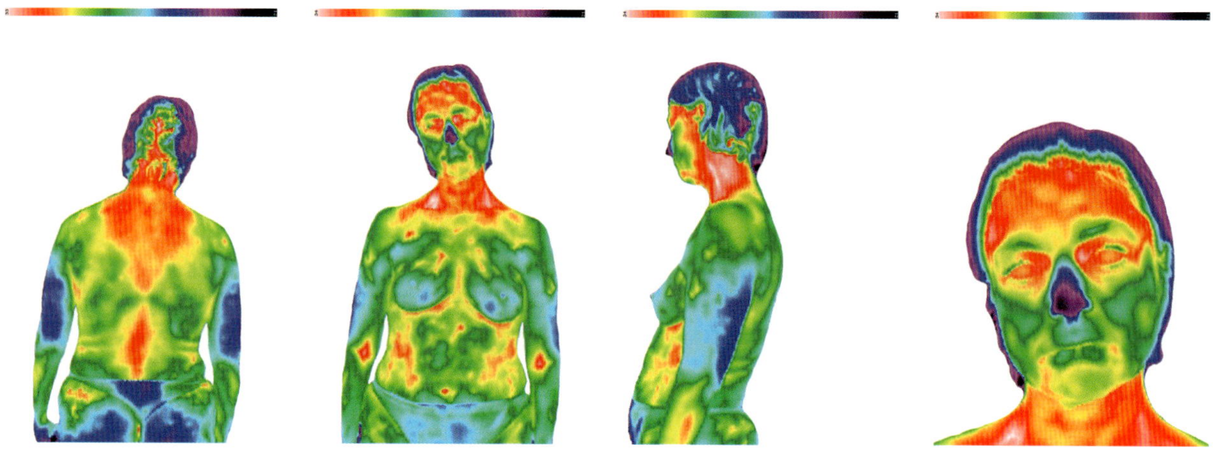

Abbildung 4.9: «Das Ohr verbrannt, die Füße in den Schuhen der Schwester verbogen, und studieren darf ich auch nicht»: Benita Cantieni überlässt ihren Körper der sehr persönlichen Erinnerungshölle, die sie im ersten Experiment mit Thermophotographie bereits kennen lernte.

Himmel

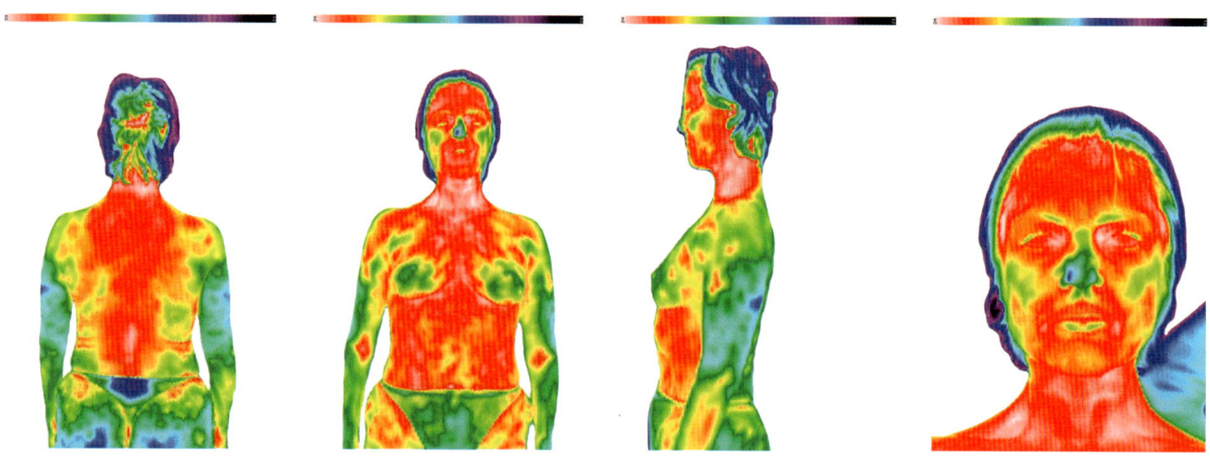

Abbildung 4.10: Durch bewusstes Aufrichten mittels des vivatomisch begründeten Basis-Embodiment richtet sich der Körper auf, die pulsierende Tiefenmuskulatur bewirkt eine vollkommene Veränderung der Wärmeverteilung auf der Haut – bis zur Kopfhaut.

4.3 Gesundes Embodiment selbst erzeugen

Vorbemerkung: Meine Art, den menschlichen Körper zu betrachten, unterscheidet sich von der klassischen Anatomie. Diese klassische Anatomie basiert auf dem Wissen vom Toten. Die Bezeichnung entstammt der altgriechischen Sprache, ana steht für auf-, tomein für schneiden. Die anatomische Pathologie untersucht den toten Körper. Das, was am häufigsten gefunden wird, wird als Norm betrachtet, gilt als anatomisch normal. Irgendwann, irgendwo, irgendwie schlich sich der Irrtum ein, das anatomisch Normale sei anzustreben. Wenn alle Menschen mit dem Alter schrumpfen, so muss das so sein. Nichtschrumpfen ist keine Option mehr.

Das Normale an sich ist auch nur beschränkt normal. Jeder Mensch ist einmalig. Ich hatte die Gelegenheit, in einem angesehenen pathologischen Institut in Deutschland 24 Körper zu betrachten, die für eine medizinische Abschlussklasse präpariert waren. Ich ging von Körper zu Körper, es ergriffen mich Staunen und Demut ob der unglaublichen Vielfalt. Bei Körper 12 äußerte sich mein Staunen: «Es sind die Menschen so verschieden, wie können Sie je etwas als ‹anatomisch richtig› bezeichnen?» Der Institutsleiter antwortete blitzschnell: «Wenn drei von zehn sich gleichen.»

Das war für mich ein Schlüsselerlebnis. Wenn drei von zehn sich gleichen, gleichen sich sieben von zehn nicht. Ich bin der Ansicht, dass da seit mindestens zwei Jahrhunderten etwas schiefläuft: Es fehlt die Disziplin zwischen dem Toten und dem Lebendigen. Diese Lücke will ich mit CANTIENICA® Körper in Evolution schließen. Ich seziere auch, doch mit Beobachtung und Folgerung, mit Einfühlen und Entschlüsseln. Ich habe dafür den Begriff Vivatomie kreiert, er ist international geschützt. Diese Vivatomie geht davon aus, dass es biomechanisch einen Prototypen gibt, der in so vielen Abwandlungen erscheint, wie es Menschen gibt. Das ist der Raster meiner Arbeit – und der wachsenden Zahl von Lizenznehmern, die in immer mehr Ländern mit CANTIENICA® Körper in Evolution arbeiten.

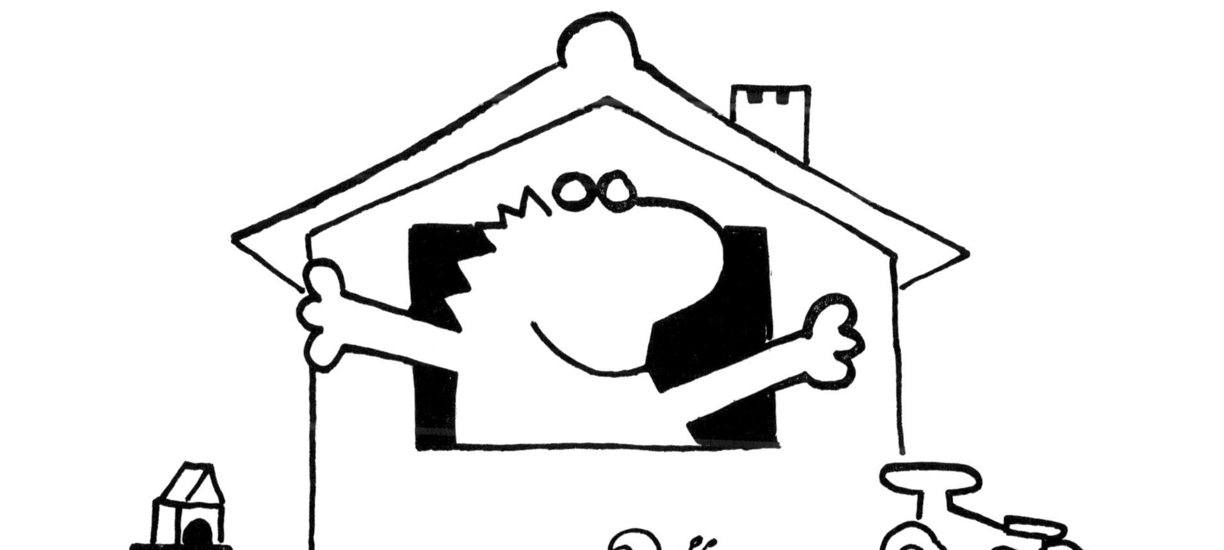

Wir zeigen den Menschen, die sich uns anvertrauen, wie sie aus sich selbst heraus, buchstäblich aus den Knochen, jenen perfekten Körper entwickeln, den ihr einmaliger Bauplan für ihren einmaligen Körper vorsieht. Dieses Kapitel zeigt ein Raster auf, wie Sie diese Selbstfindung von innen nach außen beginnen können.

Die persönliche, einmalige Haltung der höchsten Freiheit für Knochen, Gelenke, Faszien, Muskeln, Sehnen, Bänder, Nerven kann bewusst hergestellt werden. Sie ist die Grundhaltung für alle Emotionen, sie ermöglicht es, alle Emotionen, Stimmungen, Gefühlslagen intensiv und bewusst zu erleben, spontan zu handeln und anschließend wieder zurückzufinden in die neutrale Grundhaltung. Diese Grundhaltung heißt Aufrichtung, und sie beginnt damit, dass Sie diese Aufrichtung verstehen. Diese Aufrichtung entsteht aus den Knochen, geht vom Boden weg, sie verläuft immer von unten nach oben. Dieser Logik steht noch einmal die traditionelle Anatomie im Weg: Sie versteht den Menschen als von oben nach unten «wachsend». Das Herzstück unseres Körpers, die Wirbelsäule, wird von oben nach unten gezählt, und zwar mehrfach. Der oberste Wirbel, der Atlas, ist Halswirbel 01, der unterste Halswirbel ist Nummer 07. Der oberste Brustwirbel ist 01, der unterste hat die 12 am Rücken. Dem gleichen Muster folgen die Lendenwirbel, 01 bis hinunter zu 05, gefolgt von Kreuzbein und Steißbein. Lassen Sie sich kurz bewusst darauf ein, Betonung auf bewusst. Die Vorstellung macht etwas mit Ihnen, es schwächt Ihre Position in der Schwerkraft, Sie werden zum Opfer der Gravitation.

Auf zur wahrhaften Aufrichtung. Denken Sie Ihr Steißbein lang, vom Boden weg, falls Sie sitzen, vom Hocker weg. Liegen Sie gerade (im Doppelsinn), dehnen und denken Sie sich von den Füßen weg in Richtung Schädeldecke. Stellen Sie sich vor, Sie können Ihr Kreuzbein tiefer in den Körper einladen, tun Sie das. Nun betrachten Sie das Kreuzbein als untersten Wirbel 01, der unterste Lendenwirbel ist 02, der nächste Wirbel ist der dritte. «Denkbauen» Sie sich so Ihre Wirbelsäule bis nach oben zum Atlas, er ist in meiner Wirbelrechnung Nr. 25. Jetzt haben Sie eine Säule, die sich von unten nach oben aufbaut, nicht mehr die alte kraftlose «Hängesäule».

Das ist Aufrichtung. Mit ihr steht und fällt die Haltung. In dieser Haltung sind die Knochen das Baugerüst des Körpers, in dieser Haltung ist das Hochhaus Mensch auf-gebaut. In dieser Haltung aus den Knochen ist alles aktiv, die Knochenhäute, die Faszien, die Bänder, die Sehnen, die Muskeln. In dieser Aufrichtung ist der Körper auch entspannt, grundentspannt. Aus dieser Aufrichtung kann das Hochhaus Mensch alles erreichen, Spannung, Kraft, Reaktionsfähigkeit, Beweglichkeit. Ich spreche den Knochen aufgrund meiner dreißigjährigen Erfahrung mit dem Umbau meines Körpers ihre eigene Knochenintelligenz zu. Dafür wurde ich manches Mal belächelt, und es freut mich bis in die Knochen, dass die Knochen aktuell intensiv erforscht werden. Wissenschaftler des Max-Planck-Instituts für Kolloid- und Grenzflächenforschung in Potsdam (MPIKG) erforschen die sogenannten Mechanosensoren in den Knochen. Sie fanden in Mäuseknochen ein Kanalsystem mit einem Zellnetzwerk, das äußere Belastung «spürt» (van Tol et al., 2020). Autor Alexander Franciscus van Tol spekuliert in einem Interview mit dem Tagesspiegel (Kixmüller, 2020), dass Knochen vermutlich genauso wie Muskeln bewusst trainiert werden können. Ich entwickle dieses bewusste Knochentraining seit 1997 – mit Erfolg.

Das Prinzip des Knochentrainings ist an sich und im wahren Sinn des Wortes kinderleicht, denn gesunde Kinder machen es von Natur aus (sie wissen noch nichts von der geltenden Anatomie): Die Knochen und Gelenke immer wieder in die ursprünglich von der Natur vorgesehene optimale Anordnung bringen und sie dann in der skeletthaltenden Muskulatur befestigen. Im Spiel bewegen sich Kinder frei und unverstellt, im Sport kann allerlei schiefgehen,

Bewegungen können missraten, in intensiv gelebten Emotionen verlieren sich Kinder regelrecht – um dann einfach immer zurück in die Ordnung, in den Bauplan zurückspringen, federn, finden. Diese Anordnung bringt den aufrechten menschlichen Körper in eine Grundspannung. Die gesamte Muskulatur vibriert in einem Vitaltonus, der Körper ist in Bewegungsbereitschaft, die Haltung und die Mimik strahlen Erlebnisbereitschaft aus.

Das Zurückfinden in diesen Vitaltonus und das bewusste Verkörpern dieses Vitaltonus' erhält die Erlebnisbereitschaft das ganze Leben lang aufrecht und schützt vor allen zivilisatorischen Haltungsschäden und Abnützungserscheinungen. Ein solcherart aufgerichteter Mensch hat auch immer Ausstrahlung, Charisma: Es ist ihm eine sinnliche Freude, den eigenen Körper zu bewohnen, weil alles pulsiert, und zwar immer. Anders gesagt: Ausstrahlung ist ein Geburtsrecht. Darum ist der Vitaltonus auch die körperliche Basis des Selbstmanagement, wie es von Maja Storch beschrieben wird. Gelingendes Selbstmanagement braucht immer das entsprechende Embodiment.

Die konsequente Vernetzung der skeletthaltenden Muskulatur verfeinert die Kommunikation zwischen Muskeln, Sehnen, Bändern, Faszien, Nerven, Knochen und Organen. In einem gesunden, elastischen, kraftvollen Muskelverbund behindern sich Knochen und Gelenke niemals gegenseitig in ihrer Bewegungsfreiheit, sondern arbeiten im Gegenteil im Sinne einer Kettenreaktion frei und unbeschwert zusammen. Organe liegen frei und können unbehindert arbeiten. Sehr wichtig ist die Aufspannung für die «Röhrensysteme» im Körper. Ein geknickter Darm wird krank. Harnröhre und Blase nehmen Schaden durch chronisch schlechte Haltung, ebenso Vagina und Gebärmutter. Die meisten Organsenkungen und Inkontinenzen entstehen durch die Haltung. Speiseröhre, Luftröhre, Spinalkanal, Adern und Venen – Länge ist die Grundlage ihrer Gesundheit. Verkürzungen lassen sie erschlaffen, stocken, abknicken, und machen auf Dauer krank.

Muskelfasern sind wie Kabelleitungen im Körper, sie transportieren Energie bis in die äußersten Spitzen des Körpers, Fingerspitzen, Zehen. Muskeln, die unentwegt in Bewegung sind, stimulieren die Nerven. Nerven, die unentwegt durch die umliegenden Muskeln stimuliert werden, halten ihrerseits das Gehirn auf Trab, es schüttet eifriger Wohlfühlhormone aus, als ein träger Körper.

Die Muskulatur der Wirbeltiere unterliegt einem genial einfachen Prinzip von Zug und Gegenzug: Die knochenhaltende Muskulatur ist so vernetzt und verwoben, dass sie durch Aufspannung, durch Zug und Gegenzug erst voll aktiviert wird. Das heißt auf den aufrechten Gang des Menschen bezogen: Richtet sich der höchste Punkt am Kopf, ich nenne ihn Kronenpunkt, nach oben aus, der tiefste Punkt der Wirbelsäule, das Steißbein, im Gegenzug nach unten, so kann sich an dieser Tension der ganze Torso auf- und ausrichten, alle Gelenke liegen frei, bereit zur Bewegung. Diese Freiheit ist Voraussetzung für die koordinierte Bewegung der Extremitäten (Beine, Arme). Die meisten Muskeln verkörpern dieses Prinzip von Zug und Gegenzug wiederum in sich. Sie unterstützen die Aufspannung und ermöglichen – die Entspannung in der vollkommenen Aufrichtung. Doch Achtung, Zug-Gegenzug braucht die Bewegung, im Ruhezustand, im Stillstand will der Körper nur den Zug nach oben, die Aufrichtung, die Auf-Spannung, um bereit zu sein für die zielgerichtete, ökonomische, Gesundheit fördernde Bewegung. Wie das geht, erkläre ich in allen Tigerfeeling-Büchern, wer Unterstützung braucht, findet sie bei ausgebildeten und diplomierten CANTIENICA®-Instruktoren.

Der schnellste und leichteste Weg in die Aufrichtung, Aufspannung ist der Atem. Viele Menschen atmen mit einem kleinen, flachen Alltagsatem und – von oben nach unten. Die immer noch weitherum sehr populäre Bauchatmung staucht das Zwerchfell, staucht die

Organe, übt Druck nach unten aus, schwächt die Unterleibsorgane und die Becken- und Beckenbodenmuskulatur. Sie ist meiner Meinung ein großer Irrtum und verantwortlich für viele Erkrankungen des Bewegungsskeletts und der Organe.

«Bewusstes Atmen» wird als Ausnahme mit viel Aufwand zelebriert. Dabei ist der Atem das Grundgeschenk des Lebens an uns, die natürlichste Sache der Welt. Atem ist Urvertrauen, ist Selbst-Bewusstsein, Atem ist die Quelle unserer Lebensenergie. Der Atem ist ein wundervolles Instrument zur Aufrichtung – wenn Sie bereit sind, die Idee aufzugeben, das Natürlichste im Leben sei mit Anstrengung verbunden. Im Gegenteil, der Atem hilft, die Schwerkraft zu entmachten. Ich biete Ihnen einige Atemübungen zur Stabilisierung des ganzen Skeletts an. Es sind keine Atemtechniken, sondern Atemreisen durch den Körper. Sie können mit dem Atem die muskulären Vernetzungen kreuz und quer entdecken, erforschen, erleben. Beiläufig lernen Sie, langsam zu atmen, denn so ein Atemzug von einer Ferse zu einer Achselhöhle dauert.

Sie finden nun im folgenden Kapitel die Beschreibung, wie Sie Ihren Körper in die optimale Aufrichtung bringen können.

Die Prinzipien vivatomisch guter Haltung

Basis-Embodiment nennen wir die natürliche, dem menschlichen Bauplan entsprechende Aufspannung, in der kein Knochen einen benachbarten Knochen beeinträchtigt oder behindert, in der jedes Gelenk seine natürliche Freiheit und den für die Gesunderhaltung notwendigen Gelenkspalt zur Verfügung hat. In diesem Basis-Embodiment sind alle skeletthaltenden Muskeln aufgespannt, das heißt, in einem reaktionsfähigen und reaktionsschnellen Grundtonus, bereit, sich jeder Situation und Bewegung anzupassen. Die Wirbelsäule ist optimal aufgespannt, das Knochenmark wird nirgends abgedrückt oder behindert. Der Informationsaustausch zwischen Nerven und Gehirn kann reibungslos verlaufen. Das klingt sehr einfach, ist es auch, sobald Sie den Körper wieder an diese Ordnung gewöhnt haben. Bis Sie dieses Ziel erreicht haben, machen Sie vermutlich allerlei Entdeckungen an und in Ihrem Körper, einige davon können schmerzhaft sein oder wenigstens anstrengend: Verkürzte Muskeln werden gedehnt, verdrehte Knochen geradegerückt, «verklebte» Gelenke mobilisiert.

Es kann sein, dass sich Ihr Rücken minutenschnell mit der Aufspannung anfreundet, doch die Füße stellen sich an wie Neandertaler. Oder umgekehrt. Ich erläutere Schritt für Schritt, von Sohle bis zum Scheitel, wie Sie die von der Natur vorgesehene Leichtigkeit aufbauen können. Am Schluss des Kapitels liefere ich die Kurzform, ganz am Ende des Buches finden Sie eine Checkliste für die Hosen- oder Handtasche, und dazwischen verrate ich, wie Sie die Vivatomie leicht und nachhaltig in Ihrem Gehirn speichern können.

Schritt 1
Leichtfüßig stehen

Bitte stellen Sie sich locker hin, die Arme hängen entspannt.

Füße hüftweit auseinander in leichter V-Stellung, also Fersen etwas näher als die Zehen. Das ermöglicht dem knöchernen Becken die optimale V-Form: unten schmal, entlastend für Hüftgelenke, Knie, Sprunggelenke. Oberrand weit. So liegen die Kreuzbeingelenke frei und sind mobil, die Lendenwirbel werden entlastet. Der Levator ani ist aufgespannt und schützt und stützt die Organe.

Jetzt stellen Sie sich direkt unter der Mitte der Ferse und unter dem Großzehengrundgelenk einen Puffer vor, eine kleine Wolke, Daunenfedern, Watte oder kleine Donuts. Auf diesen Puffern schweben die Füße, denn hier beginnt die Ausrichtung vom Boden weg.

Richten Sie sich über der Fersenmitte auf. Der Unterschenkel steht exakt über der Fersenmitte. Denken Sie den Unterschenkel vom Sprunggelenk weg, den Oberschenkel vom Unterschenkel weg.

Das Quergewölbe der Füße liegt nun ganz leicht auf. Das Längsgewölbe ist angehoben, bildet eine Brücke aus Knochen und Muskeln. Die Fußaußenseite liegt entspannt und ohne Druck auf.

Kontrollmöglichkeit: *Wenn der Fuß anatomisch gut steht, ist das Fersenbein von hinten gesehen absolut gerade, die feinen Hautquerlinien auf der Ferse verlaufen horizontal, ebenso die Linie in der Kniekehle. Dieses Vom-Boden-weg-Denken ist auch der erste und wichtigste Schritt zu Leichtigkeit und natürlicher Koordination im Gehen, Laufen, Tanzen. In «Kasten 5: Embodiment beim Gehen» zitiert Wolfgang Tschacher aktuelle Studien, die eindrücklich aufzeigen: Depressionen verändern die Gangart des Menschen (Wolfgang Tschacher, Seite 31). Das funktioniert auch im Umkehrschluss: Indem ich aufrecht und koordiniert gehe, kann ich durch die Gangart die Depression positiv beeinflussen.*

Schritt 2
Knie auf Achse

Die Knie sind entspannt, also nicht durchgedrückt, und stehen idealerweise exakt über dem Sprunggelenk über der Mitte der Ferse. Die Kniescheiben zeigen gerade aus. Das entlastet erstens die Scharniergelenke Knie und optimiert außerdem die Beinachse für reibungslose Bewegung.

Kontrollmöglichkeit: *Die Kniescheiben zeigen wie Scheinwerfer gerade aus. Alle Muskeln des Beines sind gleichmäßig aktiv, kein Muskel spannt, kein Muskel schläft.*

Schritt 3
Das aufgerichtete Becken

Das Becken wird so aufgerichtet, dass die Sitzbeinhöcker gerade nach unten zeigen, Betonung auf zeigen: Die Richtung zeigt nach unten, die Sitzbeinhöcker an sich stehen so hoch, wie es nur geht, und das ist immer höher, als Sie denken. Das Becken soll über den Oberschenkelköpfen schweben. Die Sitzbeinhöcker finden Sie ganz leicht in der Mitte der horizontalen Falte am Übergang vom Oberschenkel zum Po. Die von einem Ringknochen gebildeten Sitzbeinhöcker heißen so, weil Sie im Idealfall eben darauf sitzen, nicht davor und nicht dahinter. Werden diese Sitzbeinhöcker leicht zur Mitte (zum Damm, Perineum) gezogen, aktiviert sich die innerste Schicht der Beckenbodenmuskulatur (Levator ani). Diese Muskel«schale» ist vernetzt mit den Hüftmuskeln.

Stabil aufgerichtet und durch die Tiefenmuskulatur gestützt, kann der Levator ani am Rücken bis zum Kreuzbeingelenk hochgezogen werden, während gleichzeitig die Sitzbeinhöcker aktiv nach unten ausgerichtet bleiben. Durch diesen Zug-Gegenzug werden am Rücken der Multifidus-Muskel und die so genannte autochthone Rückenmuskulatur aktiviert. Durch die Vernetzung und Streckung dieser innersten Muskelschichten werden auch alle anderen Rückenmuskeln in den Grundtonus gebracht.

Kontrollmöglichkeit: *Das Aufrichten des Beckens führt zu einer angenehmen Dehnung/Streckung in der gesamten Rücken- und Bauchmuskulatur. Die bewusste Aktivierung des Levator ani gibt ihm Stabilität. Das Gewicht des Torsos wird von der Beckenmuskulatur «getragen», die Beine und Füße fühlen sich leicht an. Das Becken steht in der Mitte und weicht nicht seitlich auf ein Bein aus.*

Unterstützende Atmung

Die Lippen leicht öffnen und von den Zähnen wegziehen. Die Zungenwurzel aktiv nach hinten oben an den Gaumen ziehen, das geht ganz leicht mit der Intonation von «ng ng ng». Das N zieht den Zungengrund zum Gaumen, das G entspannt den Kehlkopf.

Vorstellung: Der Kronenpunkt hänge an einem goldenen Faden und eine unsichtbare Hand ziehe ihn bei jedem Atemzug ein bisschen höher.

Beim Einatmen die Sitzbeinhöcker näher zueinander ziehen. Den Atem durch die Wirbelsäule nach oben ziehen und in der Vorstellung durch den Kronenpunkt ausatmen und in den Atem wachsen. Beim Ausatmen nicht kleiner machen, sondern im Gegenteil wachsen. Jeder Atemzug macht länger und leichter.

Je länger und aufgespannter der Torso während des Atmens ist, umso mehr kann sich das Zwerchfell ausdehnen und radial aufspannen. Die Lungenflügel können sich ausdehnen und mehr Sauerstoff aufnehmen.

Schritt 4
Vernetzung am Bauch

Der Levator ani kann auch am Bauch vernetzt werden, und zwar durch den kleinen Pyramidenmuskel: Ziehen Sie den Bauchnabel zum Brustbein und dehnen Sie gleichzeitig den Schambeinunterrand weg vom Nabel. Durch diesen Zug-Gegenzug vernetzt sich ventral (bauchwärts) die gesamte Muskulatur, gleichzeitig lateral (seitlich) mit den seitlichen und den Rückenmuskeln.

Kontrollmöglichkeit: *Die gesamte Bauchmuskulatur dehnt sich angenehm. Der Bauchnabel zieht sich in die Länge. Der untere Rücken fühlt sich lang und leicht an. Die Leiste ist offen. Wenn Sie an Ihrem Körper nach unten schauen, steht die Muskulatur des Oberschenkels (Musculus Rectus Femoris) nicht vor.*

Schritt 5
Vernetzung der Hüft- und Beinmuskulatur

Durch die Aktivierung des Levator ani (Sitzbeinhöcker zum Damm bewegen) wird auch die Beinachse beeinflusst: Das Zusammenziehen der unteren Beckenöffnung bewirkt eine Kettenreaktion in den Hüftmuskeln, die wiederum eine Kettenreaktion in der Beinmuskulatur auslöst und die gesamte Muskulatur des Oberschenkels (Außenrotation) nach hinten (außen) zieht. Gleichzeitig wird durch die Fußhaltung und die Ausrichtung des Beines die Muskulatur des Unterschenkels über den Knöcheln nach innen gedreht, es entsteht wiederum Zug und Gegenzug. Diese Verschraubung der Beine (und der Arme) ist dem aufrechten Menschen eigen, sie bewirkt kraftvolle Stabilität nach dem Hebelprinzip und unterstützt die reibungslose Gesundheit der Gelenke.

Unterstützende Atmung

Stellen Sie sich vor, Sie atmen an den Fersen ein; ziehen Sie gleichzeitig die Sitzbeinhöcker näher zueinander, ziehen Sie den Atem durch die Beine, durch das Steißbein, das Kreuzbein, die Wirbelkörper, die Bandscheiben bis zum Kronenpunkt, am Kronenpunkt ausatmen und beim Ausatmen noch ein Stück wachsen. Mit regelmäßigem Training wird diese aufrichtende Atmung zur Natur.

Kontrollmöglichkeit: *Geht diese gegenläufige Verschraubung verloren, kommt es zu Fehlhaltung. Rotieren Unter- und Oberschenkel nach außen, entstehen O-Beine. Rotieren alle Beinmuskeln nach innen, kommt es zu X-Beinstellung. (Primaten kennen diese gegenläufige Verschraubung nicht.) Durch Manipulation kann die anatomische Verschraubung wieder im Programm aktiviert werden: Bitten Sie jemanden, Ihre Unterschenkel am Fußgelenk nach innen zu drehen, während Sie gleichzeitig durch die Aktivierung des Levator ani die Oberschenkelmuskeln nach außen drehen.*

Schritt 6
Die Wirbelsäule aufspannen

Das aufgerichtete Becken und die stabile Beinachse sind das solide Fundament für die Wirbelsäule. Die vivatomisch einwandfreie Aufrichtung des Beckens im Ur-Embodiment lässt sich nur durch die Aufspannung der gesamten Wirbelsäule erreichen: Der Kronenpunkt zieht zur Decke, Scham- und Steißbein dehnen sich in die Gegenrichtung. Das Kreuzbein ist eigentlich der unterste Wirbel. Mit der Vorstellung, es tiefer in den Leib zu holen und mit allen anderen Wirbeln Richtung Kronenpunkt zu dehnen, entsteht Raum in den Kreuzbeingelenken und zwischen den Lendenwirbeln, die Beckengelenke werden geschmeidig und mobil, das heißt, die Beckenhälften können sich wieder unabhängig voneinander bewegen. Diese Mobilität ist durch Ausrichtung des Körpers nach unten, in die Erde, verlorengegangen. Die meisten Erwachsenen in unserem Kulturkreis haben steife Beckengelenke und müssen die Freiheit in den Gelenken neu erlernen.

Die Wirbelsäule soll so gerade sein, dass ein Lot senkrecht durch den Kern des Rückenmarks finden könnte. In dieser Aufspannung sind sämtliche autochthonen Rückenmuskeln aktiviert, das sind über 200 kleine Muskeln, die im Laufe des Lebens leider den meisten Menschen aus der Wahrnehmung «verschwinden» und aus diesem Grund oft als «nicht willkürlich beeinflussbar» gelten.

Kontrollmöglichkeit: *Dornfortsätze, die jeden Wirbel entlang der Wirbelsäule nach hinten schützen, sind unterschiedlich lang. Dadurch bildet sich eine sehr, sehr zarte, lang gezogene S-Kurve. Die untersten beiden Brustwirbel sind kürzer und liegen daher tiefer als die ersten Lendenwirbel und die übrigen Brustwirbel, erkennbar an einer leichten Vertiefung (Kuhle) am Übergang Lendenwirbelsäule zur Brustwirbelsäule. Ebenso findet sich bei perfekter Aufspannung eine leichte Vertiefung direkt am Übergang der Nackenwirbel zum Kopfträger (Axis) und Kopfdreher (Atlas). Sobald der untere Rücken flachgedrückt wird, kippt das Becken von den Sitzbeinhöckern aus gesehen nach vorne, der Brustkorb automatisch nach hinten, beide Vertiefungen sind weg, die am Rücken und die am Nacken.*

Schritt 7
Der Brustkorb richtet sich nach dem Becken

Ist das Becken aufgerichtet, findet auch der Brustkorb seine ideale Position: genau über dem Becken zentriert, wie zwei Hälften einer Kugel. Das entspricht der embryonalen Entwicklung: Becken und Brustkorb bilden lange ein Ei, erst, wenn die Wirbelknochen wachsen, wachsen auch der «Boden» und das «Dach» des menschlichen Torsos auseinander. Becken und Brustkorb sind wie siamesische Zwillinge: Alles, was das eine macht, muss der andere spüren. Mehr noch: Da auch am menschlichen Körper alles mit allem verbunden ist, übernimmt der Unterkiefer die Haltung des Beckens, der Oberkiefer jene des Brustkorbes.

Die Wirbelsäule ist dann in allen Segmenten optimal aufgespannt, wenn alle – über 200 – autochthonen Rückenmuskeln aktiv sind, leicht gedehnt im Grundtonus. Dadurch wird sichergestellt, dass die Wirbel und Bandscheiben genügend Raum haben und das Rückenmark frei fließen kann. Die Durchgänge zwischen den Wirbeln für den Austritt der Nervenstränge sind ebenfalls groß genug, die Nerven scheuern nicht an Knochen («scheuernde Nerven» können das Ischias-Syndrom oder Hexenschuss auslösen). Außerdem bleiben die Kreuzbeingelenke mobil und geschmeidig, das Becken behält die ideale V-Form.

Also: Kronenpunkt nach oben dehnen, Scham- und Steißbein im Gegenzug in die Gegenrichtung ausrichten, bitte nur ausrichten, nicht nach unten ziehen. So kommen Becken und Brustkorb in die ideale Ausrichtung zueinander.

Unterstützende Atmung

Durch den rechten Sitzbeinhöcker einatmen, den Atem durch den Körper hindurch diagonal zur linken Achselhöhle ziehen und ausatmen. Umgekehrt: Einatmen und das linke

Sitzbein anziehen, zur rechten Achselhöhle führen, ausatmen. Das entspricht dem realen Verlauf der Muskulatur von den Sitzbeinhöckern via Iliopsoas, Aorta-Schlitz des Zwerchfells (Hiatus aorticus), Zwischenrippenmuskeln, Trapez-Muskel …

Kontrollmöglichkeit: *Sie fühlen sich aufgespannt mindestens 5 cm größer. Stellen Sie sich vor, Sie atmen durch die Sitzbeinhöcker ein, ziehen den Atem durch die Wirbelsäule hoch und atmen am Kronenpunkt aus. Der Brustkorb dehnt sich mit der Wirbelsäule, er sinkt beim Ausatmen nicht ein, es fällt Ihnen im Gegenteil leicht, beim Ausatmen noch mehr zu wachsen. Sie spüren entlang der Wirbelsäule die «neuen» Muskeln.*

Schritt 8
Arme und Schultern lieben die Freiheit

Hier müssen wir einen umgangssprachlichen anatomischen Irrtum aufklären: Wir sprechen zwar immer von hochgezogenen Schultern, aber die Schulter kann sich nicht selbsttätig hochziehen. Es sind immer die Oberarme, noch präziser die Oberarmkugeln, die das Schulterdach und damit das Schulterblatt hochziehen oder hochschieben.

Arme seitlich am Körper anwinkeln. Bringen Sie die Oberarmknochen auf der ganzen Länge in Kontakt mit dem Torso. Ziehen Sie nun die Ellbogen nach unten und gleichzeitig den Kronenpunkt nach oben. Halten Sie die Dehnung und drehen Sie die Muskulatur der Oberarme aus, ohne den Arm zu bewegen oder seine Position zu verändern. Sie erinnern sich an das verschraubte Bein: Genauso funktioniert der Hebel Arm, die Muskulatur des Oberarmes dreht nach außen, der Unterarm am Handgelenk nach innen. Und das ist selbst dann anatomisch richtig, wenn Sie Arme ausstrecken und umdrehen oder Kreise zeichnen. Äußerst raffiniert – und ziemlich anspruchsvoll. Klappt reibungslos, wenn die Wirbelsäule aufgespannt ist und der Brustkorb perfekt über dem Becken steht. Klappt nicht, wenn der obere Rücken rund gemacht oder das Becken vorgeschoben oder die Kugel des Oberarmes das Schulterdach hochzieht, denn das aktiviert immer den großen Brustmuskel. Dieser kann sich nur quer beweisen, weil seine Muskelbahnen horizontal verlaufen. Es sind die Muskeln unter dem großen Brustmuskel, die Ihre Aufspannung unterstützen, voran der kleine Brustmuskel und die vorderen Serratusmuskeln.

Kontrollmöglichkeit: *Sind die Handgelenke/Hände/Finger vollkommen entspannt, so ist das ein Indiz für «freie Arme». Denn jede Verschiebung des Schultergelenkes hat Auswirkungen auf die Nerven, die aus den Halswirbeln durch die Schultern, die Ellbogen, durch die Arme bis in die Finger führen. Einfache Übung: Die Finger jeder Hand an die Oberarmkugeln legen. Die Armknochen entspannt hängen lassen. Jetzt aus der Achselhöhle die angewinkelten Arme abwechselnd links, rechts pendeln lassen. Die Hände rutschen über die Oberarmkugeln und entspannen diese nach hinten unten. Ein gutes Zeichen ist eine spürbare Dehnung in den Schlüsselbeinen und im Brustbein, wenn sich der Brustkorb weit und offen anfühlt.*

Unterstützende Atmung

In der Mitte des Brustbeines – genau zwischen den Brüsten – einatmen, den Atem zu den Achselhöhlen lenken, die Oberarmkugeln beim Ausatmen bewusst entspannen.

Einatmen am Brustbein, den Atem zur linken Achselhöhle lenken, ausatmen und die linke Oberarmkugel entspannen. Einatmen am Brustbein, den Atem zur rechten Achselhöhle ziehen, ausatmen, die rechte Oberarmkugel bewusst entspannen.

Durch Entspannung der Oberarmkugel entspannen sich alle Anteile des Schultergelenks.

Schritt 9

Kopf schwebt auf dem Hals

Der Übergang vom Nacken zum Kopf ist großzügig mit Muskeln ausgestattet: Acht Schichten Muskeln sorgen für Länge und Kraft. Nicht einmal die Giraffe hat mehr Halsmuskeln als der Mensch. Das ist gut, denn der Kopf mit seinen mehr als 6 kg ist zu schwer für den Kopfträger (Atlas), der Kopf hat alles, was er braucht, um sich selbst zu halten. Sind Becken und Brustkorb ideal aufeinander eingestellt, ist die Wirbelsäule aufgespannt, so fällt dem Kopf das Selbsttragen auch leicht: Kronenpunkt nach oben dehnen, Schultern entspannen, Mund nicht ganz schließen, damit die filigranen Gelenke entspannen können. Wer kann, zieht die Ohren nach hinten oben, so beugen Sie gleich auch noch der Erschlaffung der Gesichtsmuskulatur vor.

Unterstützende Atmung

Die Muskulatur des Schädels lässt sich genau so vernetzen, wie jene des Körpers. Statt einfach wehrlos der Schwerkraft zu folgen, kann die Muskulatur Ober- und Unterkiefer, die Gelenke und die Schädelknochen aktiv halten.

Aufrecht stehen – oder sitzen. Kronenpunkt zur Decke dehnen. Sitzbeinhöcker sind aufgerichtet und ganz leicht zum Damm gezogen. Das Kreuzbein in den Körper einladen und mit allen anderen Wirbeln in Richtung Kronenpunkt dehnen. Die Arme hängen entspannt. Das Kinn bildet zum Hals einen rechten Winkel. So schwebt der Kopf über dem Atlas.

Kleine Diagonalatmung für den Kopf:
Die Lippen leicht öffnen, «ng ng ng ng» formen, die Zungenwurzel entspannt an den Gaumen legen, das aktiviert die Muskulatur im Mund. Jetzt in Ihrer Vorstellung rechts am Kinn einatmen, links oben an der Geheimratsecke ausatmen. Am linken Kinn einatmen, zur rechten Stirnseite, ausatmen. Diese Abfolge dreimal.

Am Hinterkopf/Schädelansatz leicht rechts der Halswirbelsäule einatmen, zum höchsten seitlichen Schädelrand links, ausatmen. Andere Seite: Links des obersten Wirbels einatmen, zum höchsten seitlichen Schädelpunkt rechts, ausatmen. Ich nenne diese spiegelbildlichen Punkte zu den Geheimratsecken am Hinterkopf der Einfachheit halber Hinterkopfecken.

Große Diagonalatmungen für den Kopf:
Von der Kinnspitze links zur Hinterkopfecke rechts atmen.

Von der Kinnspitze rechts zur Hinterkopfecke links atmen. Je dreimal.

Vom Schädelansatz/Atlas rechts zur Geheimratsecke links.

Vom Schädelansatz /Atlas links zur Geheimratsecke rechts atmen.

Je dreimal.

Für die Ausstrahlung:
Das innere Lächeln wecken.

An der Kinnspitze einatmen. Bei den Kiefergelenken ausatmen. Dreimal.

Am Amorbogen (Mittelpunkt über der Oberlippe, unter der Nase) einatmen, an den Schläfen ausatmen. Dreimal.

Über der Nasenwurzel (drittes Auge) einatmen, an den Geheimratsecken ausatmen. Dreimal.

Alle Kopfatmungen können Sie auch im Liegen machen. Legen Sie den Schädel (Schädel, nicht den Nacken) auf einen kleinen Luftballon, so können Sie spüren, wie sich Ihre Schädelknochen bewegen. Die Atemreisen gehen auch am Kopf immer von unten (Kinn) nach oben (Schädeldach), also in die Fliehkraft.

Kontrollmöglichkeiten: *Das Nackengrübchen, Sie kennen es aus dem Abschnitt Wirbelsäule (Schritt 6), ist klar spürbar und ein gutes Indiz für einen entspannt gedehnten Hals.*

Schnelldurchlauf

- Füße ausrichten: Großzehengrundgelenk und Mittelpunkt der Ferse wahrnehmen und vom Boden weg denken
- Knie über dem Sprunggelenk ausrichten und locker halten
- Becken aufrichten
- Scham-, Steißbein und Sitzbeinhöcker vertikal ausrichten
- Den Kronenpunkt zur Decke ziehen
- Sitzbeinhöcker zart Richtung Damm ausrichten, den Levator ani ohne Anspannung der Schließmuskeln zum Kreuzbein hochziehen
- Außenrotation der Oberschenkelmuskulatur bewusst halten
- Den Bauchnabel zum Brustbein dehnen, um den Pyramidalis-Muskel zu aktivieren
- Oberarmkugel aus dem Schulterdach lösen und nach hinten unten entspannen
- Oberarmmuskeln aus den Achselhöhlen ausdrehen
- Kopf hoch schweben lassen
- Hals und Nacken entspannen
- Lächeln!

4.3.1 Haltung – aber bitte mit Gefühl

So, jetzt beginnt die eigentliche Arbeit. Damit die neue Haltung für den Rest Ihres Lebens hält, muss sie achtsam wahrgenommen, in innere Bilder übersetzt und mit angenehmen, schönen Gefühlen verbunden werden. Falls Sie vom Fach sind: Machen Sie sich mit dem «beginner's mind», mit der Einstellung eines Anfängers, einer Anfängerin an die Sache. Denn auch anatomisches Wissen garantiert noch lange keine gute Haltung. Der Beweis? Nichts leichter als das: Würde theoretisches anatomisches Wissen die eigene Haltung nachhaltig beeinflussen, hätten alle Ärztinnen und Ärzte, Chirurginnen und Chirurgen, alle Physiotherapeutinnen und Physiotherapeuten, alle Körpertherapeutinnen und Körpertherapeuten vorbildliche Haltungs- und Bewegungsmuster! Schauen Sie Ihren Arzt oder Apotheker doch mal etwas genauer an. Die Möglichkeit, dass er einen Rundrücken macht, Einlagen in den Schuhen trägt, längst mit einem künstlichen Hüftgelenk nachgearbeitet ist, ist groß.

Also. Meine vivatomische Anleitung kann Sie in die Position begleiten. Wenn diese Position kein positives Gefühl auslöst, wenn sich die schöne Knochenordnung in den Muskeln nicht richtig gut anfühlt, so wird sie sich wieder verlieren. Vielleicht über Nacht, vielleicht in einigen Stunden schon. Nur das gute Gefühl und das Verlangen, dieses gute Gefühl wieder zu erleben, die Ausstrahlung des Körpers zu spüren, wird Sie motivieren, die gute Haltung wieder «herzustellen», wieder und wieder. (Es lohnt sich: Nach drei Stunden kriegen Sie das erste Kompliment, nach drei Tagen spüren Sie, wie Ihnen wildfremde Menschen auf der Straße nachschauen, nach drei Wochen werden Sie gefragt, ob Sie im Urlaub waren, sich frisch verliebt hätten, eine Schönheitsoperation gemacht hätten, gewachsen seien …). Irgendwann wird die neue Haltung Gewohnheit, steht Ihnen dauerhaft zur Verfügung – weil Sie das schmerzfreie, leichtkräftige, gute Grundgefühl nicht mehr hergeben wollen.

Die nun folgenden Fragen möchten Sie ermutigen, mit Ihrem Körper in Dialog zu treten. Die Liste erhebt keinerlei Anspruch auf Vollständigkeit oder eine wie auch immer geartete Perfektion. Ich zitiere, was in meinem therapeutischen Alltag funktioniert und über ein Schmunzeln selbst den Choleriker und den Strammsteher aus der Reserve in die Eigenwahrnehmung lockt. Die Bilder, die Sie wählen, müssen Ihre ureigenen Bilder sein, nur dann legt sich die Haltung mit dem entsprechenden Gefühl in Ihrem Körperarchiv so ab, dass Sie beides jederzeit und überall sofort wiederfinden und sich die Gut-Haltung einstellt.

- Wie fühlen sich die aufgespannten Füße an? Golden Gate Bridge?
- Können Sie sich vorstellen, dass ein Schmetterling unter dem Längsgewölbe Ihres Fußes wohnt?

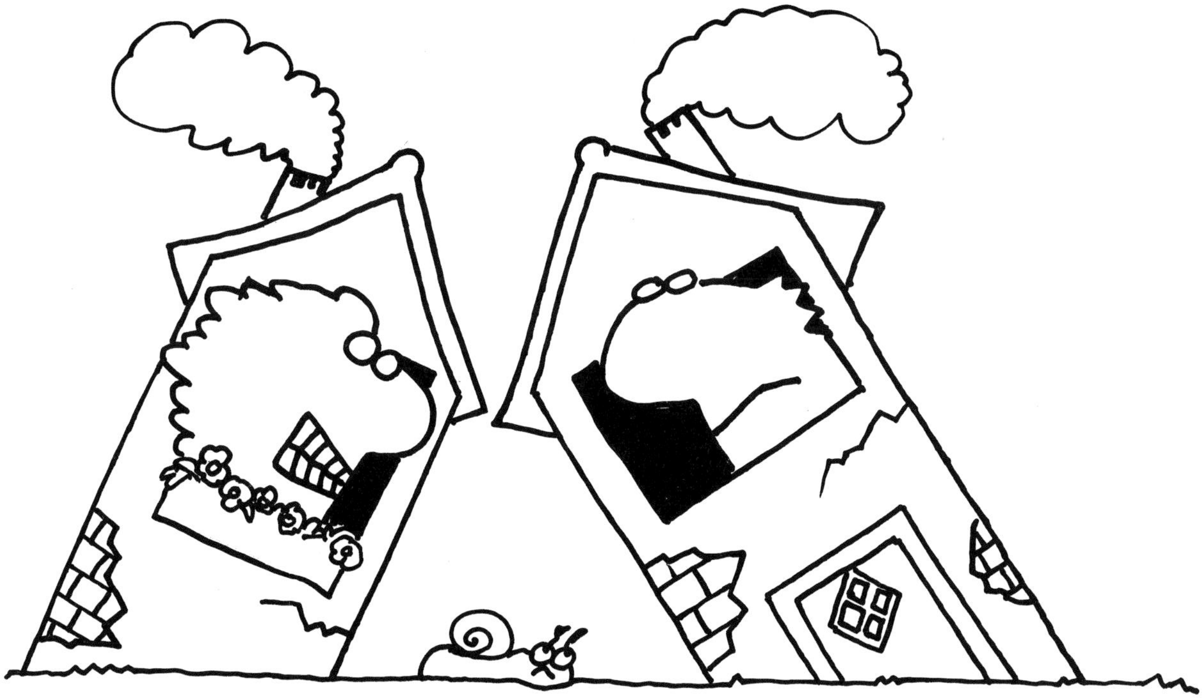

- Lieber ein ganz kleiner Dinosaurier?
- Das Minimodell des neuesten Tesla? Auch gut.
- Fühlen sich die verschraubten Beine stabil an?
- Gerade?
- Stehen Sie fest auf dem Boden oder schweben Sie?
- Das aufgerichtete Becken – spüren Sie, wie es oben weit wird, unten schmal?
- Wie ist das, von einer so großartigen Konstruktion getragen zu werden?
- Ozeanisch?
- Leicht?
- Seien Sie mutig, lassen Sie die Arme los, das Becken wird Sie tragen.
- Wie fühlt es sich an, wenn Sie die Sitzbeinhöcker bewegen?
- Können Sie diese Bewegung der Sitzbeinhöcker mit dem Rhythmus Ihres Herzschlages synchronisieren?
- Spüren Sie, wie sich die Muskeln am Rücken wunderbar vernetzen?
- Wie es am Kreuzbein warm wird?
- Wie die Wirbelsäule vibriert?
- Wenn Sie die Wirbelsäule aufspannen, welche inneren Bilder tauchen auf?
- Himmelsleiter? Goldspirale? Lotusblume? Vulkanausbruch?
- Wie fühlt sich das Bild an, wenn Sie ihm Raum geben?
- Ihr Bauch, aufgespannt und zugleich locker, ist das ein gutes Gefühl?
- Erkennt Ihr Körper diese Haltung als richtig?
- Ist es fremd? Haben Sie Lust, das Fremde einzuladen wie einen Gast?
- Sich mit ihm zusammenzusetzen, mit ihm anzufreunden?
- Es schmerzt? Sind Sie sicher? Was sagt der vermeintliche Schmerz, wenn Sie ihn fragen, ob er Freund ist oder Feind?

- Was passiert, wenn Sie in den Schmerz atmen? Ihn mit dem Atem einfach auflösen?
- Wie fühlt sich der Brustkorb an? Offen? Weit?
- Lachen die Rippen oder sind sie traurig?
- Das aufgespannte Zwerchfell ist ein Tandemfallschirm ist ein Sonnenschirm ist ein Himmel ist ein Kreuzgiebel ist ein Dach ist ein …
- Die entspannten Schultern sind leicht wie eine Daunenfeder. Wie eine kleine Wolke. Weich wie Pudding. Wie ein Sommerwind. Wie …
- Die Arme. Stellen Sie sich vor, warmer Honig ströme durch die Arme, durch die Finger. Oder flüssiges Gold.
- Ist der Hals lang und leicht?
- Schwebt der Kopf auf dem Hals wie ein Ball auf einer Wasserfontäne?
- Hat der Kopf Lust, sich in alle Richtungen zu drehen und zu wenden?
- Der leicht geöffnete Mund – ist er neugierig auf die Welt?
- Fühlen sich die Augen groß und offen und rund an? Können sie sich in alle Richtungen drehen wie ein Himmelsrad? Wie ein Pfauenauge?

Wenn Sie aus einem sehr schiefen Körperhaus umziehen möchten in ein emotionenfreudiges Hochhaus mit solidem Fundament, stabilisierenden Zwischenstockwerken und Panoramablick aus dem Penthouse, lohnt es sich, ein Körpertagebuch anzulegen. Notieren Sie alle Körperhaltungen und die dazugehörenden Gefühle, die Sie an sich beobachten. Geben Sie Bildern, Farben, Gerüchen – allen sinnlichen Wahrnehmungen Raum. Halten Sie auch Veränderungssensationen fest, und wenn Sie diese Sensationen zuerst für Schmerzen halten, sprechen Sie mit dem Schmerz, er ist zuerst einmal immer Ihr Freund, er wird Ihnen antworten, er wird Ihnen sagen: «Diese Haltung tut mir weh.» «Das ist schön, was du da machst, das dehnt mich.» «Vorsicht, so schnell kann ich mich nicht ausdehnen, aber bleib dran.» Sehr bald werden Sie überrascht feststellen, dass Ihr Körper eine klare Sprache spricht – Ihre Sprache. Die Somatogramme, die Maja Storch in ihrem Kapitel über ZRM-Online erklärt, sind auch eine hervorragende Möglichkeit, ohne Worte ein Körpertagebuch zu führen.

Egal, welche therapeutische Arbeit Sie machen, geben Sie sich oder Ihren Patientinnen/Patienten, Klientinnen/Klienten, Schülerinnen/Schülern Zeit zum Spüren und Fühlen und das Gespürte und Gefühlte im Körper zu verankern.

Konrad begann ernsthaft zu trainieren. Er tat sich schwer mit dem Umlernen. Die Vorstellung, dass Haltung ohne Anstrengung einfach geschehen kann, kollidierte mit seinem Weltbild. Er fand die «neue Leichtigkeit» über die Atmung: einatmen, ohne sich aufzuplustern, ausatmen und dabei noch länger werden. Beim Radfahren und beim Joggen spürte er den Nutzen: Er wurde nicht müde, und er bekam die Gelenkschmerzen hinterher nicht. Das überzeugte ihn: Entspannte Aufspannung ist eine erstrebenswerte Haltung. Das Training der Beweglichkeit, Kraft und Reaktionsgeschwindigkeit zweimal pro Woche in einem Studio nimmt er in Kauf: «Eigentlich macht das auch immer mehr Spaß.» Der «eiserne Heinrich» ist Vergangenheit. «Ich bin weicher geworden, umgänglicher, meine Arbeitskollegen bemerkten das auch, sagten mir, ich sei nicht mehr arrogant, und meine Familie ist mir viel näher als dem eisernen Heinrich», sagt Konrad.

Brigitte hat ihr Körperhaus schnell umgebaut, «mein Körper gab mir sofort Feedback, ‹das ist es›.» Zwar zwackten hier und dort allerlei «Freundschmerzen», in der Brustwirbelsäule, in den Schultern, «sobald ich mich aufrichte und vertikal atme, sind die Wehwehs weg.» Die neue, volle, dunkle Stimme gefiel ihr sofort, «an mein ungehemmtes, hemmungsloses Lachen musste ich mich erst gewöhnen.» Welch ein Geschenk, als die neue Arbeitskollegin sagte: «Brigitte, du lachst so schön.» Heute falle ihr auf, wie viele Frauen sich beim Lachen zurücknehmen, in sich hineinglucksen, das Lachen physisch mit dem Brustkorb ersticken. Die Migräneschübe werden immer seltener, «ich merke sie viel früher und kann mit Aufspannung und Entspannung entgegenwirken».

Peter liebt seinen «neuen» Körper. Er ist kräftig und muskulös. Durch die Aufspannung des Körpers ist Peter mehr als 3 cm «gewachsen». Durch den Grundtonus ist die Haltungsmuskulatur straff, nicht mehr schlaff. Einzig die Haut verjüngt sich nicht unbegrenzt, sie zeigt Spuren der jahrelangen Vernachlässigung, Unterernährung. Die X-Beine sind auf dem besten Weg zur Begradigung, was den 3 cm einen weiteren zufügen wird. Peter macht eisern seine Fußübungen, nichts erinnert mehr an Plattfüße. «Das Schönste in meiner neuen Haut ist der Umstand, dass ich nicht mehr übersehen werde», sagt Peter, «Menschen reagieren positiv, wenn ich einen Raum betrete, kommen auf mich zu, nehmen mich wahr. Es ist, als wäre ich ein anderer geworden.» Nachdenklich fügt er bei: «Schade, dass ich das meinem Vater nicht mehr beibringen kann. Er wurde früh alt und krank und starb vor seinem 60. Geburtstag.»

Jolanda ist eine Bewegungsnatur. Sie kann sich mit der Idee, dass sie die Skoliose nicht hat, sondern macht, sofort anfreunden. Sie versteht die vivatomische Prinzipien sehr schnell, die Umsetzung im Alltag fällt ihr anfangs nicht leicht, «ich fand es schwierig, auf mich und meine Aufspannung zu achten, wenn mich die Kinder auf Trab hielten». Außerdem hätten sie die plötzlich auftauchenden Schmerzen irritiert. Sie begann, ein Schmerztagebuch zu führen und lernte so die Sprache ihres Körpers, «heute weiß ich ganz genau, was Warnschmerz ist und wann es sich um einen vorübergehenden, aber notwendigen Entwicklungsschmerz handelt». Die Hüfte ist schmerzfrei, die hausgemachte Skoliose fast begradigt, Jolanda bewegt sich wieder gern, «die Kinder motivieren mich, mit ihnen schwimmen und skaten und tanzen zu gehen».

Was Jolanda, Konrad, Peter, Brigitte und ich schafften, das schaffen Sie auch: Der Körper ist plastisch und formbar, solange wir leben – und zwar sehr viel plastischer und formbarer, als es die zurzeit oft noch gültige anatomische Schulmeinung wahrhaben will. Haltungsschäden sind in den seltensten Fällen genetisch «vererbt», sie sind auch keine Strafe Gottes. Was durch Haltung verformt werden kann, kann durch Haltung wieder geformt werden. Und da wir damit rechnen dürfen oder müssen, sehr alt zu werden, lohnt es sich in jedem Alter, die Körperintelligenz wieder zu wecken und zu entdecken, um die ganze Fülle an Empfindungen und Stimmungen und Gefühlen zu erleben, die unser Geburtsrecht sind.

4.4 Checkliste für den spontan erlebnisbereiten Körper

- **Füße ausrichten**
  Füße leichte V-Stellung in Hüftbreite. Mitte der Ferse und das Großzehengrundgelenk über dem Boden schweben lassen. Knie entspannen.

- **Becken aufrichten**
  Sitzbeinhöcker, Schambein und Steißbein senkrecht ausrichten und möglichst hoch halten.

- **Wirbelsäule aufspannen**
  Vom Kreuzbein aus Wirbel um Wirbel in die Vertikale dehnen, den Kronenpunkt genau über dem Damm ausrichten.

- **Kopf hoch**
  Kronenpunkt an einem imaginären Faden Richtung Himmel ziehen, der Kopf thront schwerelos auf dem letzten Halswirbel.

- **Beckenboden aktivieren**
  Sitzbeinhöcker oder Hüftpfannen zart zusammenziehen und den Beckenboden über dem Kreuzbein aufhängen, das Kreuzbein zum Kronenpunkt dehnen. Bauchnabel leicht zum Brustbein hochziehen, um den Pyramidenmuskel zu aktivieren.

- **Schultergelenke freisetzen**
  Schlüsselbeine zart auseinander dehnen, Oberarmkugeln aus dem Schulterdach befreien, die Arme hängen lassen, die Schulterblätter tief und nah am Rücken halten. Arme loslassen.

- **Vertikal denken**
  Von Sohle bis Scheitel in die Vertikale aufspannen – und entspannen.

4.5 Digitales Embodiment

Die Covid-19-Pandemie beförderte die Arbeit in der digitalen Welt. Das populäre Videokonferenz-Tool Zoom steigerte seinen Umsatz 2020 um knapp 700 %, Skype verdoppelte den Umsatz. Neue Konferenztools schießen wie Pilze aus dem Boden. Die Kommunikationsform wird uns in den nächsten Jahren begleiten.

Mich «zwang» die Situation, in Blitzeseile das umfangreiche Ausbildungsprogramm der CANTIENICA AG auf digitalen und Hybrid-Unterricht (Unterricht gleichzeitig vor Ort und über Video) umzustellen. Im Laufe der vielen dutzend Online-Kurse, die ich gestaltete, lernte ich viel – auch durch Beobachtung.

Egal, ob Sie an Videokonferenzen teilnehmen oder sie selbst gestalten: Es gibt ein paar Tricks, die Ihnen helfen, die Kamerascheu zu überwinden, das Beobachtet-Fühlen zu mindern. Wenn Sie sich sicher und wohl in Ihrer Haut fühlen, stellt sich der Spaß an der Kommunikationsform ein. Die Angebote und Programme entwickeln sich rasend schnell. Für die technischen Voraussetzungen lesen Sie am besten die aktuellen Tutorials der Software-Anbieter – auch diese Tutorials werden immer besser.

Viele Menschen versteifen, sobald sie sich von einer Kamera beobachtet fühlen. Hier ein paar Ideen, wie Sie Ihr Video-Embodiment lebhaft und pulsierend gestalten können. Das verstärkt Ihre Ausstrahlung, macht Ihren Auftritt lebendig und erneuert fortlaufend Ihre Energie.

Im Sitzen: Wählen Sie einen Hocker ohne Lehne, das hilft, in der Aufrichtung zu bleiben. Die Sitzfläche so einrichten, dass Ihre Hüftpfannen leicht höher stehen als die Kniekehlen. Das ist wichtig, um im Becken entspannt zu bleiben. Es kann ein hartes Kissen sein oder ein Yogablock sein. Decken sind nicht geeignet, weil sie sehr schnell verrutschen und dann unordentlich aussehen.

Die Fersen stehen ideal unter den Knien. Die Füße sind in ihrem natürlichen V ausgerichtet. Der schnellste Weg dahin: Füße und Beine ganz zusammennehmen. Zehen nach vorne entspannen, die Fersen nach hinten. Jetzt mit den Zehen einen winzigen Schritt auseinander machen, mit den Fersen, mit den Zehen. Fertig ist Ihr individuelles V.

Die Knie stehen über den Fersen. Exakt über den Sitzbeinhöckern aufrichten. Spielen Sie mit dem Levator ani. Stellen Sie sich vor, er sei eine Schale. Richten Sie diese Schale im Fleisch so auf, dass der Oberrand absolut gerade verläuft.

Dehnen Sie die rechte Kniekehle nach vorne, gleichzeitig den linken Sitzbeinhöcker nach hinten. Umgekehrt die linke Kniekehle nach vorne, den rechten Sitzbeinhöcker nach hinten. Diese Mikrobewegung können Sie wiederholen, wann immer Ihnen danach ist. Niemand sieht es, und es hält Sie frisch.

Die Wirbelsäule aufspannen: Das Kreuzbein in den Körper einladen und mit allen anderen Wirbeln zum Kronenpunkt hindenken.

Sagen Sie «Ng ng ng ng» und merken Sie sich, was dabei geschieht: Die Lippen bleiben offen, die Zunge richtet sich am Gaumen auf, der Hals wird lang. Auch dieses Ng können Sie als Mikrobewegung denken, so oft Sie wollen. Es hält Ihre Mimik während des Zuhörens aktiv, die leicht geöffneten Lippen signalisieren Präsenz und verhindert, dass Sie Ihre Stirn runzeln. Ich kann dieses «Ng ng» auch sehr empfehlen, wenn Sie anderen zuhören oder, was auch immer wieder vorkommt, wenn Sie auf den Start der Konferenz warten müssen. «Ng ng ng», und Sie sind unauffällig beschäftigt, tun sich und Ihrer Stimme Gutes und verlieren sich nicht in den hilflosen Versuchen, interessant oder entspannt ins Nichts zu starren.

Machen Sie mit den Händen, was Sie wollen, nur halten Sie sie vom Gesicht fern. Kein Aufstützen, kein Herumfingern, kein Augenreiben.

Sprechen Sie gerne mit Ihren Händen: Tun Sie es, lustvoll und authentisch.

Für das Zuhören gibt es ebenfalls Tricks. Sie können die pulsierenden Mikrobewegungen, die Sie im Übungsteil kennengelernt haben, jederzeit und überall anwenden und so in lebendiger Konzentration bleiben. Ich mag die folgende Übung in Online-Konferenzen: Die Unterarme auf das Pult legen, die Handinnenseiten auf der Oberfläche ansaugen. Jetzt die Ellbeugen auseinanderziehen und gleichzeitig die Handwurzeln in die Tischplatte stupsen. Auf ein-und-zwan-zig zählen, denken, lösen, stupsen. Niemand sieht, was Sie da machen, doch bleibt Ihr Torso wunderschön aufgespannt, mit langem, schlankem Hals, ohne Doppelkinn.

Ellbogen aufstützen, Handränder aneinanderlegen und aneinanderstupsen, einundzwanzig Zähler. Gleiches Prinzip: Die Muskeln in der Tiefe spannen sich auf, das Zwerchfell dehnt sich aus, Sie fühlen sich wohl von innen.

Handgelenke umfassen und die Ellbogen auseinanderziehen, pulsierende Mikrobewegungen machen.

Auch der Unterleib kann pulsieren. Stellen Sie sich vor, Sie stünden auf zwei Donuts. Die Donuts sind exakt unter Ihren Fersen. Saugen Sie die Donuts ein, erst gleichzeitig, dann links-rechts abwechselnd. Mikrobewegung. Erfrischt und verhindert, dass Sie die Beine übereinanderschlagen oder die Füße spastisch verkrümeln.

Im Stehen: Tragen Sie Ihren Körper aus und in der Mitte. Das Steißbein ist vertikal ausgerichtet, das Kreuzbein macht sich lang, mit allen anderen Wirbeln. Sitzbeinhöcker pulsieren lassen. Das verhindert die Gewichtsverlagerung auf ein Bein, es sieht bewusst und dynamisch aus – und fühlt sich auch so an.

Halten Sie den Kopf gerade. Das geht leicht, wenn Sie vertikal aufgespannt sind. So ist auch Ihr Gehirn in der Mitte aus- und aufgerichtet, es denkt so besser. «Ng ng ng» denken hilft. Aus dem Becken zum Kronenpunkt atmen hilft auch und beruhigt die Nerven. Üben Sie dieses langsame Atmen, bis es automatisch geht. Der

Atem kommt natürlich durch die Nase in den Körper und geht entspannt durch den leicht geöffneten Mund zurück in die Welt. Doch stellen Sie sich gleichzeitig vor, der Atem fließe von unten nach oben durch Ihren Körper. Sie massieren damit sozusagen Ihr Rückenmark, dieses vertikale Atmen hebt Ihr Zwerchfell an und dehnt den Brustkorb aus, es vergrößert mit der Übung Ihr Atemvolumen, Sie sprechen länger am Stück, müssen nie nach Luft schnappen.

Und nun noch ein paar eher technische Tipps: Wenn Sie Kurse veranstalten, die einen ganzen oder mehrere Tage dauern, lohnt es sich, ein verstellbares Pult anzuschaffen. So lassen sich Sequenzen unterschiedlich gestalten, mal im Sitzen, mal im Stehen oder im Herumtigern.

Um Sicherheit auszustrahlen, müssen Sie selbst-bewusst sein, also wissen, was Sie tun, wie Sie es tun.

Nehmen Sie sich Zeit für Probeaufnahmen. Egal, ob Sie Theorie vermitteln, digitale Coachings durchführen oder praktische Trainings anleiten: Experimentieren Sie, getrauen Sie sich, zu übertreiben, werden Sie laut, werden Sie leise, gestikulieren Sie, sprechen Sie mit den Händen, mit Ihrem ganzen Körper. Und wagen Sie Pausen. Geben Sie den Online-Gästen Zeit, aufzunehmen, was Sie sagen. (Das habe ich von Maja Storch gelernt. Sie ist Meisterin der Pause. Ihren lebhaften, witzigen Vorträgen wohnt durch die Pausen zwischen Themen immer auch angenehme Ruhe inne.)

Dann sehen Sie sich die Aufnahme(n) an, betrachten Sie sich. Immer und immer wieder, bis Sie sich gut finden. Betrachten Sie sich mindestens wohlwollend, besser noch liebevoll. Und sammeln Sie alles, was Sie gut machen. Nehmen Sie uneitel und furchtlos wahr, was Sie richtig gut machen.

Wenn Sie mindestens fünf positive Verkörperungen gefunden haben, schauen Sie noch einmal hin und stellen fest, was Sie optimieren können.

Nun nehmen Sie sich neu auf, machen alles, was perfekt bis gut ist, wieder genau so und steigern entspannt, was Sie als steigerungsfähig einstuften.

Diesen Prozess wiederholen Sie, bis Sie zufrieden sind. Und nein, Sie fragen niemanden anderen um die Meinung, nicht die Schwester, nicht den Freund, nicht die Freundin, nicht die Mutter, nicht die Arbeitskollegen. Sie machen diese Selbstfindung.

Es gibt eine Empfehlung, möglichst immer und direkt in die Kamera zu schauen. Ich finde die Regel unbrauchbar. Der Blick wird mit der Zeit starr und eisig. Schauen Sie immer wieder die Menschen an, die an Ihrem digitalen Anlass teilnehmen, sie spüren das. Nur so lassen sich Nähe und Direktheit herstellen.

Bauen Sie in Ihre Konferenzen ausreichend Pausen ein – für die Teilnehmenden und für sich selbst. Mehrere kurze Pausen sind nützlicher als eine lange. Bewegen Sie sich in den Pausen, tanzen Sie, machen Sie zwei, drei Körperübungen.

Genießen Sie Ihr digitales Embodiment.

5

Maja Storch

Embodiment im Zürcher Ressourcen Modell (ZRM)

5.1 Theoretische Grundlagen

Das *Zürcher Ressourcen Modell* ist die theoretische Basis für das ZRM-Training, ein manualisiertes Selbstmanagement-Training, das Anfang der 90er-Jahre von Frank Krause und Maja Storch für die Universität Zürich entwickelt wurde (Storch & Krause, 2022). Das ZRM-Training versteht sich als psychoedukatives Verfahren, das Menschen darin unterrichtet, wie sie ihre Handlungssteuerung optimieren und ihre intrinsische Motivation für die Zielerreichung aktivieren können. Das *Zürcher Ressourcen Modell* beruht auf wissenschaftlich abgesicherter Theoriebildung, das ZRM-Training wird bei verschiedenen Klientengruppen laufend auf seine Wirksamkeit untersucht. Auf der Internet-Seite www.zrm.ch finden sich unter dem Link «Wirksamkeitsstudien» entsprechende Informationen. Das ZRM-Training eignet sich für die Arbeit mit Jugendlichen und Erwachsenen, für den Einsatz in Gruppen genauso wie im Einzelsetting. Es kann sowohl im Rahmen von Psychotherapien ambulant und stationär verwendet wie auch in pädagogischen Kontexten oder für betriebswirtschaftliche Themen als Coaching-Tool genutzt werden. Das ZRM-Training ist als störungsunspezifische, allgemeinpsychologische Psychoedukation konzipiert, die es Menschen ermöglicht, ihre Ziele in Handlung umzusetzen, egal, ob es sich um das Ziel handelt, die Hausaufgaben täglich zu erledigen, selbstbewusster aufzutreten oder die Work-Life-Balance in den Griff zu kriegen. Die Tatsache, dass das ZRM-Training nur einen formalen Rahmen vorgibt und dass die Inhalte von den Klienten frei eingebracht werden können, macht es universell einsetzbar.

Das *Zürcher Ressourcen Modell* verfolgt, wie im Namen schon angedeutet, einen Ressourcenansatz, denn Ressourcenaktivierung gilt als einer der wesentlichen Wirkfaktoren erfolgreicher Psychotherapie (Gassmann & Grawe, 2006). Was ist unter «Ressourcen» zu verstehen? In den Sozialwissenschaften wurde der Begriff «Ressource» von Badura (1981) eingeführt. Der Begriff wird aktuell etwas inflationär gebraucht und nicht immer präzise definiert (Schiepek & Cremers, 2003). Von Hurrelmann (1991), von Hornung und Gutscher (1994) sowie von Gutscher, Hornung und Flury-Kleuber (1998) liegen jedoch brauchbare Modelle vor, um den Ressourcenbegriff zu präzisieren und das Zusammenspiel von personalen, im Individuum und sozialen, in der Umwelt liegenden Ressourcen genauer zu klären. Im Zürcher Ressourcen Modell verwenden wir einen neurobiologischen Ressourcenbegriff. Demnach gilt als Ressource alles, was wohladaptive neuronale Netze aktiviert und entsprechende Ziele fördert. Eine ausführliche Begründung des neurobiologischen Ressourcenbegriffs im ZRM findet sich bei Storch & Krause (2022) sowie bei Storch (2002a).

Auch die Thematik der Motivation – die für Selbstmanagement-Techniken deswegen von zentraler Bedeutung ist, weil Menschen sich in ihrem Rahmen aus sich selbst heraus motivieren müssen – kann neurobiologisch gefasst werden. Die Neuropsychologen Berntson und Cacioppo stellten dies in einem kürzlich erschienenen Artikel mit dem Titel: «The neuroevolution of motivation» zusammenfassend dar. Sie schreiben: «Motivation is not a property of the nervous system; it is a construct designed to organize or account for complex psychological and behavioral manifestations or outputs of neural systems» (Berntson & Cacioppo, 2008, S. 192). Mit anderen Worten: Der Begriff Motivation wurde erfunden, um eine ganz bestimmte Verfassung von neuralen Systemen zu beschreiben. Es handelt sich hierbei, so weiß man aus der Motivationspsychologie, um eine Verfassung, in der ein Ziel nachhaltig verfolgt wird und die in den optimalen Fällen auch noch mit positiven Gefühlen verbunden ist. Das *Zürcher Ressourcen Modell* erzeugt diese motivierte Verfassung mit einem neuartigen Zieltyp, den so genannten *Motto-Zielen,* welche sich nicht nur auf die bewusste Ebene der Informationsverarbeitung beziehen, sondern auch unbewusste Ebenen des psychischen Systems gezielt aktivieren. Um solch ein Motto-Ziel zu entwickeln, benötigt man Wissen über Sprache und deren Verarbeitung auf unbewussten Ebenen des psychischen Systems. Die Theorie von Wilma Bucci hat diese Thematik in eine gute Struktur gebracht.

5.2 Die Theorie von Wilma Bucci

Bucci ist Psychoanalytikerin und hat erfolgreich versucht, psychoanalytisches Gedankengut mit den Überlegungen des Hirnforschers Damasio (1994, 2001) zu verbinden. Das macht ihren Ansatz interessant und zeitgemäß. Bucci (2002) entwarf die *Multiple Code Theory* in der Absicht, die alte psychoanalytische Idee, dass sich das psychisches System aus mehreren Teilsystemen aufbaut (z.B. bei Freud Es, Ich und Über-Ich), im Rahmen aktueller Erkenntnisse der Hirnforschung neu zu formulieren. Die *Multiple Code Theory* geht davon aus, dass Information vom Menschen grundsätzlich in zwei Arten von Codes wahrgenommen und verarbeitet werden kann: in *vorsymbolischer (körperlicher)* und in *symbolischer* Form. Die symbolische Form hat zwei Ausprägungen, die *symbolisch verbale (Buchstaben/Worte)* und die *symbolisch nonverbale (Bilder)*. Der Mensch verfügt nach Bucci also über insgesamt 3 Varianten der Informationsverarbeitung. Zwei Varianten verarbeiten Symbole, eine Variante kommt ohne Symbole aus und bezieht sich ausschließlich auf körperliche Empfindungen.

Die drei Systeme sind miteinander über einen Vorgang verbunden, den Bucci den *referentiellen Prozess* nennt. Gesundes psychisches Funktionieren basiert darauf, dass diese drei Systeme gut zusammenarbeiten. Psychische Krankheit beruht auf einer Unterbrechung der Verbindung zwischen diesen drei Systemen und den daraus folgenden nicht hilfreichen Versuchen, mit dieser Unterbrechung umzugehen. Das Ziel von psychologischer Arbeit besteht darin, die Dissoziation zwischen den drei Systemen zu reparieren und die Verbindung wiederherzustellen. Im Folgenden bespreche ich die einzelnen Elemente von Buccis Theorie der Reihe nach.

Symbolische Codes (verbal und nonverbal): Den symbolisch verbalen Code kann man einfach auch «Worte» nennen. Unsere Sprache ist in diesem Sinne ein symbolischer Code, der aus Worten besteht. Symbolisch nonverbale Codes

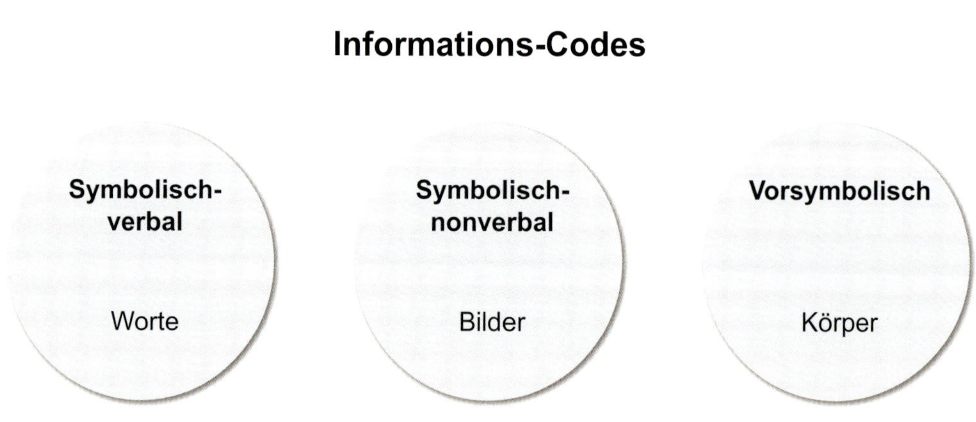

Abbildung 5.1: 3 Informationscodes nach Bucci (2002)

können auch vereinfacht als «Bilder» bezeichnet werden. Wichtig ist, dass man nicht nur das Sehvermögen meint, wenn man in diesem Sinn von Bildern spricht; Bilder können vielmehr in allen Sinnesmodalitäten entstehen. Zusätzlich zu den visuellen Bildern verfügen wir auch über auditive, taktische, kinästethische, gustatorische und olfaktorische «Bilder» und natürlich über innere Filme, in denen mehrere dieser Sinneseindrücke kombiniert auftauchen können.

Vorsymbolischer Code: Vorsymbolische Informationsverarbeitung geschieht in motorischer, somatisch-viszeraler und sensorischer Form, wie zum Beispiel in Form von Tönen, Gerüchen oder Empfindungen. Sie begleitet unser gesamtes Leben als eine Art «Online-Informationsverarbeitung». Sie geschieht nicht in Worten oder Bildern. Sie hilft uns, unsere Körperzustände wahrzunehmen, Auto zu fahren, oder dabei, auf andere Menschen instinktiv adäquat zu reagieren. Diese Art der Informationsverarbeitung funktioniert nach eigenen Regeln, die sich von den Regeln der symbolischen Informationsverarbeitung unterscheiden. Sie läuft unterhalb der Bewusstseinsschwelle, also unbewusst ab und hat eine parallele Verarbeitungsform, das heißt, sehr viele unterschiedliche Dinge können gleichzeitig bearbeitet werden. Die Welt der vorsymbolischen Informationsverarbeitung ist die Welt des Unbewussten. Der Hirnforscher Damasio hat über diese Art der Informationsverarbeitung zahlreiche Bücher geschrieben.

Der referentielle Prozess: Die drei Systeme – das symbolisch verbale, das symbolisch nonverbale und das vorsymbolische – haben unterschiedliche Inhalte und unterschiedliche Verarbeitungsprinzipien. Damit sie miteinander in Verbindung gebracht werden können, ist eine Art Bindeglied erforderlich. Dieses Bindeglied wird in der Theorie von Bucci, wie gesagt, der *referentielle Prozess* genannt; dieser ist also ein Verbindungsprozess. Die direkt erfahrenen körperlichen und sensorischen Eindrücke, die das vorsymbolische System aufnimmt, brauchen so etwas wie eine *Übersetzungshilfe,* um in einen abstrakten, verbalen Code übertragen werden zu können. Die Schwierigkeiten einer solchen Übersetzung werden deutlich, wenn man einmal versucht, einen Vorgang, einen Geschmack oder eine Empfindung in Worte zu fassen, die man noch nie vorher erlebt und/oder in Worte gefasst hat. Man muss dann um Worte ringen, nach Worten suchen oder sich mit unklaren Beschreibungen zufriedengeben, von denen man manchmal das Gefühl hat, dass andere sie nicht verstehen können.

Bei der Übersetzung der körpernahen Codes des vorsymbolischen Systems in das abstrakte Sprachsystem spielt das Bildersystem – symbolisch nonverbal – eine Schlüsselrolle. Bilder sind der Dreh- und Angelpunkt im Informationsfluss zwischen vorsymbolischen Codes und symbolisch verbalen Codes, zwischen der Welt des Körperlichen, Unbewussten und der Welt des bewussten Verstandes, der über Worte und Sprache verfügt. Dies ist eine der Kernaussagen von Buccis Theorie. Vom körperlich-unbewussten Bereich in den Sprachbereich kommen wir über das Bildersystem. Es ist vermittelnde Übersetzungshilfe. Eine direkte Verbindung vom unbewussten vorsymbolischen System zum bewussten symbolisch-sprachlichen System besteht nicht. Diese Aussage gilt natürlich auch umgekehrt. Wer das Unbewusste erreichen will und mit seinen Überlegungen von der bewussten Verstandesebene aus «startet», braucht als Übersetzungshilfe die Bilderwelt. Von der Bilderwelt aus wird das Unbewusste aktiviert, sie ist das Einlasstor in unbewusste Gefilde. Mit einfachen Worten ausgedrückt, kann man sich Buccis Theorie so merken: An jedem Wort hängt ein Bild und an jedem Bild hängt ein Gefühl.

Wie erklärt man sich den Zusammenhang zwischen den drei Codes und ihren Welten?

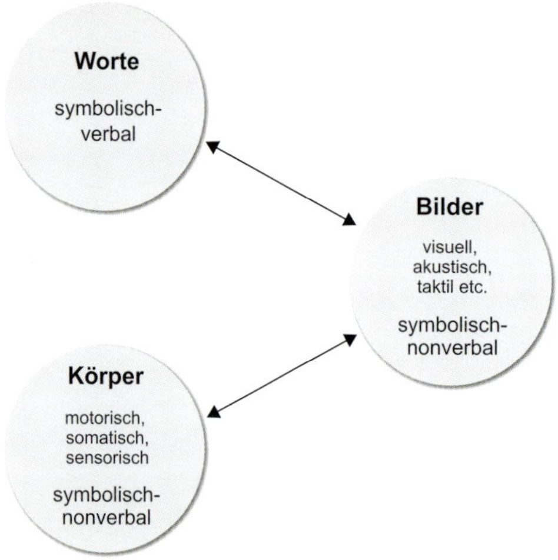

Abbildung 5.2: Der Arbeitsweg des referentiellen Prozesses

Körpergefühle und daran gekoppelte Emotionen sind evolutionär «ältere» Signal- und Aktivierungssysteme, die auch in den evolutionär «älteren» Teilen des Gehirns angesiedelt sind. Diese Körperebene wiederum ist mit unmittelbaren Erinnerungen an entsprechende Situationen verbunden, in denen die Körpererlebnisse aufgetaucht sind. Dies erzeugt die Welt der Bilder. Lesen und Schreiben, die Welt der Worte, sind menschheitsgeschichtlich gesehen sehr viel jüngere Entwicklungen, die – als Abstraktion vom unmittelbaren Erleben und Geschehen – zusätzlich gelernt werden. Evolutionär gesehen erklärt man sich das Entstehen eines verbalen Symbol-Codes mit dem Vorteil, dass über weite Distanzen, außer Sicht- und Reichweite, kommuniziert werden kann. Wenn ich kein Wort für «Hammer» habe, muss ich auf den Hammer zeigen, wenn ich einen haben will. Wenn ich ein Wort dafür habe, kann ich von der Leiter aus rufen: «Bring mir mal den Hammer», und bekomme ihn dann.

Die Gedanken von Bucci haben, wissenschaftlich gesehen, deutliche Berührungspunkte mit der Thematik des «Embodiment». Die Theorien des Embodiment befassen sich mit der Verkörperung von Wissen, das heißt dem Anteil, den der Körper an der Informationsverarbeitung hat. Im Rahmen des Embodiment-Ansatzes geht man davon aus, dass jedes Wort, jeder Satz, jede Idee, die dem Gehirn als Input gegeben wird, auf den drei von Bucci genannten Ebenen Aktivität auslöst und dass diese drei Ebenen einander wiederum wechselseitig beeinflussen können (Barsalou, 2008). In der Sprache der Hirnforschung heißt das: Die Information zu einem Wort ist in einem dynamischen neuronalen Netz multicodiert.

Hauk, Johnsrude und Pulvermuller (2004) konnten etwa zeigen, dass Worte für Aktionen verschiedener Körperteile, wie zum Beispiel «lecken», «greifen» oder «kicken», jeweils die entsprechenden Areale im motorischen Cortex aktivieren, welche auch die realen Aktionen von Zunge, Fingern oder Beinen steuern. Für Gerüche wurde Ähnliches gefunden. Wenn man das Wort *Zimt* liest, wird dadurch Aktivität im olfaktorischen Cortex erzeugt und das Gehirn ruft Erinnerungen an Zimtgeruch ab (González et al., 2006). Sogar in Wissensbereichen – wie der Mathematik –, von denen man bisher immer geglaubt hatte, dass sie der reinen Welt des Geistes entstammten, können bildhafte und verkörperte Elemente identifiziert werden (Lakoff & Núñez, 2000). Kinder, denen erlaubt war, beim Lösen einer Mathematikaufgabe zu gestikulieren, waren erfolgreicher als Kinder, denen dies nicht erlaubt war. Über die Gesten, so die Autoren, wird implizites, unbewusstes Wissen auf Körperebene aktiviert, das dann der Kognition dabei hilft, eine Lösung zu finden (Broaders et al., 2007). Während man früher davon ausging, dass es im Gehirn so etwas wie ein «Bedeutungszentrum» gebe, das den Worten ihre Bedeutung verleiht, weiß man heute, dass die Bedeutung von Worten in einem dynamischen Prozess über neuronale Netze erzeugt wird. Unter dem schönen Titel «Swinging into thought» publizierten Thomas und Lleras (2009) kürzlich eine Studie, die zeigen konnte, dass passende

Körperbewegungen die kognitive Problemlösefähigkeit verbessern, indem sie auf der Körperebene die Problemlösung simulieren. Das Oberstübchen «schaltet» besser, wenn der Körper in entsprechender Bereitschaft ist.

Wissenschaftlich gesehen, gibt es zurzeit gute Gründe, davon auszugehen, dass wir immer, wenn wir Sprache und abstrakte Zeichen benutzen, das ursprüngliche Erleben teilweise auch körperlich simulieren. Das Fachwort hierfür heißt «perceptual simulation» – was man ungefähr mit «Simulation der Wahrnehmungsebene» übersetzen kann. Bereits wenn das Gehirn nur mit einem einzigen Wort gefüttert wird, erzeugt es dazu ein komplettes inneres Theater, so als würde alles, was in ihm zu diesem Wort an Erinnerungen und an genetisch vorgegebenem Wissen gespeichert ist, gerade wirklich erlebt. All diese Vorgänge geschehen selbstverständlich weitgehend unbewusst, innerhalb von wenigen Millisekunden.

Was bedeutet dies für den Bau von Zielen, die intrinsische Motivation hervorrufen sollen? Ziele, die das unbewusste System in eine handlungswirksame Stimmung bringen können, müssen aus Worten bestehen, die starke und eindeutige Bilder erzeugen, an die wiederum starke und eindeutig gute Gefühle in der Welt des Körpers gekoppelt sind. Und weil man starke und eindeutige Bilder braucht, steigt man in diese Arbeit am besten gleich auf der Bildebene ein und nicht auf der Sprachebene. Die sicherste Reihenfolge für den Bau von motivierenden Zielen heißt: Erst ein Bild suchen, dann in einem zweiten Schritt zu dem Bild die passenden Worte erarbeiten, aus diesen Worten ein Motto-Ziel bauen und dieses Sprachgebilde, das ja ursprünglich aus der Bilderwelt stammt, mit den daran gekoppelten Gefühlen aus der Körperwelt «auf Maß schneidern». Dieses Vorgehen ist in Storch (2008) ausführlich erläutert.

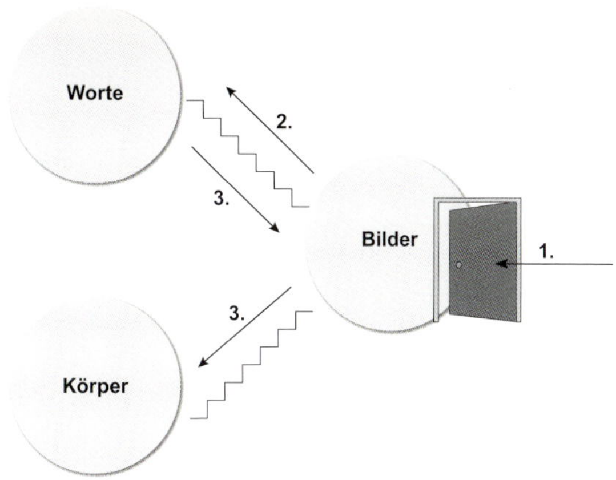

Abbildung 5.3: Der Übersetzungsprozess zwischen Wort, Bild und Körper im ZRM

5.3 ZRM-Motto-Ziele

Eine gängige Lehrmeinung zur Zielformulierung, auf die wir bei unseren Weiterbildungsveranstaltungen immer wieder treffen, ist die, dass Ziele konkret formuliert werden müssten, um handlungswirksam zu werden. Diese Lehrmeinung speist sich aus zwei Quellen: zum einen aus der Tatsache, dass es in der Vergangenheit die Verhaltenstherapie war, die sich mit konkreten Vorsätzen befasst hat, die in Handlung überführt werden sollten, und zum anderen aus der Arbeits-, Betriebs- und Organisationspsychologie, wo Locke und Latham mit ihren Untersuchungen zur überlegenen Wirksamkeit von konkreten Zielen im Vergleich zu unklaren «do your best»-Zielen großen Einfluss auf die Goal-setting-Theorie ausgeübt haben (Überblick bei Latham, 2007). Im ZRM-Training wird zur Erzeugung von intrinsischer Motivation mit einem anderen Zieltypus gearbeitet, nämlich nicht mit konkreten, sondern mit allgemeinen Zielen (Storch, 2009a).

Diese Unterscheidung wurde in einem Zweig der Forschung untersucht, die sich mit dem Thema «Ziele» befasst; hier werden verschiedene Zieltypen danach kategorisiert, ob sie eher konkret und spezifisch oder eher abstrakt und allgemein formuliert sind. (Einen Überblick gibt Emmons, 1996.) Die Absicht, selbstbewusster aufzutreten, würde sich, konkret formuliert, zum Beispiel in einem Ziel wie dem folgenden äußern: «Bei der nächsten Kollegienversammlung stelle ich den Antrag, dass auf dem Schulfest eine Live-Band spielt.» Dieselbe Absicht, allgemein formuliert, könnte so aussehen: «Ich vertrete meine Meinung, und zwar klar und selbstbewusst.» Allgemein formulierte Ziele haben aus psychologischer Sicht mehrere Vorteile. Sie werden stärker als zum eigenen Selbst gehörend erlebt als abstrakt formulierte Ziele. Sie sind außerdem typischerweise mit starken Emotionen verbunden (McClelland, Koestner & Weinberger, 1989). Gollwitzer (1987) bezeichnet diesen Zieltypus als «Identitätsziele» und beschreibt diese als «unstillbar». Unstillbar ist dieser Zieltypus insofern, als Identitätsziele ihre Gültigkeit und ihren richtungsweisenden Charakter unter Umständen ein ganzes Leben lang behalten können. Dieser Zieltypus und seine Auswirkungen auf die intrinsische Motivation haben bisher zu wenig Beachtung gefunden. Kuhl (2001) kritisiert an der traditionellen Motivationsforschung, dass sie sich zu wenig um diesen Typus des umfassenden persönlichen Ziels kümmere, in Bezug auf den er von «life goals» spricht (S. 277).

Die Möglichkeiten, wie Ziele formuliert werden können, lassen sich in einem Koordinatensystem abbilden.

Ziele lassen sich einmal danach kategorisieren, ob sie situationsspezifisch oder situationsübergreifend formuliert sind. «Ich möchte in meiner praktischen Fahrprüfung ruhig und konzentriert sein» wäre ein ausgesprochen situationsspezifisches Ziel, das sich nur auf eine halbe Stunde des gesamten menschlichen Lebens bezieht. «Ruhig und gelassen gehe ich Herausforderungen an» ist am anderen Ende dieses Kontinuums angesiedelt. Den Geltungsbereich von derartigen Zielen geben Kursteilnehmer und -teilnehmerinnen typischerweise mit «immer» an. Sie gelten situationsübergreifend und bei den meisten Menschen auch weit in die Zukunft hinein, unter Umständen ein Leben lang. Ein erwachsener Kursteilnehmer, der schon viele Jahre *Zen* praktizierte, hat im Rahmen eines ZRM-Trainings das situationsübergreifende Ziel «Ich bin» formuliert. An diesem Beispiel wird unmittelbar deutlich, welchen umfassenden Charakter Ziele entwickeln können, wenn sie am situationsübergreifenden Pol angesiedelt sind.

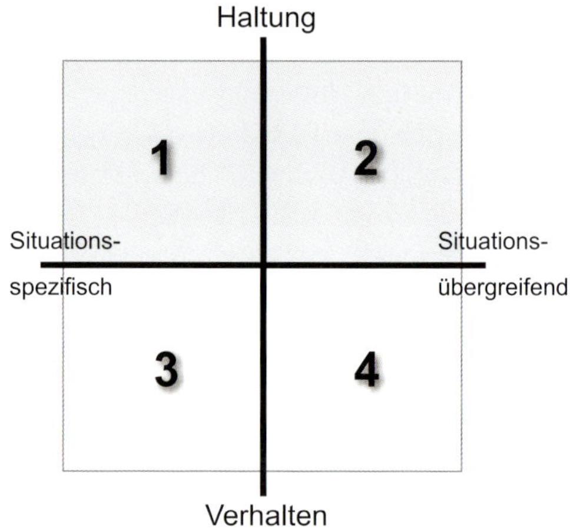

Abbildung 5.4: Zieltypen

Ziele lassen sich außerdem danach kategorisieren, ob sie als *Haltungsziel* oder als *Verhaltensziel* formuliert sind. Ziele auf der Haltungsebene beschreiben in einer allgemeinen Formulierung eine bestimmte innere Verfassung, welche zwar bestimmte Verhaltensweisen zur Folge hat, diese aber in der Zielformulierung selbst nicht thematisiert. «Ich bin die Ruhe selbst» wäre ein solches Haltungsziel, dass eine Haltung beschreibt, mit der ein Kursteilnehmer in bestimmten Situationen (oder immer) an die Welt herangehen möchte. «Wenn mir Harald auf dem Pausenhof das nächste Mal wieder blöd kommt, atme ich dreimal tief durch, bevor ich antworte», stellt auf der *Verhaltens*ebene eine mögliche Konkretisierung dieses *Haltungs*ziels dar. In den meisten psychotherapeutischen Verfahren, die sich explizit mit dem Thema «Ziele formulieren» befassen, wird empfohlen, die Ziele der KlientInnen unbedingt so schnell wie möglich zu konkretisieren. Die Zielformulierungen bewegen sich daher bei herkömmlichen Methoden meistens in den Quadranten 3 oder 4, je nachdem, ob ein situationsspezifisches oder ein situationsübergreifendes Ziel formuliert wurde.

Im ZRM-Training gehen wir einen anderen Weg. Die Ziele werden, um Motivation zu erzeugen, als *allgemeine Haltungsziele* und nicht als konkrete Verhaltensziele formuliert. Bei den meisten KlientInnen muss dies gar nicht explizit gefordert werden, da diese ohnehin das, was ihnen am Herzen liegt, zunächst als Haltungsziel formulieren. «Ich möchte endlich mal wieder Freude im Leben haben», oder: «Ich möchte selbstbewusster werden», sind typische Zielformulierungen, die PsychotherapeutInnen zu Beginn der Arbeit zu hören bekommen. Warum eine intrinsische Motivation mit konkreten Zielen nicht gelingen kann, erläutert das funktionsanalytische PSI-Modell des Motivationspsychologen Kuhl (2001; Koole & Kuhl, 2003, Martens & Kuhl, 2004). Durch das Befassen mit konkreten Verhaltenszielen wird – insbesondere dann, wenn sie schwierig sind – ein System des Gehirns aktiviert, das mit der Verminderung positiver Gefühle verbunden ist. Kuhl nennt dieses System das *Absichtsgedächtnis*. Es ist an einen rationalen, denkbetonten Funktionsmodus gekoppelt. Dieser Funktionsmodus entspricht dem, was man alltagssprachlich den *bewussten Verstand* nennt. Zur Erzeugung von intrinsischer Motivation werden jedoch starke positive Gefühle benötigt (Seo, Feldman Barrett & Bartuneck, 2004). Diese jedoch entspringen wiederum nicht dem bewussten Verstandessystem, sondern dem Bewertungssystem des unbewusst arbeitenden Extensionsgedächtnisses. Und dieses unbewusste System wird durch bildhafte, metaphorische und schwelgerische Formulierungen (oft an der Grenze zum Kitsch) eher angeregt als durch trockene, realistische und konkrete Vorsätze (Kuhl & Strehlau, 2009). Die realistische, konkrete Verhaltensebene wird im Verlauf des ZRM-Trainings natürlich auch bearbeitet, aber erst in der Phase der präaktionalen Vorbereitung, nachdem die motivationale Basis gesichert ist. Ein ausführliches Fallbeispiel zum Thema Lerncoaching findet sich bei Storch (2009b).

Typische ZRM-Motto-Ziele sehen folgendermaßen aus:

- Mein Vulkan sprüht rote Funken (Selbstbewusstseins-Thema).
- Ich atme im Fluss des Lebens (Stressmanagement-Thema).
- Ich starte durch und packe an (Arbeits-Thema).
- Ich wende mich der Sonne zu (Affektregulations-Thema).
- Ich steuere das Schiff meines Lebens und bin der Kapitän (Selbstwirksamkeits-Thema).
- Ich öffne mich der Männerwelt (Partnersuche).
- Ich lasse mein Licht strahlen und fülle damit den Raum (Ausstrahlungs-Thema).

5.4 Die Arbeit mit Embodiment im ZRM-Training

Für die Umsetzung der individuellen Handlungsabsicht, die als Motto-Ziel in Sprache gefasst wurde, bauen sich die Teilnehmenden in der Phase der präaktionalen Vorbereitung einen persönlichen Ressourcenpool auf. Der Ressourcenpool stellt eine individuelle Sammlung von Möglichkeiten dar, um das erwünschte neuronale Netz zu aktivieren und zu trainieren. Neben anderen Techniken (siehe Storch & Krause, 2022) spielt beim Aufbau des Ressourcenpools das Embodiment des Motto-Ziels eine entscheidende Rolle. Embodiment in diesem Sinn hat nichts mit den Körpersprache-Techniken zu tun, die mancherorts gelehrt werden. Wenn man den Menschen in einer Art «To-do»-Liste antrainiert, wie sie zu lächeln haben, dass sie die Arme nicht vor der Brust verschränken dürfen, um nicht verschlossen zu wirken, oder dass sie mit der Faust energisch auf das Rednerpult schlagen müssen, um Durchsetzungsfähigkeit auszustrahlen, dann erreicht man in den allermeisten Fällen das Gegenteil von dem, was man beabsichtigt hat. Der Mensch wirkt unecht, die Körpersprache automatenhaft. Denkt man zum Beispiel an das Lächeln vieler Rezeptionsangestellter im Hotel, so wird deutlich, dass dieses falsch antrainierte Lächeln keine selbsterzeugte, motivational gut verwurzelte, gefühlsbasierte Einstellung zum Ausdruck bringt bzw. verkörpert, sondern lediglich muskulär antrainiert und aufgesetzt ist.

Damit ein Embodiment seine Wirkung als Methode des Selbstmanagements entfalten kann, ist es unerlässlich, dass der Mensch die Verfassung, die er gerne erlangen möchte, bildhaft als Motto-Ziel definiert und sich zu diesem Vorhaben dann das entsprechende Embodiment selbst erarbeitet. Aus Sicht der Hirnforschung gehören die Handlungsabsicht, die dazugehörigen Gefühlslagen und Denkstile sowie der passende Körperausdruck zu ein und demselben neuronalen Netzwerk. Solch ein neuronales Netzwerk muss für ein Embodiment, das bisher nicht zum eigenen Handlungsrepertoire gehörte, erst neu erschaffen werden. Nur dann, wenn dieser Vorgang selbst gestaltet wurde, existiert ein echt individuelles neuronales Netzwerk, denn es wurde an persönliche, bereits vorhandene Gedächtnisinhalte gekoppelt. Und nur dann wirkt das neue Handeln authentisch und nicht antrainiert. Im ZRM-Training werden darum vom Coach, von der Psychotherapeutin, von der Leitung und der Gruppe lediglich Angebote gemacht, die ausprobiert werden können; die letzte Entscheidung darüber, was zum persönlichen Embodiment gehören soll, obliegt ganz alleine der Person, um deren Embodiment es gerade geht.

5.4.1 Der Aufbau des Embodiments im ZRM-Training

Der Aufbau des individuellen Embodiments erfolgt im ZRM-Training in mehreren Schritten, begleitet von Impulsreferaten mit einfachen Zeichnungen auf einem Flipchart. Das Vorgehen wird anhand eines Gruppensettings beschrieben und dort, wo es nötig wird, um kleine Änderungen ergänzt, welche die Arbeit im Einzelsetting betreffen. Als Erstes werden die Klientinnen und Klienten mit der Theorie des Embodiment vertraut gemacht.

Hierzu wird ein Flipchart mit einem Strichmännchen und zwei Pfeilen, die für die Wechselwirkung zwischen körperlichen und psychischen Vorgängen stehen, gezeigt. Für Wechselwirkung Nummer eins, vom Psychischen zum Körperlichen, wird das Experiment von Weisfeld und Beresford (1982) erläutert, das in Kapitel 2.1 dargestellt ist. Abbildung 2.1, die Skala zur Erfassung des Grades, in dem der Körper, aufgerichtet ist, kann hierzu kopiert werden und während des Referates neben den Pfeil für Wechselwirkung Nummer eins plat-

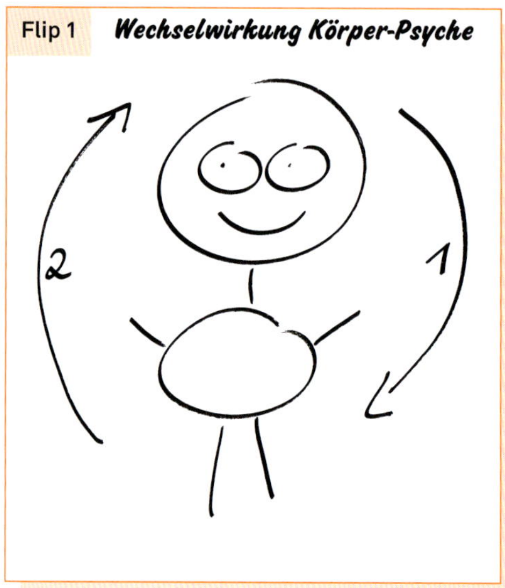

Abbildung 5.5: Flipchart: Die Wechselwirkung zwischen Körper und Psyche

ziert werden. Im Anschluss daran wird Wechselwirkung Nummer zwei erläutert, anhand des Experimentes zum «Facial Feedback» von Strack, Martin und Stepper (1988) aus Kapitel 2.2.1. Man kann die unterschiedlichen Positionen des Stifts im Kurs mit den Teilnehmenden direkt ausprobieren, um sie die körperlichen Auswirkungen der Aktivierung von unterschiedlichen Gesichtsmuskeln selbst erleben zu lassen. Im Anschluss an diese kleine Übungssequenz wird das Themenfeld zum Bereich «Body Feedback» erweitert. Hierzu wird das Experiment von Stepper (1992) aus Kapitel 2.2.2 über den Zusammenhang zwischen der Sitzhaltung und dem Erleben von Stolz ausführlich geschildert. Für die Vorbereitung auf die Körperarbeit ist es nach unserer Erfahrung für viele Klientinnen und Klienten hilfreich, wenn sie auch intellektuell nachvollziehen können, warum sie mit dem Körper aktiv werden sollen. In der Kultur der westlichen Welt ist es leider nach wie vor so, dass viele Personen die Körperarbeit im Bereich der ihnen peinlichen Esoterik ansiedeln und erst überzeugt werden müssen, warum sie sich auf dieses unbekannte Terrain vorwagen sollten. Die Einführung mit einem sachlichen, wissenschaftlich untermauerten Referat hilft hierbei ganz enorm.

Im Anschluss an das Referat über den Stolz erfolgt ein kleines Live-Experiment. Man bittet die Klienten zunächst, sich aufrecht hinzusetzen und den Blick geradeaus zu richten. Während diese Körperhaltung beibehalten wird, sollen die Klienten versuchen, sich unglücklich und deprimiert zu fühlen. Da diese Gefühlslage durch das Body-Feedback, das die aufgerichtete Körperhaltung erzeugt, nicht unterstützt wird, fällt es schwer, negative Gefühle zu entwickeln. Auch umgekehrt, so der nächste Schritt des Experiments, wird der Effekt des Body-Feedbacks deutlich. Wenn man die Klienten bittet, sich gekrümmt hinzusetzen und den Blick zu senken, fällt es schwer, sich selbstbewusst, stolz und optimistisch zu fühlen. Anhand dieses Selbstexperiments wird die Wechselwirkung zwischen Körper und Psyche unmittelbar erlebbar. Als Konsequenz für das eigene Selbstmanagement ergibt sich aus dieser *ersten Einführung* in das Thema «Embodiment», dass für das eigene ZRM-Motto-Ziel auch das entsprechende Embodiment zur Verfügung stehen muss, damit das gesamte biopsychische System das erwünschte neuronale Netz aktiviert.

In einem *zweiten Schritt* wird erklärt, dass die Embodiment-Arbeit im ZRM-Training zunächst eine Makroversion erarbeitet, aus der dann ein Micro-Movement abgeleitet wird. Der Ablauf wird auf einem Flipchart visualisiert.

Die *Makroversion* ist als eine Art «Privatgymnastik» zu verstehen, die nicht für die Öffentlichkeit gedacht ist. Diese Makroversion kann dann in kleine Einheiten überführt werden, die, situativ passend, unbemerkt in der Öffentlichkeit ausgeführt werden können. Es ist wichtig, dieses Vorgehen zu Beginn der Embodiment-Arbeit zu erklären, um dem Klienten Mut zu machen, für die Makroversion auch auffällige und ungewöhnliche Bewegungs- oder Haltungsformen auszuprobieren.

Flip 2

Ablauf Embodiment

- ***Makroversion*** ***(intim, Privatgymnastik)***
- ***Micro-Movement*** ***(öffentlich, situationsbezogen)***

Abbildung 5.6: Flipchart: Ablauf Embodiment

Hilfreich erweist sich hierbei die Erklärung, dass es sich bei der Makroversion in der Regel um eine Abfolge von Bewegungen handelt, die an Yoga- oder Tai-Chi-Übungen erinnern. Mithilfe dieser individuellen Bewegungsabfolge kann sich der Klient dann bei Bedarf über Body-Feedback in eine erwünschte Stimmungslage hineinarbeiten.

Aus dieser Makroversion können dann kleine *Micro-Movements* abgeleitet werden, die speziell für das zielrealisierende Handeln in der Öffentlichkeit entwickelt werden. Ziel der Micro-Movements ist es, das neue, erwünschte neuronale Netz zu aktivieren, ohne dass der Einsatz dieser Bewegungen von anderen Menschen beobachtet werden kann. Es ist unmittelbar einleuchtend, dass ein Micro-Movement darum genau an die Situation angepasst sein muss, in der eine Person ihr Embodiment abrufen will. Eine Führungskraft, die ihr Embodiment sitzend in einer Teamsitzung aktivieren will, muss sich ein anderes Micro-Movement überlegen als ein Golfspieler im Wettkampf oder als eine Lehrerin, die vor der Klasse steht. Pro Person können auch ohne weiteres für verschiedene Situationstypen unterschiedliche Micro-Movements entwickelt werden. Sobald dieses zweistufige Vorgehen für alle Teilnehmenden klar ist, kann mit dem Aufbau der Makroversion begonnen werden.

Die Abfolge der Übungssequenzen, in denen das Makro-Embodiment aufgebaut wird, ist auf einem Flipchart dargestellt, wird am Beispiel des Haltungsziels einer Person aus dem Kreis der Teilnehmenden erläutert und als Handout abgegeben. Für diese Übung empfiehlt sich eine Kleingruppe, bestehend aus 4 bis 6 Personen.

Zu Beginn der Übung schreiben alle Gruppenmitglieder ihre Motto-Ziele in großer Schrift auf ein Flipchartpapier, jede Person hat da-

Flip 3

Vorgehen Embodiment-Aufbau für die Makroversion

Kognitiver Einstieg: 5 Minuten

- Rollen verteilen: Nr. 1 ist «dran», Nr. 2 Zeitwache und Protokoll, jeder sollte im Lauf der Übung mal Nr. 1 und mal Nr. 2 gewesen sein.
- Nr. 1: Flip mit Haltungsziel aufhängen/ Bild aufhängen.
- Gemeinsam: Zahl der Elemente festlegen, Reihenfolge festlegen.

Körperlicher Ideenkorb: 10 Minuten

- Alle aufrichten.
- Alle in Bewegung.
- Ideenkorb: Nr. 1 bestimmt, was Nr. 2 ins Protokoll aufnimmt.
- Nr. 1 darf den LEAD übernehmen, wenn «warm» geworden.
- Nr. 2 weist auf das Ende des Zeitbudgets hin.

Abbildung 5.7: Flipchart: Vorgehen Embodiment für die Makroversion nach ihr eigenes Flip. Die Kleingruppe einigt sich darauf, zu wessen Motto-Ziel sie das Embodiment erarbeiten will (Nr. 1), und legt fest, wer die Protokollführung und die Zeitwache übernimmt (Nr. 2). Um lange Diskussionen zu vermeiden, kann die Kursleitung die Reihenfolge auch im Losverfahren festlegen. Zu Beginn der Embodiment-Arbeit wird das Motto-Ziel-Flip der Person, die für diese Runde die Nr. 1 ist, zusammen mit dem Bild, anhand dessen das Motto-Ziel entwickelt wurde, an eine Pinwand geheftet. Dann wird rein kognitiv-intellektuell gemeinsam überlegt, aus wie vielen Elementen das Embodiment voraussichtlich bestehen wird. Hierzu untersucht man das Motto-Ziel. Die Eigentümerin des Bildes «Mein Vulkan sprüht rote Funken» vermutete zum Beispiel, dass die Vulkan-Bewegung eine eruptive Bewegung von unten nach oben sei, während sie sich das Funkensprühen als weiträumigen Tanz durch den Raum mit starken Bewegungen der Arme und der Finger vorstellte; ihr Motto-Ziel bestand also aus zwei Embodiment-Elementen. Bei «Ich wende mich der Sonne zu» wurde hingegen vermutet, dass das Bild aus einem Element bestünde, nämlich aus einer Bewegung des Kopfes. Falls bei dieser Elementen-Analyse herauskommt, dass ein Embodiment vermutlich aus mehreren Elementen besteht, dann wird auch noch schriftlich die Reihenfolge festgehalten, in der die Gruppe Ideen zu den einzelnen Elementen generieren soll. Die letztgültige Entscheidung darüber, zu wie viel Elementen die Gruppe in welcher Reihenfolge Ideen hervorbringen soll, bleibt der Nr. 1 überlassen.

Solch eine intellektuelle Vorbereitung ist immer dann hilfreich, wenn man es mit Klienten zu tun hat, deren Körperausdruck gehemmt ist und für die die Arbeit mit der Körperhaltung befremdlich oder sogar peinlich

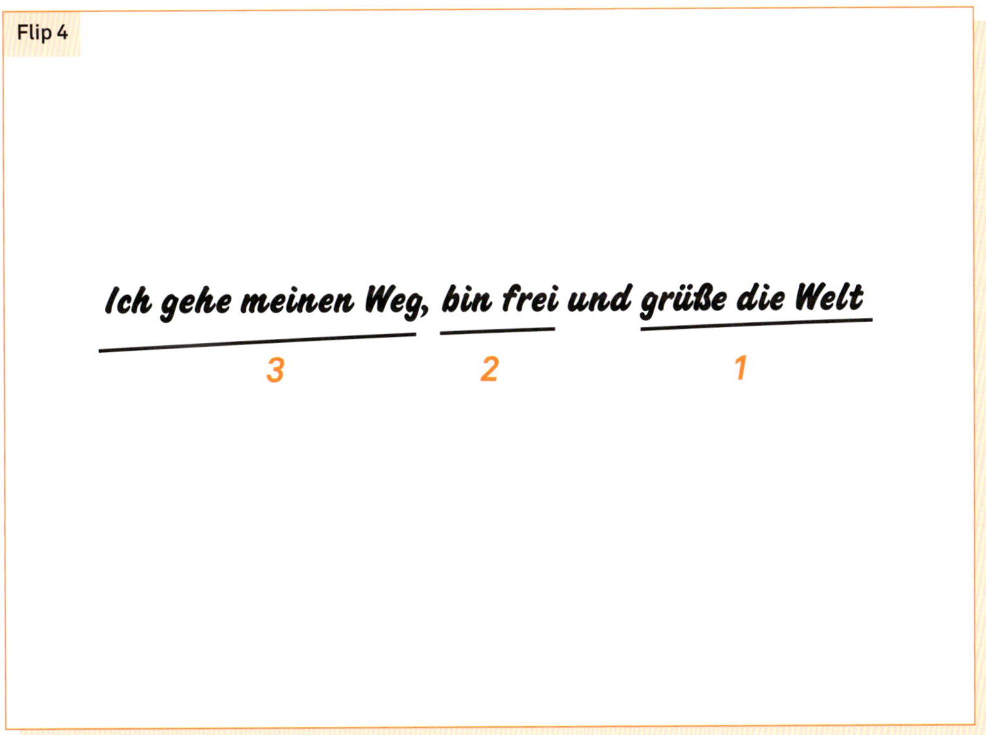

Abbildung 5.8: Flipchart: Beispiel eines Motto-Ziels, bei dem Elemente und deren Reihenfolge eingetragen wurden

wirken könnte – also für die meisten Personen aus unserem Kulturkreis. Ob dann später, wenn die Nr. 1 sich in der Bewegung «erwärmt» und spontanes Embodiment generiert, tatsächlich genau das herauskommt, was in der intellektuellen Analyse vermutet wurde, ist sekundär. Es geht hierbei nicht um *richtig* oder *falsch*, sondern lediglich darum, Klienten, die wenig Erfahrung in der Arbeit mit dem Körper haben, den Einstieg über ein vertrautes Medium, ihren Verstand, zu erleichtern. Nach Beendigung dieser Phase ist das Flipchart von Nr. 1 markiert, wie auf dem Beispiel in der Abbildung dargestellt. Oftmals ergibt sich aus der Arbeit mit dem Embodiment auch noch einmal eine Neuformulierung des Motto-Ziels, da erst durch die Arbeit an der «Ver-Körperung» dieses Zieles die körperadäquate Reihenfolge von Gefühlslagen offenbar wird.

Im Einzelsetting werden im Anschluss an die Elementen-Analyse mithilfe der psychodramatischen Doppel-Technik die einzelnen Elemente körperlich umgesetzt. Die *Doppel-Technik* besteht darin, dass die Psychotherapeutin die Bewegungen des Klienten wie eine Doppelgängerin mitmacht; hierdurch entstehen Synchronie-Effekte (Tschacher & Storch, 2010). Hilfreich ist es auch, wenn die Therapeutin kleine und kleinste Veränderungen im Körperausdruck des Klienten sofort aufgreift, verbal und körperlich verdeutlicht und dazu auffordert, diese zu verstärken. In der Arbeit mit Gruppen kommt in dieser Phase der so genannte «Ideenkorb» zum Einsatz, eine Brainstormingtechnik, bei welcher der Klient von der Gruppe Vorschläge bekommt, aus denen er selbst aussuchen darf (Hellmann, 2007). Gruppen von 4 bis 6 Personen sind hierfür optimal.

Für die Gruppenarbeit ist es wichtig, dass sich zunächst alle Gruppenmitglieder aufrichten, wie es für sie angenehm ist, um ihr eigenes Alltags-Embodiment zu verlassen. Wenn genug Zeit besteht, kann man mit der Gruppe auch bereits von Beginn des Seminars an alle 1 bis 2 Stunden das Basis-Embodiment üben, das Benita Cantieni in Kapitel 4 dargestellt hat. In Gruppen, bei denen diese Kenntnis nicht vorausgesetzt werden kann, genügt die Anweisung «angenehm aufrichten», um sie in eine halbwegs brauchbare körperliche Ausgangsposition zu bringen.

Im Anschluss daran setzen sich alle Teilnehmenden in Bewegung. Dieser Punkt ist sehr wichtig und muss von der Kursleitung gut beobachtet werden! Denn nichts verhindert die Entwicklung eines Embodiments wirksamer als eine Gruppe von Teilnehmenden, die vor einem Flipchart stehen und darüber nach*denken*, wie man jetzt wohl sprühende Funken verkörpern könnte. Ein Embodiment entsteht immer nur aus der Körperarbeit und nicht durch das Benutzen des Verstandes! Darum setzen sich alle in Bewegung, auch wenn das Motto-Ziel der Nr. 1 heißt: «Ich stehe fest verwurzelt wie eine Eiche», und man vermuten kann, dass dieses Embodiment im Stehen stattfindet. In einem solchen Fall geht man dann aus der Bewegung in den «verwurzelten Eichenstand» über. Aus der Bewegung heraus versuchen die Gruppenmitglieder, inklusive die Nr. 1, die einzelnen Elemente des Motto-Ziels körperlich umzusetzen.

Um beim Beispiel des Vulkans zu bleiben: Ein Teilnehmer geht vielleicht in die Hocke und macht eine rasche Aufwärtsbewegung, während ein anderer sich breitbeinig hinstellt und mit einem fauchenden Geräusch die Arme nach oben wirft. Die Person Nr. 1, die den Ideenkorb bekommt, probiert alle Varianten aus und wählt sich diejenigen Bewegungs- oder Haltungsformen aus, die ihr gut gefallen und die sich gut anfühlen. Wichtig hierbei ist, dass die Gruppenleitung «wie ein Schießhund» darauf achtgibt, dass nicht irgendein Besserwisser der Nr. 1 erzählt, wie das Embodiment eines Vulkans doch auszusehen habe. In diesen Fällen wird von der Kursleitung ganz strikt interveniert und darauf hingewiesen, dass der Vulkan der Nr. 1 gehört und dass sie ganz allein und am allerbesten weiß, wie ihr Vulkan sich für sie am besten anfühlt. Wenn man physiotherapeutisch geschulte Menschen in der Gruppe hat, kann es auch vorkommen, dass solch ein Gruppenmitglied in bester Absicht sagt: «Du darfst die Knie nicht so durchdrücken, schau mal, so geht das mit der Lendenwirbelsäule»: Auch hier interveniert die Kursleitung – freundlich, aber streng. Bei der Verkörperung eines Motto-Ziels geht es nicht um die physiotherapeutisch korrekte Haltung, sondern um einen ersten, liebevollen und möglicherweise aus physiotherapeutischer Sicht «falschen» körperlichen Ausdruck einer inneren Haltung. Auch der Teilnehmer, der frisch aus einem Sammy Molcho-Kurs kommt und die Nr. 1, die sich bei dem Element «... und spüre meinen Frieden» dafür entscheidet, die Arme vor der Brust zu verschränken und tief auszuatmen, entsetzt darauf hinweist, dass das Verschränken der Arme verschlossen wirke und deshalb ein absolutes «No-go» sei, wird von der Kursleitung in seinem missionarischen Eifer charmant, aber bestimmt gezügelt. Ein Mitglied der Gruppe protokolliert auf Anweisung von Nr. 1 deren Auswahl. Zusätzlich zur Körperarbeit können auch noch Imaginationen abgefragt werden. So liegt es zum Beispiel nahe, bei der Arbeit mit «Ich wende mich der Sonne zu» danach zu fragen, ob es hilft, das Ziel körperlich umzusetzen, wenn man sich eine Sonne vorstellt. Das Embodiment von «Sanfte Wellen umschmeicheln mein Sein und wiegen mich im Blau» kann unter Umständen durch die Imagination eines Sandstrands und warmen Wassers, das bis zu den Knien reicht, gut unterstützt werden.

Als Folge der ZRM-Makro-Embodiment-Übung entsteht eine Sequenz von Bewegungen und/oder Gesten, die an eine Yogaübung oder eine Tai-Chi-Figur erinnert. Der Körper muss sich für die Umsetzung der Zielvorstellung erst erwärmen, darum beginnen die Embodiment-Übungen bei vielen Menschen, die im Körperausdruck nicht so erfahren sind, mit relativ kleinen Gesten. Die Aufgabe des Coaches oder der Kleingruppe ist es, dafür zu sorgen, dass die Gesten in eine deutlicher ausgeformte Version vergrößert und im Ausdruck maximiert werden. Aus einem kleinen «... die Füße weiter auseinander nehmen» bei einem Baum-Embodiment wird dann bei der Maximierung ein richtig breiter Stand. Oftmals sind auch Körperbewegungen zu beobachten, die der Nr. 1 selber gar nicht bewusst sind. Auch hier ist die Aufgabe des Coaches und der Gruppe, genau zu beobachten und sofort Feedback zu geben, so dass diese Veränderungen aufgegriffen werden können.

Im Anschluss an die Körperarbeit werden die einzelnen Embodiment-Elemente aus dem Protokoll schriftlich in ein individuelles Arbeitsblatt übertragen und dann noch mit Farbstift in eine Figur eingezeichnet. Die Arbeitsblätter hierzu können kostenlos von der Internet-Seite www.zrm.ch heruntergeladen werden. Das Micro-Movement wird später aus der Makroversion abgeleitet. Hierzu entscheidet sich der Klient für eine Situation, in der er zielwirksam handeln möchte. Die Frau mit dem Vulkan-Ziel möchte ihr neues neuronales Netz in der nächsten Teamsitzung ausprobieren. Hier sitzt sie, also muss eine sitzende Variante entwickelt werden, die niemandem auffällt. Sie probiert verschiedene Möglichkeiten aus und entscheidet sich dann dafür, breitbeinig zu sitzen und das funkensprühende Fauchen des Vulkans durch bewusstes kehliges Ausatmen zu verkörpern (natürlich nur angedeutet, so dass niemand außer ihr diese Veränderung bemerkt).

Wenn die Teilnehmenden ein individuelles Embodiment für ihren Ressourcenpool entwickelt haben, müssen sie die Makroversion und den Einsatz des Micro-Movements natürlich auch trainieren, damit das entsprechende neuronale Netz im Gehirn immer stabiler gebahnt wird. Das heißt, sie sollten über den Tag verteilt, wann immer es ihnen in den Sinn kommt, die entsprechenden Elemente von Körperhaltung und Atemtechniken ausführen. Sie üben den Einsatz ihres Embodiments dann in realen Situationen, sobald sie sich einigermaßen sicher und wohl damit fühlen. Für das erste Mal sucht man sich eine mittelschwierige Situation aus, so dass man zwar herausgefordert wird, aber eine reale Erfolgswahrscheinlichkeit hat. Und dann kann man mit steigendem Schwierigkeitsgrad üben – so lange, bis die Aktivierung des wohladaptiven neuronalen Netzes «in Fleisch und Blut übergegangen» ist. Das Gehirn und der Körper brauchen zwei Dinge: *Zeit* und *Erfolge*, um das neue neuronale Netz zu einem funktionstüchtigen, tragfähigen Flechtwerk wachsen zu lassen.

5.5 ZRM-Embodiment Online

In letzter Zeit sind Online-Workshops immer mehr zum Thema geworden. Darum haben wir ausprobiert, ob man die Embodiment-Arbeit auch via Internet durchführen kann. Wir haben dazu eine Vorgehensweise entwickelt, die sehr befriedigende Resultate bringt. Zunächst glaubten wir, dass es unmöglich sei, die körperliche Nähe beim Embodiment durch Bildschirmpräsenz zu ersetzen. Wir fanden jedoch ziemlich schnell heraus, dass man das Kopfkino nutzen kann, um Embodiment zu erzeugen. Im Wesentlichen verwenden wir hierzu die bekannten und bewährten Techniken der Hypnotherapie.

Wichtig ist, dass die Teilnehmenden sich eine angenehme Position wählen, man kann auch gerne liegen, denn man muss ja nur die Stimme der Person hören, welche die Fantasiereise spricht. Außerdem sollte darauf hingewiesen werden, dass das Arbeitsblatt «Body-Scan» und ein Stift bereits so parat gelegt werden, das man unmittelbar nach der Reise Zugriff darauf hat und nicht lange suchen muss. Fenster und Türen sollten geschlossen sein, Haustürklingel, Handy und Telefon abgestellt, sodass man wirklich zwanzig Minuten von der Außenwelt abgeschirmt ist und sich in Ruhe entspannen kann.

Fantasiereise: Das Motto-Ziel in den Körper bringen

Und jetzt … kannst du … es dir, … wenn du willst, … so bequem machen, … wie es für dich angenehm ist. … Lehn dich zurück … und genieß es, … allmählich und sanft … und immer mehr… die Gewissheit… in dir aufsteigen zu spüren, … dass jetzt die Zeit gekommen ist, … um es dir gutgehen zu lassen. … Wenn du magst, … kannst du damit beginnen, … dich genau so viel zu entspannen, … wie es richtig für dich ist. … Vielleicht … wirst du im Lauf dieser Reise … den Wunsch haben, … die Augen zu schließen, dann kannst du dies tun. … Vielleicht … möchtest du die Augen … lieber offenlassen, … das ist genauso gut. … Alles, … was zählt, … ist, … dass es dir gut geht … und dass du langsam und allmählich … immer mehr damit beginnst, dich zu entspannen … und dich wohler und wohler zu fühlen. … Wohlbefinden und Wohlbehagen … sind das einzig Wesentliche … jetzt … in diesem Moment, … während du meine Stimme hörst … und die Musik … dich möglicherweise dabei unterstützt, … deine Aufmerksamkeit … immer mehr nach innen zu lenken, … die Außenwelt verblassen zu lassen. … Weiter und weiter verschwinden … die Elemente der Außenwelt. … Sie ziehen davon … wie weiße Wolken … an einem blauen Sommerhimmel, … fortgetragen vom Wind. … Alle Belastungen und Sorgen … alle Geräusche … alles, was dir zur Entspannung nicht nützlich ist, … einfach ausblenden und davonschweben lassen, … dem Sommerwind übergeben, … der es mitnimmt in seine blauen Weiten, … damit es dir besser und besser geht, … damit du dich wohler und wohler … fühlen kannst, … wenn du Lust darauf hast, … dir selbst etwas Gutes zu tun.

Manchen Menschen hilft es, ... sich noch tiefer ... zu entspannen, ... wenn sie damit beginnen, ... auf ihren Atem zu achten. ... Wie er strömt, ... ein und aus ... ein und aus ... ein ... und aus ... ein ... und aus ... ganz von selbst, ... ein natürlicher Vorgang. ... Ganz ohne dein Zutun ... strömt dein Atem ... ein ... und aus, ... versorgt dich, ... ein ... und aus, ... mit allem, ... ein ... und aus, ... was du brauchst, ... ein ... und aus, ... natürliche Rhythmen ... regeln ... dein Leben, ... genauso wie auch deine Entspannung ... ganz von selbst ... tiefer und tiefer ... werden kann, ... wenn du diesen Vorgang ... einfach deinem Atem überlässt. Und manchen Menschen ... hilft es, ... sich noch ... tiefer ... zu entspannen, ... wenn sie sich vorstellen, ... dass sie Gewicht abgeben ... an den Stuhl ... oder den Boden, ... der sie trägt. ... Einfach Gewicht abgeben, ... die Muskeln lösen, ... locker und gelöst die Muskeln ... im Körper ... jeder Muskel, ... jede Zelle ... ganz gelöst ... ganz entspannt. ... Und wenn es dir gefällt, ... kannst du sogar noch mehr ... Gewicht abgeben ... und deinen Körper .... schwerer und schwerer ... werden lassen .... warm ... und schwer ... und ruhig ... und sicher. ... Der Boden trägt dich ... ruhig und vertraut. ... Dein Atem strömt ... gleichmäßig und tief, ... und die Außenwelt versinkt und versinkt, ... während du immer besser ... in Kontakt kommst ... mit deinem inneren Zentrum, ... dem Punkt der Ruhe ... mitten in dir drin, ... jetzt.

Und nun nimm, wenn du magst, ... Kontakt auf mit deinem Motto-Ziel. ... Vielleicht hast du den ganzen Satz vor Augen, ... vielleicht einzelne Wörter, ... vielleicht dein Bild, ... vielleicht ein Gefühl für dein Motto-Ziel. ... Alles ist gut und hilft dir, ... in Kontakt mit deinem Motto-Ziel zu kommen. ... Lass die Freude ... über dein wunderbares Motto-Ziel ... in dir aufsteigen ... und genieße ... die Vorfreude ... auf den Moment, ... wenn dein Motto-Ziel in dir lebendig wird. ... Denn manchmal ... können Dinge, ... von denen wir glauben, ... dass sie in der Zukunft liegen, ... in die Gegenwart geholt werden. ... Manchmal ... geht dies einfacher, ... als du glaubst. Denn Zukunft, ... Vergangenheit ... und Gegenwart ... sind letztendlich ... nur verschiedene Punkte ... auf ein und demselben Kontinuum ... der Zeit. ... Wenn du Lust hast, ... kannst du ... dich jetzt... darauf vorbereiten, ... dich auf der Zeitlinie zu bewegen. ... Spielerisch ... und leicht, ... so, ... wie es dir ums Herz ist. ... Vielleicht ... kannst du sogar ... auf der Zeitlinie .... tanzen.

Und jetzt ... kannst du, ... wenn du magst, ... damit beginnen, ... ein Bild aufsteigen zu lassen ... vor deinem inneren Auge, ... ein Bild von dir selbst, ... wie du dein Motto-Ziel in dir aktiviert hast. ... Es kann ein Bild an der Wand sein, ... eine Szene auf einer Kinoleinwand oder eine Szene auf der Bühne deines inneren Theaters. ... Du kannst dich selbst dabei sehen, wie Du aussiehst und was du tust, wenn du dein Motto-Ziel erreicht hast, ... und du kannst diesen Anblick genießen. .... Ist er nicht wunderschön? ... Beobachte aufmerksam: ... Wie verhältst du dich, wenn dein Motto-Ziel in dir lebendig ist? ... Wie siehst du aus? ... Wie ist die Körperhaltung? ... Sitzt du oder stehst du? Aufrecht und gerade ... oder eher entspannt und locker? ... Bewegst du dich? ... Wie sehen die Bewegungen aus? ... Schnell oder eher langsam? ... Bewegst du dich viel oder eher wenig? ... Sprichst du mit Menschen? Wie sprichst du? ... Laut? ... Schnell? ... Leise? ... Langsam? ... Machst du viele Worte oder sprichst du wenig? ... Wenn du in deinem Bild mit anderen Personen zu tun hast, welche Nähe oder welche Distanz stellst du her?

Nun verlass deinen Platz … als Zuschauer oder als Zuschauerin … und tu so, … als ob du in dein Bild hineingehen könntest, … und übernimm die Rolle, … die du in deinem Bild gespielt hast, selbst. … Sieh mit den Augen des Menschen, … der das Motto-Ziel im Körper trägt, … hör die Dinge, die in dieser Situation wichtig sind … und erlebe noch einmal die Gefühle und Körperempfindungen, … die mit deinem Motto-Ziel verbunden sind. … Fühle die Gefühle in dieser guten Verfassung. … Wie sie sich ausbreiten in jeder Faser des Körpers, … bis in jede Zelle.
Wo sitzt das gute Gefühl? … Im Bauch, … im Unterleib, … in den Schultern, … um dich herum?… Ist der Körper gespannt oder entspannt, … wie fühlt sich der Nackenbereich an, … wie die Standfestigkeit? … Gibt es Stellen, die wärmer oder kühler werden? … Wie ist die Atmung? … Tiefer oder flacher? … Verstärkt sich deine gute Verfassung, wenn du einen tiefen Atemzug nimmst?

Wie sieht die Welt aus mit den Augen des Menschen, der das Motto-Ziel im Körper lebendig hat? … Trägst du den Kopf anders, sodass du die Dinge anders siehst? … Verändert sich deine Perspektive? … Siehst du eher fokussiert … oder hast du wie im Weitwinkel alles im Blickfeld? … Wirken die Farben eher intensiv … oder eher blass? … Nimmst du Konturen … eher genau wahr oder eher fließend?

Wie hörst du jetzt, … welche Geräusche sind im Hintergrund, … welche sind im Vordergrund? … Wie verteilen sich die Geräusche im Raum? … Kannst du die Geräusche besser lokalisieren? … Hörst du eher lauter, … oder hörst du eher leiser?

Wenn du nun das gute Gefühl deines Motto-Zieles ausgekostet hast, … so nimm noch einmal einen kräftigen Atemzug, … verlass dein Bild … und nimm dein Embodiment mit. … Begib dich mit deinem Embodiment … aus dem Bild zurück in die Zuschauerposition. … Freu dich über die Kraft deiner Fantasie, … die es ermöglicht hat, … dein Motto-Ziel zu verkörpern. Kehre dann langsam, … in deinem Tempo, … ganz so wie es richtig ist für dich, … mit deiner Aufmerksamkeit wieder zurück … in diesen Raum. Lass dir Zeit, … bevor du deine Augen öffnest, … dich umschaust und … dich dann so wie eine Katze, … die in der warmen Frühlingssonne geschlafen hat, … wohlig streckst. Dehne deinen Körper liebevoll, … streck deine Arme. … Wenn du jetzt gähnen musst, kann dies ein Zeichen von wohltuender Entspannung im ganzen Körper sein.

Im Anschluss an die Fantasiereise bearbeitet man das Arbeitsblatt «Body Scan». Hier werden die wichtigsten und auffälligsten Ergebnisse der Fantasiereise schriftlich festgehalten. Dieses Arbeitsblatt dient einerseits der kognitiven Verarbeitung des Erlebten, es kann aber auch als Erinnerungshilfe eingesetzt werden, wenn man sich nach einiger Zeit nicht mehr so sicher ist, was denn nun genau auf der Fantasiereise geschehen ist. Deshalb sollte das Arbeitsblatt ohne viel Reden zeitnah nach der Fantasiereise ausgefüllt werden. Darum ist es auch so wichtig, dass man die Teilnehmenden *vor* dem Beginn der Fantasiereise auffordert, die Arbeitsblätter und Stifte parat zu legen.

Zusätzlich zu dieser sprachlichen Aufzeichnung des Embodiments kann auch noch ein Somatogramm des Embodiments gezeichnet werden. Sehr effektvoll ist es, wenn die Person, deren Embodiment erarbeitet wurde, dies mit Buntstiften ausführt.

Body Scan für mein Embodiment

Lass dein Embodiment im Körper aktiv werden.
Checke folgende Punkte durch:

- Stand ....
- Untergrund ....
- Stellung der Füsse ....
- Knie, Becken, Rücken, Schultern, Arme, Hände ....
- Atmung ....
- Körperspannung ....

Achte immer auch auf vielleicht vorhandene:

- Farben ....
- Geräusche ....
- Düfte ....
- Bilder ....
- Wärme- oder Kältegefühle ....

Schreibe alles auf, was sonst noch zu deinem Embodiment gehört: ....

Arbeitsblatt

Somatogramm des Embodiments

Motto-Ziel:

Zeichne deine somatischen Marker zu deinem Embodiment ein:

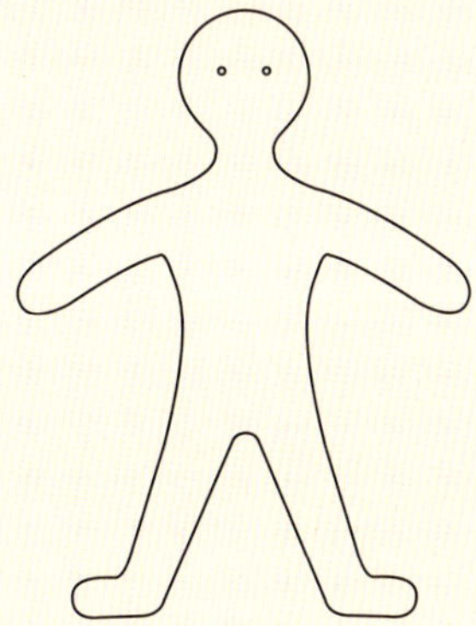

Arbeitsblatt

Somatogramm des Embodiments

Motto-Ziel:

Ich spüre das Feuer in mir!

Zeichne deine somatischen Marker zu deinem Embodiment ein:

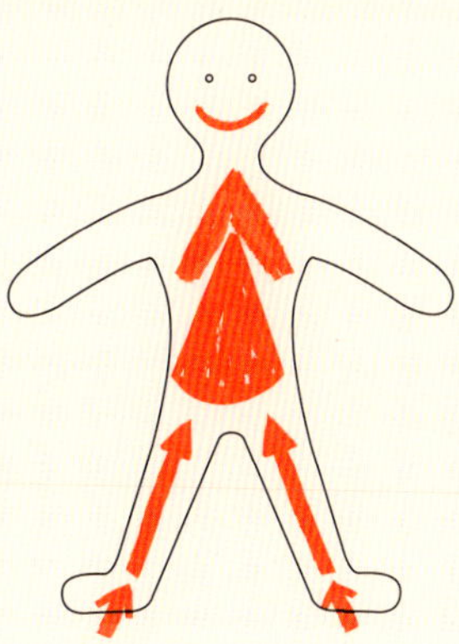

Arbeitsblatt

Somatogramm des Embodiments

Motto-Ziel:

In mir sprießt Lebenskraft.

Zeichne deine somatischen Marker zu deinem Embodiment ein:

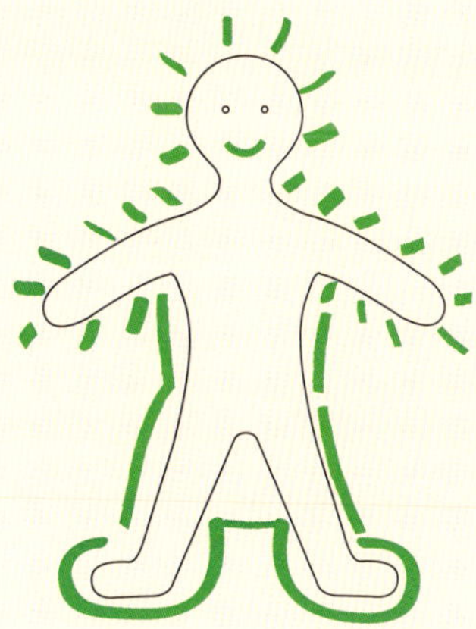

Arbeitsblatt

5.6 Embodiment en passant

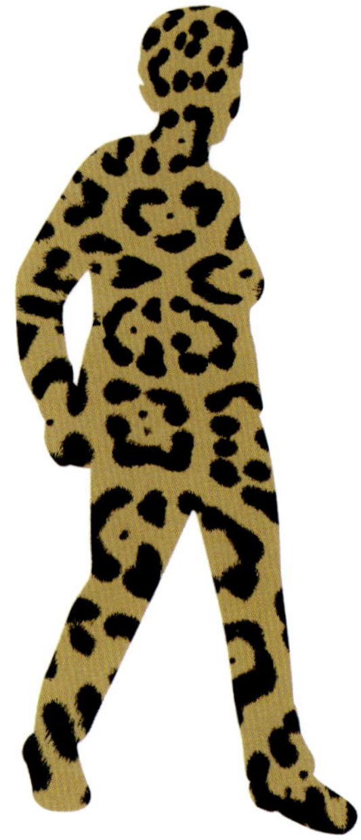

Wenn man nicht eingehend ankündigen möchte, dass man jetzt eine Embodiment-Übung durchführen will, gibt es trotzdem die Möglichkeit, den Körper in die Beratungsarbeit mit einzubeziehen. Zurückhaltung mit einer ausführlichen Ankündigung kann einerseits angebracht sein, wenn man erwartet, durch die Ankündigung von Körperarbeit Widerstreben oder Leistungsdruck auszulösen – aber auch, wenn man schlicht und einfach nicht genug Zeit für ein ausführliches Embodiment mit vorgängiger Erarbeitung eines Motto-Zieles hat. Diese Gründe sind jedoch kein Anlass, auf Embodiment-Arbeit zu verzichten, denn Embodiment kann auch en passant und in kleiner Dosierung angeregt werden. Wenn es gelingt, auch nur ein einziges Element des Körpergeschehens zu verändern, z.B. die Atmung oder die Kopfhaltung, ist schon viel gewonnen. Denn man kann davon ausgehen, dass diese Veränderung sich über selbstorganisierende Prozesse auch auf den gesamten Körper übertragen lässt.

Im «Lehrbuch der Ostheopathischen Medizin» von Johannes Mayer und Clive Standen beschreibt Mayer seine Embodiment-Arbeit, die er mit Schmerzpatienten ganz ohne Motto-Ziel durchführt (Storch, Tschacher & Mayer, 2017). Er fragt dazu den Patienten nach einem Bild, das geeignet ist, das Bewegungsziel des Patienten zu beschreiben. Ein Patient äußert dann zum Beispiel: «Ich möchte wieder geschmeidig gehen können, wie ein Jaguar.» Daraufhin bittet Mayer den Patienten, sich einmal in den Körper eines Jaguars hineinzuversetzen und in minimalen kleinen Bewegungsänderungen – soweit es das Schmerzgeschehen zulässt – die Mobilität eines Jaguars auszuführen. Auf diesen kleinen Änderungen kann dann als Hausaufgabe ein adäquater größerer Aktionsradius aufgebaut werden, immer mit dem Bild des Jaguars als Leitvorstellung

Oft ist bereits schon deutlicher Effekt erzielt, indem man die Stellung der Füße anspricht, den Stand, die Position der Lendenwirbelsäule, die Aufrichtung, die Kopfhaltung oder die Atmung. Mit ein paar wenigen Sätzen kann die Beraterin dem Klienten Impulse geben, mit diesem Aspekt seines Körpers einmal gezielt zu experimentieren. Wenn man von der Wechselwirkung von Körper, Umwelt und psychischem System ausgeht, wie sie dem Embodiment-Modell zugrunde liegt, dann wird auch durch kleine Interventionen in vielen Fällen eine deutlich wahrnehmbare Veränderung zum Positiven erreicht.

Nachbemerkungen

Jetzt, da wir am Ende dieses Buches angekommen sind, steht uns allen deutlich vor Augen, dass dieses Projekt eigentlich noch lange nicht abgeschlossen ist. Dieses Buch ist kein fertiges Haus, sondern eher ein Rohbau. Viele Fragen sind nicht abschließend geklärt, viele Themen nur andeutungsweise besprochen. Wolfgang Tschacher würde gerne alle Aspekte von Embodiment und Situiertheit in eine große, einheitliche Theorie einbinden – die es (noch?) nicht gibt. Maja Storch weiß, dass unter den Psychotherapieschulen zahlreiche Varianten von Erklärungsmodellen für den Zusammenhang von Körpergeschehen und psychischem Erleben existieren, die man miteinander vergleichen und in einem integrativen Modell verbinden könnte. Gerald Hüther hat immer wieder angemahnt, nicht zu vergessen, dass unser Gehirn nicht nur mit dem Körper untrennbar verbunden ist, sondern auch mit der äußeren Welt: den anderen Menschen, der Natur und nicht zuletzt mit all dem, was wir Menschen an technischen Geräten, an Kulturleistungen, an Vorstellungen und Visionen hervorgebracht und entwickelt haben. Und Benita Cantieni hat jahrelange praktische Erfahrung damit, dass keine noch so perfekte sprachliche Anleitung zur Aufrichtung des Körpers die angeleitete Praxis im Studio und das beharrliche Üben ersetzen kann.

Wir alle vier sind, jede auf ihre und jeder auf seine Art, perfektionistisch in unseren Spezialgebieten. Und wir alle haben zeitweise darunter gelitten, zugunsten der Gesamtgestalt dieses Buches auf Details verzichten zu müssen. Alle hat es am Ende Überwindung gekostet, ihr Manuskript zum Abschluss zu bringen und es in der vorliegenden Form stehen zu lassen. Gerade jetzt, bei den Schlussgedanken, ist auch immer deutlicher geworden, wo überall noch neue Themenhorizonte aufscheinen. Die Philosophie hat eine lange Tradition, die sich mit dem geistigen Aufenthalt des Menschen in seinem Körperhaus befasst und hat gerade in jüngster Zeit hochinteressante Publikationen zur Beziehung zwischen Gehirn und Geist, zur Frage nach dem Bewusstsein hervorgebracht. Warum haben wir kein Philosophiekapitel? Der Aufenthalt im eigenen Körper und das Verlassen dieser Behausung im Tod eröffnet die Pforte zur Spiritualität – auch hierzu haben wir kein Kapitel in diesem Buch. Das Themengebiet der Medizin, speziell der Psychosomatik, hätte ebenfalls viel Substanzielles zu solch einem Projekt beizutragen. All dies hat in diesem Buch noch keinen Platz gehabt.

Diese Tatsache hat vor allem damit zu tun, dass unser Buch nicht aus einem strategischen Kalkül heraus entstanden ist. Der ausschlaggebende Punkt zum Plan für ein solches Buch war nicht bloß das Denken. Der ausschlaggebende Punkt war auch das Gefühl und ein organisches Wachstum als Gruppe. Von daher ist dieses Buch eigentlich auf der Basis von lebendigem Embodiment entstanden. Vier Menschen haben sich über die Jahre kennen gelernt und miteinander dieses Thema entwickelt. Und dieses Buch beinhaltet das, was diese vier Menschen heute zu dem großen Thema Embodiment beitragen können. Unser Haus ist sicher nicht fertig, aber die Basis stimmt. Worauf wir stolz sind: Die Architektur ist ganzheitlich, das Fundament ist solide.

Dieses Buch soll also ein Anfang sein. Wenn sich die Hoffnung erfüllt, die uns alle über die Jahre mit ihrem feu sacré an die Arbeit getrieben hat, dann wird dieses Buch einen guten Teil dazu beitragen, dass der Körper endlich die Aufmerksamkeit bekommt, die er schon lange verdient hat. Dass er nicht weiter behandelt wird wie eine Maschine, die entweder vergessen oder unterdrückt, oder nur trainiert und operiert wird. Der Körper ist ein wesentlicher Baustein der Intelligenz und des gesamten psychischen Systems. Ein adäquater Aufenthalt im eigenen Körper ist kinderleicht und fast jedem Menschen in die Wiege gelegt, und doch kommen wir oft durch kulturelle Prozesse in eine Schieflage. Und eigentlich ist es sonnenklar, was getan werden muss, um die Schieflage aufzurichten, das Wissen ist da – man muss es nur ernst nehmen und anwenden. Der Keim zum geglückten Aufenthalt im Körperhaus geht nie verloren, er steckt in jedem Menschen und wartet nur darauf, endlich in Freiheit wachsen zu dürfen.

Wir freuen uns auf Ihre Rückmeldungen!

Wolfgang Tschacher,
Gerald Hüther,
Benita Cantieni,
Maja Storch

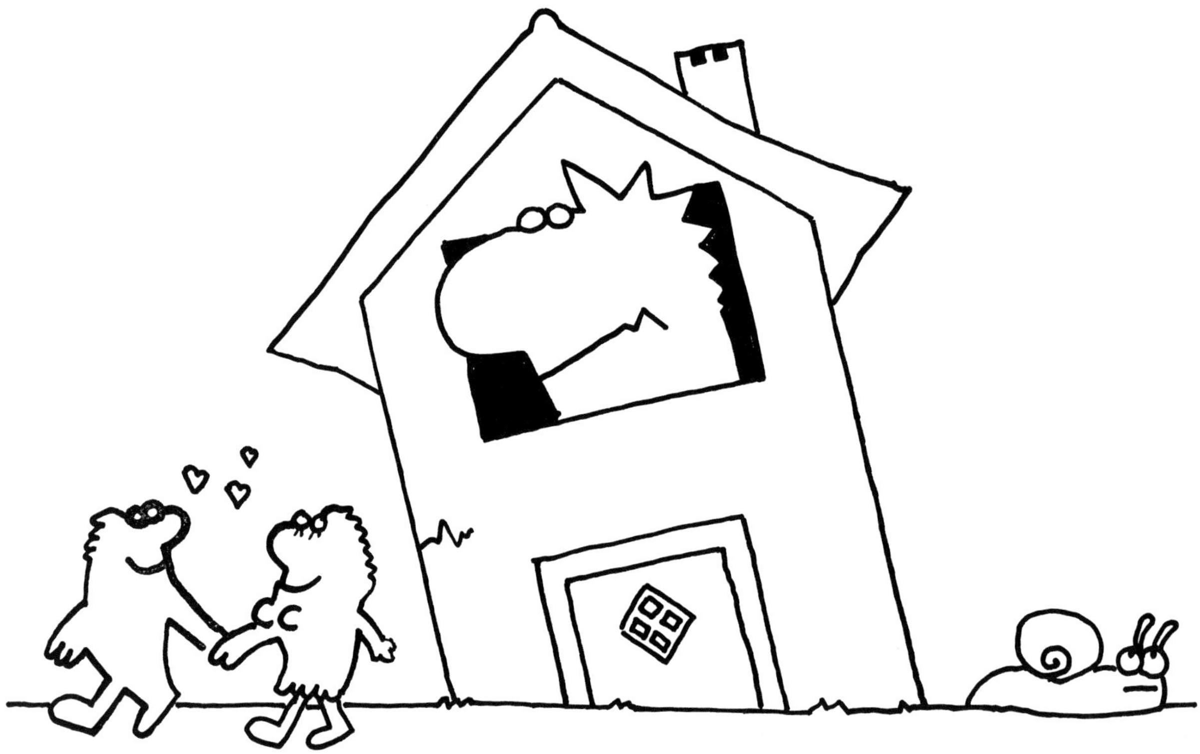

Allgemeines Glossar

Affekt
Siehe Gefühl.

Afferente Nervenbahnen
Das Nervensystem der Wirbeltiere wird in das ↑Zentralnervensystem (ZNS) und das ↑periphere Nervensystem (PNS) gegliedert. Das PNS wird wiederum in zwei Teile untergliedert, in das somatische Nervensystem und das ↑autonome (vegetative) Nervensystem. Das somatische Nervensystem ist der Teil des PNS, der für die Kommunikation mit der Umwelt sorgt. Diesen Kontakt stellt es über afferente und efferente Nervenbahnen her. Die afferenten Nervenbahnen übertragen die Informationen von Rezeptoren aus der Haut, den Skelettmuskeln, den Gelenken, den Augen und den Ohren zum ZNS *hin* (lat. affere: herbeitragen). Die efferenten Nervenbahnen transportieren die Informationen vom ZNS *weg* (lat. eferre: hinaustragen).

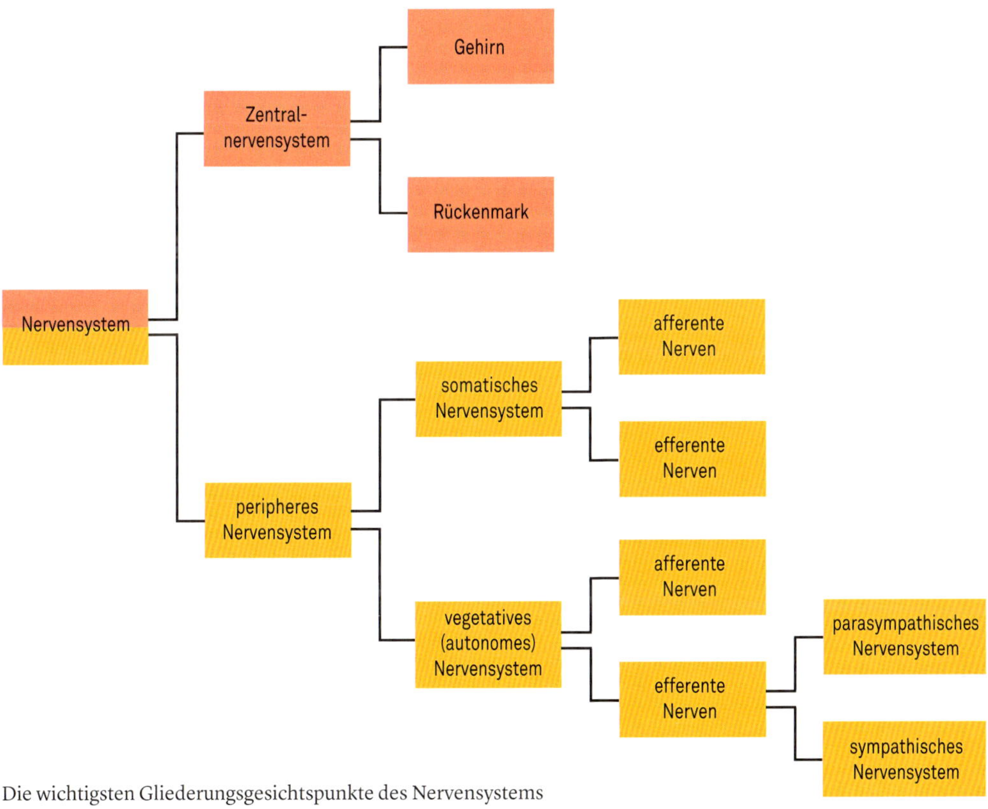

Die wichtigsten Gliederungsgesichtspunkte des Nervensystems

Assoziativer Kortex

Siehe Kortex.

Autonomes Nervensystem

Das autonome (auch vegetative) Nervensystem ist für die Regulierung des inneren Körpermilieus zuständig. Seine ↑afferenten Nervenbahnen leiten Signale von den inneren Organen zum ↑Zentralnervensystem (ZNS), seine ↑efferenten Nervenbahnen leiten die Signale vom ZNS weg zu den inneren Organen, den Drüsen und der glatten Muskulatur.

Efferente Nervenbahnen

↑ Afferente Nervenbahnen.

Embodiment (vgl. Kap. 1, Kasten 1)

Unter Embodiment (engl., deutsch etwa «Verkörperung») verstehen wir 1.) ein (unser) Konzept, wonach der Geist in Bezug zum gesamten Körper steht. Geist und Körper wiederum sind in die weitere Umwelt eingebettet. Das Konzept Embodiment behauptet, dass ohne diese Einbettungen der Geist nicht ↑intelligent funktionieren kann. Die Zusammenhänge zwischen Geist und Körper und Umwelt sind wechselseitig ausgestaltet (↑zirkuläre Kausalität). Embodiment bedeutet also nicht einfach nur, dass alle geistigen Prozesse (↑Kognition) in Strukturen des Gehirns verkörpert sind. 2.) Verwendung des Begriffs in konkreterer Bedeutung in der Körpertherapie: Embodiment ist die Umsetzung einer konkreten Emotion im Körper eines Individuums.

Emergenz

ist das «Auftauchen» einer neuen Eigenschaft (z.B. einer ↑Gestalt) in einem komplexen System, ohne dass diese Eigenschaft bereits vorher in den Teilen des Systems vorhanden oder angelegt war.

Emotion

↑ Gefühl.

Enterorezeptoren

Bezeichnung für besondere ↑Rezeptoren, die Rückmeldungen über die Funktion der inneren Organe bereitstellen. Die Rückmeldungen dieses Rezeptortyps führt meistens nicht zu bewussten Empfindungen, sondern dient ausschließlich der reflektorischen Regelung des ↑inneren Milieus. Enterorezeptoren liegen zum Beispiel als Chemosensoren in der Leber, wo sie u.a. den Glukosespiegel des Blutes registrieren.

Faszien

Faszien sind Häute aus straffem, kollagenen Bindegewebe, welche Muskeln oder Muskelgruppen umhüllen. Sie sichern Form, Elastizität und Lage der Muskeln und ermöglichen ein relativ reibungsloses Aneinandergleiten benachbarter Muskeln oder Muskelgruppen. An den Enden des Muskels vereinen sich die Faszien häufig zu einer Sehne, mit der der Muskel am Knochen angeheftet ist. Auf diese Weise verbinden sie weite Teile des Körpers miteinander und heben die anatomische Trennung der Knochen auf.

Gefühl

Der Begriff Gefühl wird in diesem Buch als Sammelbegriff benutzt. In der Psychologie ist es manchmal wichtig, zwischen Affekt, Emotion und Stimmung zu unterscheiden. Wir verwenden diese differenzierten Begriffe, dann, wenn es für das Textverständnis hilfreich ist. Ansonsten findet sich in diesem Buch der übergreifende Begriff «Gefühl».

Affekt ist der allgemeinste der drei Begriffe Affekt, Emotion und Stimmung. Der Begriff Affekt bezieht sich auf Basisgefühle. Obwohl jede Emotion einen affektiven Kern hat, gibt es auch andere affektive Vorgänge, die nicht als Emotion bezeichnet werden. ↑Somatische Marker zum Beispiel sind per definitionem keine Emotion, sie haben aber einen affektiven Kern. Auch das Gefühl von Verwirrung fällt nicht unter einen strengen Emotionsbegriff, hat aber eine affektive Komponente. Einstellungen, und Bewertungen (pro und kontra, Annäherung und Vermeidung) haben ebenfalls einen deutlich wahrnehmbaren affektiven Kern (↑Valenz). Aus der Sicht des Individuums gehen Affekte im Körperinneren vor, während Emotionen eher aus der Sicht einer bewussten Ich-Perspektive beobachtet und sprachlich beschrieben werden können.

Emotionen sind ein Spezialfall der grundlegenderen Kategorie der affektiven Phänomene. Sie sind Gefühle, die sich innerhalb einer relativ kurzen Zeitspanne entfalten und die sich aus verschiedenen Komponenten wie subjektivem Erleben, Gesichtsausdruck, kognitiven Prozessen und physiologischen Veränderungen zusammensetzen. Die Emotions-Definition von Paul Ekman (2003, S. 13) lautet: «Eine Emotion ist ein Prozess, eine bestimmte Art von automatischer Bewertung, die von unserer evolutionären und persönlichen Vergangenheit beeinflusst ist. Im Verlauf dieses Prozesses bemerken wir, dass etwas geschieht, das für unser Wohlergehen wichtig ist, und ein Muster von physiologischen Veränderungen und emotionalen Verhaltensweisen reagiert auf die Situation» (Übers. MS). Emotionen können im Unterschied zu den klassifikatorisch allgemeineren Affekten in mehrere Kategorien eingeteilt werden, wenn auch bezüglich der Anzahl der Emotions-Kategorien in der wissenschaftlichen Welt keine Einigkeit herrscht. Zu den Basisemotionen zählen: Freude, Überraschung, Interesse, Ekel, Furcht, Ärger und Trauer. Affekt hingegen wird nur auf zwei Dimensionen betrachtet: angenehmer, positiver Affekt und unangenehmer, negativer Affekt.

Stimmungen sind affektive Zustände, die sich über einen längeren Zeitraum erstrecken und die kein klares Objekt oder keinen Fokus haben. Emotionen sind auch affektive Zustände, aber im Kontrast zu Stimmungen haben sie ein Objekt oder einen Fokus. Emotionen bringen ein klares Gefühl mit sich, Stimmungen rufen diffuse Gefühle hervor.

Gestalt

Begriff aus der Psychologie für ein aus Einzelelementen zusammengefügtes Ganzes, wobei das Ganze etwas qualitativ anderes ist als nur die Summe dieser Elemente (sog. Übersummativität der Gestalt). In der Wahrnehmung bedeutet Gestalt ein globales Muster, dem Eigenständigkeit zukommt. Beispielsweise wird beim Hören von Musik eine Melodie als Gestalt gehört: sie ist etwas qualitativ anderes als eine Serie von einzelnen Tönen. Auch wenn beispielsweise alle Einzeltöne verändert werden, kann die Melodie erhalten bleiben. Ein typisches Kennzeichen bei Wahrnehmungsgestalten ist die Unterscheidung von «Figur» (also der wahrgenommenen Gestalt selbst) und «Grund» (allen anderen Elementen, die nicht zur Gestalt gehören und dadurch in den Hintergrund gerückt werden).

Hypothalamus

Teil des Zwischenhirns, zuständig für die Regulation vegetativer Funktionen. ↑limbisches System

Implizites Gedächtnis

Der Begriff des impliziten Gedächtnisses wurde von den Psychologen Peter Graf und Daniel Schacter eingeführt. *(Graf, P. & Schacter, D. (1985). Implicit and explicit memory for new associations in normal subjects and amnesic patients. Journal of Experimental Psychology: Learning, Memory, and Cognition, 11, 501 bis 518).* Sie bezeichnen damit ein Gedächtnissystem, dessen Wissensbestand nicht bewusst reproduziert werden kann, das also unbewusst ist. Der Begriff des impliziten Gedächtnisses weist zwar einige Überschneidungen mit dem psychoanalytischen Begriff des Unbewussten auf, ist jedoch keineswegs mit diesem deckungsgleich. Eine gute Diskussion der beiden Begriffssysteme unter Einbezug neurobiologischer Gesichtspunkte findet sich bei *Gerhard Roth (2001): Fühlen, Denken, Handeln. Wie das Gehirn unser Verhalten steuert. Frankfurt am Main: Suhrkamp.* Die Forschungen von Peter

Graf und Daniel Schacter hat Schacter selbst spannend beschrieben unter dem Titel *Wir sind Erinnerung. Gedächtnis und Persönlichkeit* (2001, rororo Taschenbuch). Ein Überblick über die psychoanalytischen und tiefenpsychologischen Vorstellungen vom Unbewussten findet sich in *Ellenberger, H. F. (1996/Erste Auflage 1973). Die Entdeckung des Unbewussten. Geschichte und Entwicklung der dynamischen Psychiatrie von den Anfängen bis zu Janet, Freud, Adler und Jung. Zürich: Diogenes.*

Inkonsistenz

Als Inkonsistenz bezeichnet man den spannungsgeladenen, unangenehmen Zustand, in dem ein Mensch sich befindet, wenn wesentliche Inhalte seines psychischen Systems sich in Widersprüchen befinden. Inkonsistenzen können auftauchen zwischen zwei bewussten Inhalten (Beispiel: ein Mensch, der sich als freigebig betrachtet, hat keine Lust, dem Bettler an der Kirchentür etwas zu geben) und zwischen einem bewussten und einem unbewussten Inhalt (Beispiel: ein Mensch, der hoch leistungsmotiviert ist, blendet die eigene Erschöpfung aus). Durch ein Embodiment, das den bewussten Absichten eines Menschen widerspricht, können ebenfalls auf der unbewussten Ebene Inkonsistenzen erzeugt werden (Beispiel: ein zurückhaltendes Embodiment erzeugt einen Widerspruch zu der Absicht, selbstbewusst Raum einzunehmen).

Intelligenz

ist eine Fähigkeit, die einem autonom handelnden Agenten zukommt (sei es ein menschliches Individuum, ein Tier, eine Maschine). Man hat die Intelligenz in unterschiedlichen Definitionen zu bestimmen versucht: als Fähigkeit zum abstrakten Denken und Problemlösen, als Denkvermögen; als Fähigkeit, von Erfahrungen zu profitieren; als Fähigkeit, mit dem Verstand Beziehungen und Sinnzusammenhänge zwischen Dingen zu erfassen (die dümmste Definition von Intelligenz ist: Intelligenz ist, was der Intelligenztest misst). Erweitert spricht man auch von emotionaler Intelligenz oder sozialer Intelligenz, um auszudrücken, dass solche sozialen und emotionalen Fähigkeiten gegenüber der Fähigkeit, abstrakt zu denken, höher gewichtet werden sollten. Eine weitere Erweiterung betrifft die Intelligenz eines Kollektivs; bei staatsbildenden Insekten wie Ameisen oder Bienen ist die Intelligenz des Staats deutlich klarer ausgeprägt als die des Individuums. Ob dies bei Menschen ähnlich ist, bleibt eine offene Frage.

Intentionalität

Eine zentrale Eigenschaft des Bewusstseins ist, dass es sich stets auf etwas bezieht: es will etwas (Plan, Absicht), es weiß etwas über etwas (Wissen, Gedächtnis), es verknüpft eine Bedeutung mit etwas. Einen intentionalen Prozess bezeichnet man als eine «Handlung», also einen gesteuerten Vorgang mit einem Ziel auf etwas hin, mit einer Hoffnung auf etwas, mit einer Angst vor etwas. Ganz im Gegensatz dazu steht die naturwissenschaftliche Auffassung von der materiellen Welt: hier stehen Körper nur für sich selbst, ohne Bezug zu anderen Dingen. Wenn solche Körper in Vorgänge eingebunden sind, dann gelten Gesetze des Verhaltens, die nur von eindeutigen Eigenschaften der Körper selbst abhängen, wie etwa Masse, geometrische Form und Geschwindigkeit – die Billardkugel bewegt sich nicht, weil sie ein Ziel hat. Die intentionale und die naturwissenschaftliche Welt scheinen also unüberbrückbar – oder doch nicht? Man kann eine Art «Intentionalität» auch in rein materiellen, selbstorganisierenden Systemen nachweisen, die sich so verhalten, «als ob» sie sinnvolle Ziele anstrebten.

Inneres Körpermilieu

Der Begriff «inneres Milieu» wurde von dem französischen Physiologen Claude Bernard geprägt *(Bernard, C. (1865), Introduction a l'étude de la médicine expérimentale. Paris: J. B. Bailliere et fils)*. Er beschrieb als Erster die Bedeutung des milieu intérieur für die Aufrechterhaltung jeglichen Lebens und ebnete dadurch den Weg für den Begriff der Homöostase, der später von Walter Cannon eingeführt wurde *(Cannon, W.B. (1932). The wisdom of the body. New York: Norton)*. Bei seinem Kreislauf durch den Körper werden die Zusammensetzung und die Eigenschaften des Blutes ständig kontrolliert und, wenn nötig, so korrigiert, dass der Zustand der Homöostase, d.h. die weitgehende Konstanz der Konzentrationen gelöster Stoffe, der Temperatur und des pH-Wertes gewahrt bleibt. Diese Konstanz des inneren Milieus bildet eine Grundvoraussetzung für die normale Funktion der Zellen. In der Theorie von Antonio Damasio bildet das innere Milieu die unbewusste körperliche Grundlage des psychischen Selbst.

Körper

Wenn in diesem Buch der Begriff des Körpers benutzt wird, verzichten wir der Übersichtlichkeit halber auf eine im philosophischen Diskurs wichtige Unterscheidung, die aber an dieser Stelle für interessierte Lesende erwähnt werden soll. Gemeint ist die Differenzierung des Körperlichen in Leib-Sein und Körper-Haben, die auf Helmuth Plessner zurückgeht. Helmuth Plessner (*1892 bis †1985) war ein deutscher Philosoph und Soziologe sowie ein Hauptvertreter der Philosophischen Anthropologie. Mit seiner Unterscheidung legte Plessner den Grundstein, um der Vernachlässigung des Leibes zugunsten des Körpers entgegenzutreten, wie es sich in der abendländischen Philosphie in der Tradition von Descartes etabliert hatte. Die klassische Begriffstrennung nach Helmuth Plessner lautet: *Ich **habe** einen Körper, aber ich **bin** mein Leib*. Um den Zusammenhang zwischen Körper, Leib und der psychologischen Frage der Identität zu vertiefen, sei an dieser Stelle das Buch von Robert Gugutzer empfohlen. Es handelt sich bei seiner Arbeit um die Frage des Einbezugs des körperlichen Aspektes – insbesondere die Plessnersche Unterscheidung von Körper (haben) und Leib (sein) – in die Identitätsthematik. Da Gugutzer bezüglich der Identitätstheorien den vernachlässigten Körperbezug bisheriger Theorien sorgfältig nachweist und einen körperorientierten Identitätsbegriff erarbeitet, eignet sein Buch ausgezeichnet, um den Embodiment-Aspekt aus philosophisch-sozialwissenschaftlicher Sicht anzuschauen. *Gugutzer, R. (2002). Leib, Körper und Identität. Eine phänomenologisch-soziologische Untersuchung zur personalen Identität. Wiesbaden: Westdeutscher Verlag.* Ein ausgezeichneter Herausgeberband, der einen Überblick über verschiedene Sparten der Geisteswissenschaft liefert, die das menschliche Denken in Körperfunktionen oder leiblichen Erfahrungen gegründet wissen wollen, sei außerdem zur Vertiefung empfohlen: *Barkhaus, A., Mayer, M., Roughley, N. & Thürnau, D. (1999). (Hrsg.). Identität, Leiblichkeit, Normativität. Neue Horizonte anthroplogischen Denkens. Frankfurt am Main: Suhrkamp.*

Kognition

ist unscharf definiert als ein Sammelbegriff für alle Prozesse und Strukturen des Verstandes. Dabei handelt es sich einerseits um Prozesse der Verarbeitung von Reizen, die bewusst oder unbewusst vonstatten gehen können. Andererseits betrifft Kognition auch das Bearbeiten von internen, nicht direkt reizabhängigen Strukturen. Kognitionsprozesse umfassen etwa Wahrnehmen, Erkennen, Begriffsbildung, Denken, Schlussfolgern, Planen, Problemlösen, Erinnern und vieles mehr. Kognitive Strukturen sind Wissen, Kategorien, Begriffe, Gedächtnis, Einstellungen, Meinungen und vieles mehr. ↑Intelligenz wird oft als eine Eigenschaft von Kognition angesehen.

Komplexität

ist eine Eigenschaft eines aus Elementen aufgebauten Systems oder eines zeitveränderlichen Prozesses. Die Komplexität beschreibt dann deren Informationsgehalt – messbar durch die Ausführlichkeit, die eine vollständige Beschreibung des Systems oder Prozesses haben müsste. Ist ein System etwa aus sehr vielen und unterschiedlichen Teilchen aufgebaut, oder ein Prozess unvorhersehbar und vielschichtig, spricht man von einem komplexen System bzw. Prozess. ↑Musterbildung sorgt dafür, dass Komplexität reduziert wird, da dann wegen der Regelmäßigkeit der Muster eine kürzere Beschreibung genügt, also der Informationsgehalt des Systems oder Prozesses geringer ist.

Konsistenz

Die Idee der Konsistenz wurde von Heider (1946) in die Sozialpsychologie eingeführt. Seine Grundannahme lautet: Menschen streben danach, ihre Überzeugungen, Einstellungen und Handlungen widerspruchsfrei zu organisieren. Ertappt sich ein Mensch dabei, dass er etwas tut, das zum Beispiel einem inneren Wert zuwiderläuft (ein Seitensprung bei einer Einstellung der ehelichen Treue), dann befindet sich dieser Mensch im Zustand der ↑Inkonsistenz. Ein Zustand der Konsistenz ist angenehm und spannungsfrei, ein Zustand der Inkonsistenz ist unangenehm und spannungsreich. Eine bekannte Theorie in der Nachfolge von Heider ist die Theorie der kognitiven Dissonanz von Festinger.

(Heider, F. [1946] Attitudes and cognitive organization. Journal of Psychology, 21, 107–112.)

Kontrollparameter

sind in der Systemtheorie solche Größen der Umwelt eines Systems, die für die Zustände eines Systems entscheidend sind. Zum Beispiel ist die Größe «Temperatur» für den Aggregatzustand des Wassers (fest/flüssig/gasförmig) ein solcher entscheidender Parameter. In der Selbstorganisationstheorie entscheiden oft einzelne Kontrollparameter darüber, ob es und zu welcher ↑Musterbildung es kommt.

Kortex

Hirnrinde (lat. cortex: Baumrinde). Diese Hirnregion ist beim Menschen besonders entwickelt und enthält ca. 14 Milliarden Nervenzellen, die im Neokortex zu komplexen assoziativen Netzwerken verbunden sind (assoziativer Kortex, präfrontaler Kortex). Von den neuronalen Netzen des Neokortex werden die höchsten integralen Funktionen gesteuert. Bestimmte Bereiche des Kortex sind vorwiegend an der Verarbeitung von Informationen aus dem Körper beteiligt (sensorischer Kortex), andere Areale enthalten Bereiche, die auf die Verarbeitung von Sinneseindrücken spezialisiert sind (optische und akustische Felder) oder für die Bewegungskoordination sorgen (motorischer Kortex).

Künstliche Intelligenz

(KI) engl. Artificial Intelligence (AI) bezeichnet ein Forschungsprogramm in der Informatik und Computerwissenschaft, das die Entwicklung von Maschinen anstrebt, die (1.) alle oder (2.) einzelne Aspekte von ↑Intelligenz aufweisen sollen. Nach der strengen Definition (1.) beurteilt, gibt es solche autonomen, für sich intelligent handlungsfähigen Maschinen bisher nicht. Einzelne Aspekte von Intelligenz (2.) dagegen sind heute bereits im Alltag gegenwärtig: so realisieren etwa Computer, die Gesichter oder Fingerabdrücke zuordnen können, die intelligente Fähigkeit, Muster zu erkennen. Handcomputer können individuelle Handschriften «lernen» und in Text umsetzen. Die Hilfefunktionen mancher Computerprogramme sind «Expertensysteme», d.h. sie geben in Abhängigkeit von Aktionen des Programmbenutzers Tipps, die an die vermutlichen Probleme des Nutzers angepasst sind.

Leib-Seele-Problem (vgl. Kap. 1, Kasten 2)

Traditionelle Bezeichnung für eines der grundlegenden Probleme der Philosophie sowie der Wissenschaften vom «Leib» (Biologie, Neurowissenschaft, Physik) und von der «Seele» (Psychologie, Kognitionswissenschaft). Das Problem hat viele Aspekte: In welchem Verhältnis stehen Materie und Geist zueinander? Existieren beide je für sich? Könnte der Geist ohne Materie existieren, die Materie ohne Geist? Was ist und welche Funktion hat Bewusstsein? Das Konzept des ↑Embodiment betrifft einen Aspekt des Leib-Seele-Problems, nämlich ob Geist ohne Körper verstanden werden kann (nein!).

Limbisches System

Gürtelförmig um den Hirnstamm gruppiertes Areal neuronaler Netze (lat. limbus: Gürtel), die intensiv miteinander sowie mit höher und tiefer gelegenen Netzwerken des Gehirns verbunden sind. Es erhält seine Informationen parallel zu diesen anderen Hirnregionen und wirkt modulierend auf die dort ablaufenden Verarbeitungsprozesse ein. Es hat eine zentrale Bedeutung für die Entstehung von ↑Affekten und ↑Emotionen (Amygdala), für Lern- und Gedächtnisleistungen (Hippocampus) und für die Regulation vegetativer Funktionen (Hypothalamus).

Musterbildung

Als Muster bezeichnet man in der Alltagssprache eine regelmäßige, geordnete und vorhersehbare Anordnung von Einzelelementen. Insofern ist eine ↑Gestalt ein Muster. Wenn Muster «von selbst» entstehen, ist dies für einen Naturwissenschaftler immer erklärungsbedürftig, denn nach grundlegenden physikalischen Gesetzen kann in einem geschlossenen System immer nur die Unordnung (also die Entropie) wachsen, nicht aber die Ordnung (also die Muster). Spontane Musterbildung ist das Kennzeichen von ↑Selbstorganisation.

Neuroendokrine Stressreaktion

Relativ unspezifische Reaktion des Organismus auf physische oder psychische Stressoren (Stressauslöser). Die neuroendokrine Stressreaktion ist von der subjektiven Bewertung der Situation als unkontrollierbar abhängig. Sie beginnt mit einer unspezifischen Aktivierung assoziativer Netzwerke in kortikalen und limbischen Regionen. Als Folge dieser Erregungsreaktion (Arousal) kommt es zur Aktivierung des zentralen noradrenergenen Systems (Locus coeruleus und noradrenerge Kerne des Hirnstammes) sowie des peripheren noradrenergen Systems (sympatho-adreno-medulläres System, SAM-System, verstärkte Ausschüttung von Noradrenalin und Adrenalin durch sympathische Nervenendigungen und Nebennierenmark). Im Fall stärkerer, anhaltender und als unkontrollierbar eingeschätzter Belastungen führt die auf hypothalamische Kerngebiete (Nucleus paraventricularis) übergreifende Erregung zur Freisetzung von CRF (corticotropin releasing factor) und Vasopressin. Beide Hormone stimulieren die Freisetzung von ACTH (adrenokortikotrophes Hormon) aus der Adenohypophyse (Hirnanhangdrüse). ACTH wiederum regt die Sekretion von Glukokortikosteroiden (beim Menschen Cortisol) durch die Zellen der Nebennierenrinde an.

Neuronale Netzwerke

Siehe Zentralnervensystem.

Muskelspindeln

Muskelspindeln sind Sinnesorgane in den Muskeln, die den Dehnungszustand der Skelett-Muskeln erfassen. Sie gehören zur Gruppe der Propriorezeptoren. Wird ein Muskel gedehnt, so wandeln seine Muskelspindeln den Dehnungsreiz in bioelektrische Signale um, die zum Rückenmark weitergeleitet werden.

Peripheres Nervensystem

Das periphere Nervensystem ist der Teil des Nervensystems, der außerhalb der knöchernen Strukturen des Schädels und der Wirbelsäule liegt.

Propriorezeptor

Bezeichnung für besondere ↑Rezeptoren, die körpereigene Reize registrieren und beantworten. Propriorezeptoren liegen zum einen im Bewegungsapparat: als ↑Muskelspindeln in den Muskeln, als Sehnenspindeln in den Sehnen; dieser Typus reagiert auf Änderungen des Dehnungszustands. Zum anderen gibt es Propriorezeptoren in den Gleichgewichtsorganen des Innenohrs – hier werden Veränderungen der Körperlage registriert.

Reduktionismus
Der Versuch, alle beobachtbaren Phänomene vollständig auf die Elemente, die kleinsten Bestandteile eines Systems, zurückzuführen, d.h. die Phänomene darauf zu «reduzieren». Der Reduktionismus ist nicht vereinbar mit der Vorstellung, dass sich in einem System eine ↑Gestalt bilden kann. Auch der Begriff der ↑Emergenz ist nicht-reduktionistisch.

Rezeptoren
Aufnehmende, reizempfangende Zellstrukturen.

Schema
ist griechisch für ↑Gestalt. Entsprechend bezeichnet es ein Muster oder eine Struktur der Kognition, wodurch Einzelteile miteinander verknüpft werden. Allerdings wird üblicherweise nicht vorausgesetzt, dass das ganze Schema etwas qualitativ anderes sei als eben die Verknüpfung dieser Einzelteile. Schemata gibt es damit im Gedächtnis, bei planvoll zusammengesetzten Handlungen oder als Muster in der Wahrnehmung. Jedes Muster ist, sobald es mit psychologischer Verarbeitung in Berührung kommt, ein Schema. Man könnte fast sagen, Schema ist ein diffuser Allerweltsbegriff, der in der Kognitiven Psychologie irgendwie immer passt.

Selbstorganisation
In einem komplexen System auftretende Tendenz zur spontanen Ordnungsbildung (↑Musterbildung). Zeichen und definierendes Merkmal von Selbstorganisation ist die Reduktion der Komplexität eines Systems. Spontan bedeutet dabei, dass die sich bildenden Muster nicht allein durch die Randbedingungen (↑Kontrollparameter, die durch die Umwelt auf das System einwirkenden Größen) festgelegt und bestimmt sind. Stattdessen kann die Musterbildung als eine eigenständige Hervorbringung des durch die Kontrollparameter angetriebenen Systems gelten (↑Emergenz). Aufgrund physikalischer Gesetze findet Selbstorganisation niemals in geschlossenen Systemen statt; die Systeme müssen zur Umwelt hin offen sein.

Somatische Marker
Mit dem Begriff «somatische Marker» bezeichnet der amerikanische Neurowissenschaftler Antonio Damasio unbewusste somatisch-affektive Bewertungen, die innerhalb von Millisekunden aktiviert werden. Diese Bewertungen können sich sowohl auf einen ↑Stimulus aus der Außenwelt beziehen, als auch auf innere Vorstellungsbilder oder Imaginationen. Das System der somatischen Marker speist sich aus zwei Quellen: somatische Marker sind zum Teil angeboren, zum Teil individuell gelernt. Das bewusst wahrnehmbare Korrelat der unbewusst verlaufenden Bewertung ist eine körperliche und/oder affektive Reaktion. Diese somato-affektive Reaktion markiert ein bestimmtes aktuelles oder imaginiertes Szenario als ‹positiv› oder ‹negativ›, und zwar unabhängig von der bewussten, kognitiven Auswertung dieses Szenarios. Die Bewertung als ‹positiv› und ‹negativ› ist eng gekoppelt an das Annäherungs- und Vermeidungsverhalten. Im Zuge der Evolution hat sich ein sekundenschnell arbeitendes Bewertungssystem herausgebildet, das an die Bewertung einer Situation sofort einen Handlungsvorschlag koppelt. Subjektiv kann man zum Beispiel ein Kribbeln im Bauch, einen Druck im Nacken, eine Heiterkeit ums Herz oder ein Lächeln in den Mundwinkeln wahrnehmen. Somatische Marker sind über die Messung der Hautleitfähigkeit objektiv nachweisbar. Nach Damasio wird jeder Denkprozess von solchen somato-affektiven Bewertungen begleitet. Die somatischen Marker entstehen im präfrontalen Cortex, in dem auch Signale von allen Sinnesorganen und Körperteilen einlaufen und Vorstellungsbilder aktiviert werden.

Damasio, A. (1994). Descartes Irrtum. München: List.

Storch, M. (2002). Das Geheimnis kluger Ent-

scheidungen. Von somatischen Markern, Bauchgefühl und Überzeugungskraft. Zürich: Pendo.

In der akademisch-psychologischen Forschung werden die Vorgänge, die Damasio mit dem Begriff «somatische Marker» beschreibt, unter dem Stichwort «affektive Evaluation» untersucht.

Musch, J. & Klauer, K.-Ch. (2003). The psychology of evaluation. Affective processes in cognition and emotion. Mahwa, NJ: Erlbaum.

↑Affekt, ↑Valenz

Stimmung

↑ Gefühl.

Stimulus

Der Begriff «Stimulus» kommt aus dem Lateinischen und bedeutet «Stachel, Sporn, Antrieb». In der Wissenschaft beschreibt man mit dem Begriff «Stimulus» einen Reiz, der über die ↑Rezeptoren auf das ↑afferente Nervensystem einwirkt.

Symbolische Informationsverarbeitung

Die Art und Weise, wie Informationsverarbeitung in digitalen Computern realisiert ist. Symbole sind frei gewählte Zeichen, also Platzhalter, die für etwas in der Wirklichkeit stehen. Dabei hat das Zeichen (z.B. «Pizza») keine Ähnlichkeit mit dem, wofür es steht. Symbole sind durch syntaktische Regeln mit anderen Symbolen (z.B. «Bier», «Party») verknüpft. Symbolische Informationsverarbeitung bedeutet dann, Aussagen über ein Symbol zu machen aufgrund der Verknüpfungen, Regeln, Gesetze und Zuordnungen, in denen dieses Symbol vorkommt. Da die Symbole keine andere Beziehung zur Wirklichkeit als die beliebig definierte haben, erbringt eine solche Informationsverarbeitung dieselben Resultate unabhängig davon, wie oder wo sie physikalisch realisiert ist (egal ob durch Gehirn, Computer oder Rechenschieber). Symbolische Informationsverarbeitung ist eine nicht-intentionale Form der ↑Kognition (vgl. ↑Intentionalität).

Sympathisches Nervensystem

Das ↑Autonome Nervensystem umfasst zwei Arten von ↑efferenten Nervenbahnen: das Sympathische Nervensystem und das Parasympathische Nervensystem. Das Sympathische Nervensystem erreicht die glatte Muskulatur aller Organe (Gefäße, Eingeweide, Ausscheidungsorgane, Lunge, Haare, Pupillen), das Herz und zum Teil die Drüsen (Schweiß-, Speichel- und Verdauungsdrüsen). Das Sympathische Nervensystem erzeugt die Energie, um mit bedrohlichen Situationen umzugehen, es ist verantwortlich für die *fight or flight* Reaktion. Das Paraympathische Nervensystem ist der Gegenspieler (Antagonist), es sorgt für Beruhigung, es ist verantwortlich für die *feed or breed* Reaktion. Das Parasympathische Nervensystem erreicht die glatte Muskulatur und die Drüsen des Magen-Darmtraktes, der Ausscheidungsorgane, der Sexualorgane und der Lunge, die Vorhöfe des Herzens, im Kopfbereich die Tränen- und die Speicheldrüsen sowie die inneren Augenmuskeln.

Synapse

Verbindungsstelle zwischen Nervenzellen.

Valenz

Der Begriff Valenz stammt ab von dem lateinischen Wort valere: wert sein. Er wurde von Kurt Lewin (*1890 bis †1947) in die Psychologie eingeführt. Mit Valenz bezeichnete Lewin den Aufforderungscharakter einer Situation oder eines ↑Stimulus. Die Valenz einer Situation bzw. eines Stimulus motiviert ein Individuum, sich anzunähern oder sich abzuwenden. Dieser Bewertungsvorgang hat dann Annäherungsverhalten oder Vermeidungsverhalten zur Folge. Die Valenz einer Situation oder eines Stimulus kann sich je nach Bedürfnislage des Individuums oder beim Wechsel einzelner Situationskomponenten ändern. Valenz äußert sich vorwiegend auf der Ebene des ↑Affektes und steht wegen seiner körperlichen Komponente auch in engem Bezug zum Begriff des ↑somatischen Markers. Der psychologische Valenzbegriff zielt auf den unbewusst verlaufenden Anteil von Bewertungen. Was auch immer in den Aufmerksamkeitsfokus des Gehirns gerät, wird innerhalb von Millisekunden als positiv oder negativ eingestuft. Man geht davon aus, dass auch Tiere über dieses primäre biologische Motivationssystem verfügen.

Wille

Der Begriff des Willens steht innerhalb der Psychologie in der Tradition von Wilhelm Wundt (*1832 bis †1920) und dem von ihm entwickelten Voluntarismus. Narziß Ach (*1871 bis †1946) legte Analysen der Funktion des Willens im Handlungsverlauf vor. Im Zuge des Behaviorismus ging das Interesse an der Thematik des Willens in der Psychologie zurück. Seit etwa 20 Jahren wird diesbezüglich im Bereich der Motivationspsychologie jedoch wieder intensiv geforscht. Wichtige aktuelle Vertreter willenspsychologischer Fragestellungen sind Julius Kuhl sowie John Bargh und Peter Gollwitzer. Kuhl unterscheidet zwischen einem enger und einem weiter gefassten Willensbegriff. «Mit dem enger gefassten Willensbegriff wird eine Anzahl von zentralen [bewussten, Anm. M.S.] Koordinationsfunktionen zusammengefasst, die darauf ausgerichtet sind, im Falle auftretender Realisierungsschwierigkeiten die Prozesse auf sämtlichen Funktionsebenen der Persönlichkeit so aufeinander abzustimmen, dass das Beibehalten und das Erreichen eines aktuellen Zieles optimiert wird» (Kuhl, 2001, S. 133). Der weiter gefasste Willensbegriff schließt auch nicht bewusstseinspflichtige Prozesse in die Definition zielrealisierenden Handelns als willentlich mit ein. Bargh und Gollwitzer (2001) behandeln dieses Phänomen unter dem Stichwort «automatisierter Wille». Die von uns in diesem Buch vorgeschlagenen Embodiment-Techniken als Methode des Selbstmanagements unterliegen nach dieser Definition dem erweiterten Willensbegriff, da Embodiment es ermöglicht, auch ohne begleitende bewusste Aufmerksamkeit die eigene Handlung im Sinne eines erwünschten Zieles zu beeinflussen. Embodiment hat aus selbstorganisationstheoretischer Sicht im Handlungsablauf die Funktion eines ↑Kontrollparameters. Eine exzellente Einführung in die Willensthematik wurde von Hilarion Petzold (2001) herausgegeben.

Bargh, J. A, Gollwitzer, P. et al. (2001). The automated will. Nonconscious activation and pursuit of behavioral goals. Journal of Personality and Social Psychology, 81, 1014-1027.

Kuhl, J. (2001). Motivation und Persönlichkeit. Interaktionen psychischer Systeme. Göttingen: Hogrefe.

Petzold, H. (2001). Wille und Wollen. Psychologische Modelle und Konzepte. Göttingen: Vandenhoeck und Ruprecht.

Zentralnervensystem

Das Zentralnervensystem besteht aus Gehirn und Rückenmark. Es hat die Aufgabe, die sensorischen Informationen, die ihm über das ↑periphere Nervensystem zugetragen werden, zu verarbeiten, zum Teil zu speichern und in verarbeiteter Form wiederum über das periphere Nervensystem an die Organe abzugeben (↑sympathisches und ↑parasympathisches Nervensystem). Die Verarbeitung der eintreffenden Informationen erfolgt in regionalen neuronalen Netzwerken, die zum Teil eng miteinander verflochten sind und deren Aktivität durch so genannte globale Transmittersysteme moduliert und harmonisiert wird.

Zirkuläre Kausalität

1.) allgemein die wechselseitige Beeinflussung zwischen zwei oder mehr Größen oder Variablen (syn. Rückkopplung, Feedback). Die betroffenen Variablen sind zugleich Ursachen und Wirkungen. 2.) in der Systemtheorie auch die wechselseitige Beeinflussung zwischen zwei Ebenen eines komplexen Systems: zwischen der Makroebene (globale Muster im System, ↑Gestalt) und der Mikroebene (Ebene aller Einzelelemente des Systems). Zirkuläre Kausalität ermöglicht erst die Entstehung von globalen Mustern im System, ist also Voraussetzung für ↑Selbstorganisation.

Vivatomisches® Glossar

Arme, Beine

In der Idealhaltung schwebt die Oberarmkugel (Caput humeri) frei unter dem Schulterdach (Acromion). Der offene Gelenkspalt ermöglicht es dem Arm, sich in alle (zwölf) Richtungen frei zu bewegen. Von dieser Freiheit profitieren alle Gelenke des Armes (Ellbogen, Handgelenk, Fingergelenke). Der gesunde Arm ist immer «verschraubt»: Speiche (Radius) und Elle (Ulna) drehen direkt am Handgelenk leicht ein, am Ellbogen aus. Der Oberarmknochen (Humerus) dreht unmittelbar über dem Ellbogen ein, in der Achselhöhle aus. Das Bein folgt dem gleichen Prinzip. Das Schienbein (Tibia) und das Wadenbein (Fibula) drehen unmittelbar über dem Sprunggelenk leicht ein, unter dem Knie leicht aus. Über dem Knie dreht sich der Oberschenkelknochen (Humerus) ein, in der Leiste erfolgt die Gegendrehung.

Die gesamte Armmuskulatur (Musculi Pronator teres, Palmaris, Extensores, Supinator, Anconeus, Brachioradialis, Abductores, Triceps brachii, Biceps brachii, Brachialis, Deltoideus, Coracobrachialis) unterstützt diese knocheneigene Verschraubung. Durch die optimale Ausrichtung der Arme werden die Knochen des Brustkorbes gedehnt und in die optimale Position gebracht, voran die Brustwirbelsäule. Die Rippen, die Schlüsselbeine, das Brustbein, die Schulterblätter finden ihren idealen Platz. Alle Muskeln am und im Brustkorb (Zwerchfell, quere Thoraxmuskeln, Musculi Pectoralis major und minor, Subscapularis, Anteile des Serratus, Spinatus, Infraspinatus, Teres) werden durch die Ausrichtung der Armknochen in Aufspannung und Bewegungsbereitschaft versetzt. Durch diese Verschraubung erhält der gesamte Brustraum Stabilität, Kraft und Beweglichkeit.

Das menschliche Bein ist gesund und beweglich, wenn der Oberschenkelkopf (Caput femoris) frei in der Hüftgelenkpfanne (Acetabulum) liegt und diese Freiheit bei jeder Bewegung erhalten bleibt. Der offene Gelenkspalt des Hüftgelenkes sichert auch die gesunde Beinachse: Die Hauptmuskeln des Unterschenkels (Musculi Extensores, Fibularis, Tibialis) rotieren nach innen, jene des Oberschenkels nach außen (Musculi Vastus, Rectus, Sartorius, Quadriceps). Sie dehnen so die gesamte Hüft-

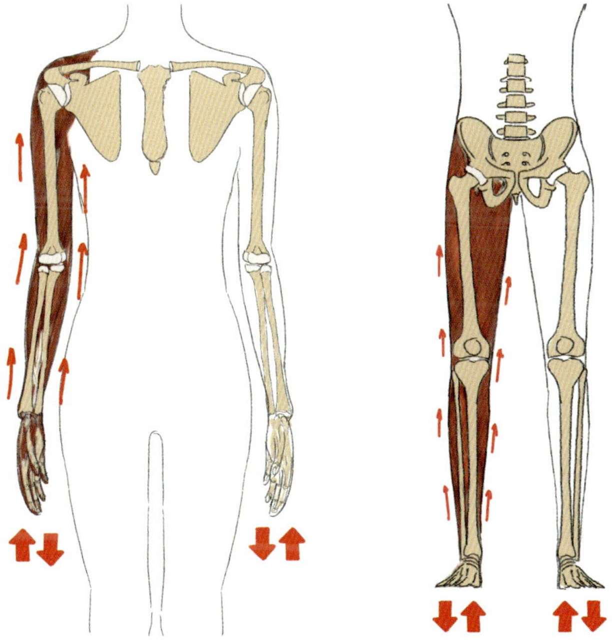

Zug und Gegenzug als Ordnungsprinzip zwischen Knochen und Muskeln. Links die Vorstellungshilfe für die Arme, rechts für die Beine. «Leitmedium» sind die Faszien.
Illustration Sandra Cantieni © CANTIENICA AG

muskulatur (↑Hüftmuskulatur) und unterstützen die Beweglichkeit der Hüftgelenke und des Beckens (↑Becken, ↑Hüftmuskeln). Von dieser natürlichen Verschraubung profitiert das Knie enorm, es ist befreit von jedem Druck und jeder Reibung. Auch die Sprunggelenke, das Fersenbein, die vielen kleinen Fußgelenke werden komplett entlastet. (Die möglichen Resultate verloren gegangener Verschraubung kennen Sie alle: Drehen Oberschenkel und Unterschenkel nach außen, entstehen O-Beine, dreht beides nach innen, sind X-Beine das Resultat).

Atlas, Axis

Der Atlas ist der oberste Wirbel der Wirbelsäule und bildet mit dem großen Hinterhauptsloch (Foramen magnum) und dem Kopfträger (Axis) das Kopfgelenk. Der Axis folgt dem Atlas, er sichert den Atlas ab und hilft, den Kopf zu drehen und zu wenden.

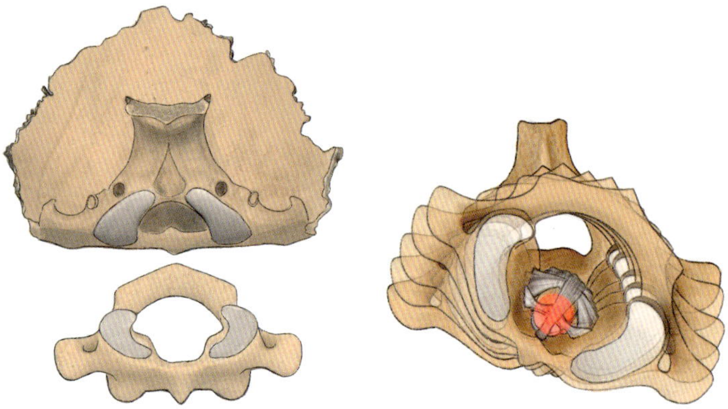

Links das Kopfgelenk bestehend aus Foramen magnum und Atlaswirbel. Rechts die Simulation der großen Beweglichkeit zwischen Atlas- und Axiswirbel
Illustration Sandra Cantieni © CANTIENICA AG

Aufrichtung, Aufspannung

Der aufrechte Gang des Menschen ist kein Irrtum der Natur, sondern eine Glanzleistung. (Nur die Vögel haben ihre Evolution noch raffinierter vorangetrieben und sich Flügel wachsen lassen.) Wird die Wirbelsäule vollkommen aufgespannt, verläuft das Rückenmark (Spinalkanal, Medulla spinalis) gerade und ist so geschützt vor Erkrankungen durch Abknicken und Stauchung. In dieser Aufspannung mit geradem Spinalkanal entsteht nur noch eine sehr sanfte Schwingung, die durch die Größe der Dornfortsätze der einzelnen Wirbel bestimmt wird.

Das Doppel-S, das als normal und daher «richtig» gilt, entfällt. Die Bandscheiben zwischen den Wirbelkörpern haben Raum und können ihre Pufferfunktion erfüllen. Die Nerven verlaufen ungehindert. Sehr wichtig: In dieser optimalen Aufrichtung (Aufspannung) sind sämtliche (über 200) autochthonen Muskeln aktiv und bilden ein Muskelfutteral für die Wirbelsäule, das sie gleichzeitig schützt und stützt und beweglich macht. Die lebenslange Aufspannung verhindert, dass der Mensch im Alter schrumpft und beugt allen durch diesen

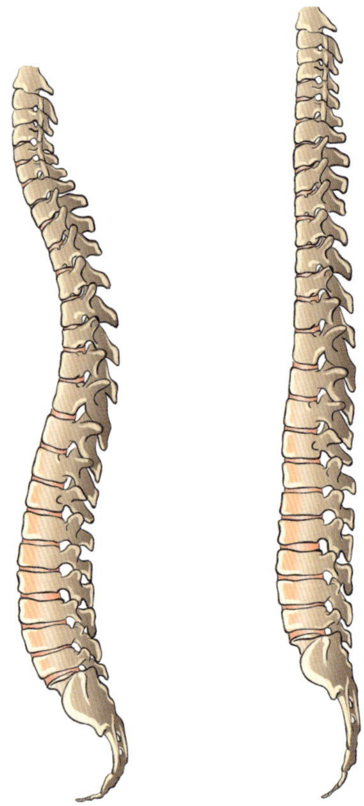

Links die Wirbelsäule der klassischen Anatomie: eine S-Form, die als Stoßdämpfer dienen soll. Rechts die vivatomische Wirbelsäule, in der der Spinalkanal gerade verläuft.
Illustration Ernst Gamper © CANTIENICA AG

Schrumpfungsprozess ausgelösten Abnützungen und Krankheiten (Bandscheibenschäden, Wirbelsäulenverkrümmungen, Arthrosen, Osteoporose etc.) vor. Die medizinische Schulmeinung geht mancherorts noch davon aus, die autochthone Muskulatur entziehe sich dem Willen, könne nicht bewusst beeinflusst werden. Das ist nicht zutreffend, jedes Mal, wenn Sie sich willentlich und bewusst aufrichten, dehnen und aktivieren Sie die autochthone Muskulatur. ↑Autochthone Rückenmuskulatur.

Außenrotation

In der gesunden anatomischen Grundhaltung rotieren die Muskeln der Oberarme aus der Achselhöhle und der Oberschenkel aus der Leiste (Füße leicht V und hüftweit, Beine gerade, Becken und Brustkorb aufgerichtet, Wirbelsäule gedehnt, Schultern locker, Arme seitlich hängend) nach außen. Das sichert den Extremitäten und ihren Gelenken ihre Stabilität und geschmeidige Beweglichkeit zugleich. ↑Arme, ↑Beine.

Autochthone Rückenmuskulatur

Dazu zählen die Musculi Interspinales lumborum, Intertransversarii mediales lumborum, Intertransversarii laterales lumborum, Levatores costarum breves, Levatores costarum longi, Spinalis thoracis, Rotatores thoracis breves, Rotatores thoracis longi, Spinalis cervicis. Sie alle werden unter der gebräuchlichen Bezeichnung «autochthone Rückenmuskulatur» zusammengefasst. Sie schützen und stützen die aufgespannte Wirbelsäule in alle Richtungen, seitlich, diagonal, nach unten, nach oben. Über den vielfach gespaltenen Muskel (Musculus Multifidus) ist die Wirbelsäulenmuskulatur mit der Beckenmuskulatur (Levator ani, Musculi Iliacus, Psoas major, Psoas minor) vernetzt. Am Nacken sind die autochthonen Muskeln mit den Kopfträgermuskeln verbunden (Musculi Obliquus capitis inferior, Rectus capitis posterior minor, Obliquus capitis superior, Rectus capitis posterior major). In schlampiger Haltung, zusammengesunken, rund, kraftlos ist diese autochthone Muskulatur nicht aktiv. Weil so viele am Gleichen leiden, ging man lange davon aus, dass die autochthone Muskulatur willentlich nicht beeinflussbar sei. Das Gegenteil ist der Fall: In der anatomisch gesunden Grundhaltung, dem Basis-Embodiment, ist jeder dieser autochthonen Muskeln in Aktion.

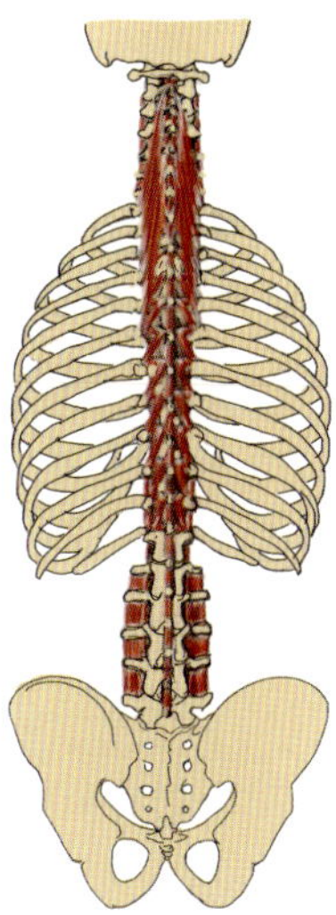

Die Wirbelsäule dorsal betrachtet: Die autochthone Muskulatur schützt und stützt die aufgerichtete Wirbelsäule. *Illustration Sandra Cantieni © CANTIENICA AG*

Axis

↑Atlas.

Becken

Besteht aus Pelvis, Os Ilium, Ossa Coxae, Os Sacrum, Os Coccygis, Symphysis Pubica.

Das knöcherne Becken bildet die Mitte und das Fundament des aufrechten menschlichen Körpers und wird aus drei Knochen gebildet: zwei Beckenkämmen (Darmbeinkamm), vorne

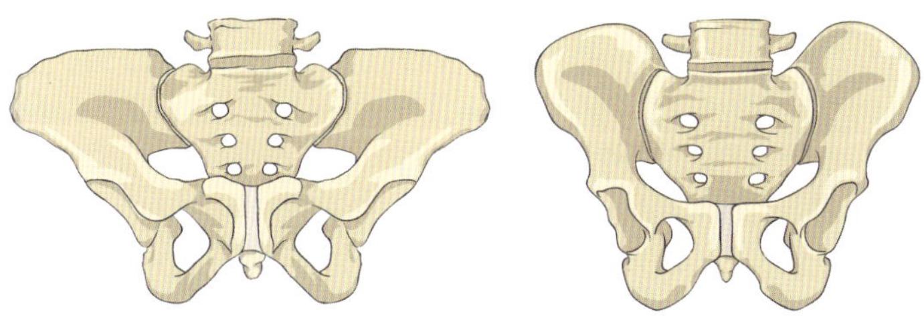

Links ein weibliches Becken, rechts ein männliches Becken. *Illustration Ernst Gamper © CANTIENICA AG*

verbunden durch die Symphyse, und dem Kreuzbein (Os Sacrum, siehe auch Kreuzbein), das aus fünf zu einem stabilen Knochen zusammengewachsenen Wirbeln besteht. Das weibliche Becken ist weniger hoch als das männliche, breiter und eher herzförmig, die Beckenknochen bilden in der optimalen Haltung eine weite V-Form. Das männliche Becken bildet ein schmaleres V. In CANTIENICA® Körper in Evolution steht die absolute Auf- und Ausrichtung des Beckens im Zentrum, denn der Beckenstand entscheidet über die Haltung des gesamten Körpers. Wird es vor- oder zurückgeschoben, egal wie wenig, so zieht diese Verschiebung auch die Wirbelsäule und den Brustkorb mit. Das gesunde, bewegliche Becken ist Voraussetzung für gesunde Hüftgelenke, eine flexibel aufgespannte Wirbelsäule und den mühelos «aufgehängten» Brustkorb, es unterstützt alle großen Gelenke (Fußgelenke, Knie, Hüftgelenke, Wirbel, Schultergelenke) in ihrer reibungslosen Funktion.

Beckenbodenmuskulatur

Regio Perinealis

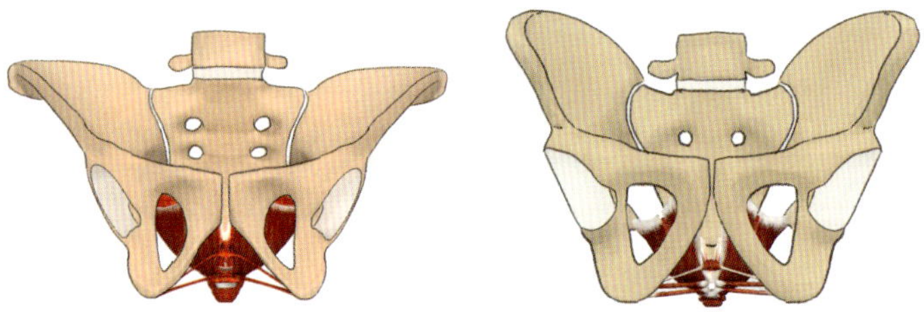

Links ein weibliches Becken mit Levator ani, der innersten Beckenbodenschicht. Er bildet eine tragfähige Schale, keinen Boden. Rechts das männliche Pendant. *Illustration Sandra Cantieni © CANTIENICA AG*

Das knöcherne Becken wird unten von einem raffiniert verwobenen Muskelteppich zusammengehalten. Diese Beckenbodenschicht entwickelte sich durch die Bedürfnisse des aufrechten Ganges. Aus der Bauchwand musste ein tragfähiger Bauchboden werden. Der Zuschnitt der Muskulatur ist jenem der vierbeinigen Wirbeltiere zwar noch sehr ähnlich, aber die Funktionen haben sich komplett verändert.

Der Levaor ani bildet im Idealfall eine Schale, er sitzt aufgerichtet im unteren Becken, verbindet sich vorne mit der Bauchmuskulatur, hinten über das Kreuzbein mit der Rückenmuskulatur. Der Levator ani trägt die Organe. Die Vivatomie bezeichnet ihn daher als Organheber.

Die 3 Schichten des Beckenbodens

1. Die äußere Schicht

Musculi Puboperinealis, Bulbospongiosus, Sphincter ani externus

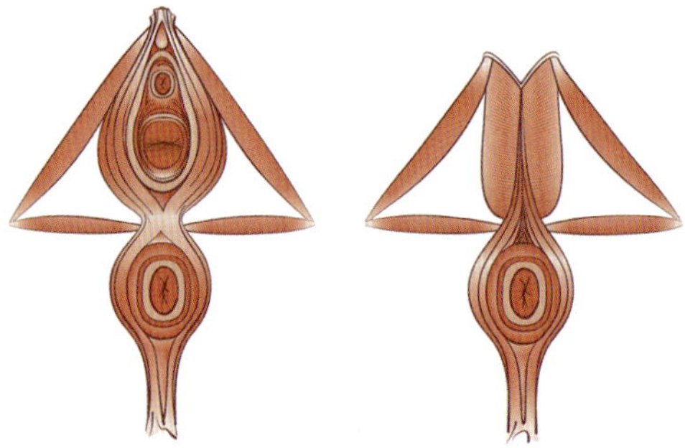

Links die Schwellschließmuskeln oder äußeren Beckenbodenmuskeln der Frau, rechts die des Mannes. *Illustration Ernst Gamper © CANTIENICA AG*

Die äußerste Schicht des Beckenbodens besteht aus Schwellschliessmuskeln. Diese Schwellschliessmuskeln umschließen die Vagina, den Ausgang der Harnröhre und den Anus bei der Frau; Harnöffnung, Samenleiter, Penisschaft, Anus beim Mann. Alle Muskeln der äußersten Schicht sind am Damm (Perineum) mit der mittleren und der inneren Schicht verbunden und werden daher immer mit trainiert, wenn die großflächigen inneren Schichten aktiviert oder bewusst entspannt werden. Isoliertes Übertraining der äußersten Schicht kann bei Frauen zu Verkrampfung der Scheide führen, bei Männern und Frauen Hämorrhoiden auslösen oder verstärken.

2. Die mittlere Schicht

Musculi Transversus perinei profundus, Ischiocavernosus, Transversus perinei superficialis, Sphincter urethrae externus

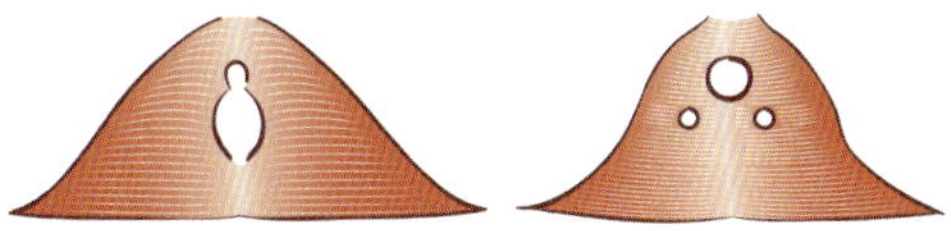

Die mittlere Beckenbodenschicht liegt innen am Schambein und arbeitet mit den queren Bauchmuskeln zusammen. Links das Schema für die Frau, rechts für den Mann.
Illustration Ernst Gamper © CANTIENICA AG

Die mittlere Schicht erstreckt sich wie ein dreieckiges Trampolin von Hüftgelenk zu Hüftgelenk. Vorne ist sie mit dem Schambein verbunden, am Damm mit der äußersten und der innersten Schicht.

Am perfekt auf- und ausgerichteten Becken lässt sich diese mittlere Schicht leicht aufspüren und einsetzen. Sie ist für die Stabilität des Beckens wichtig und sichert lebenslang die Gesundheit der Hüftgelenke, indem sie den unteren Rahmen des Beckens eng und das Becken in V-Form hält.

3. Die innere Schicht
Musculi Puborectalis, Pubococcygeus, Coccygeus, Iliococcygeus (bilden zusammen den ↑Levator ani), Obturatorius Internus

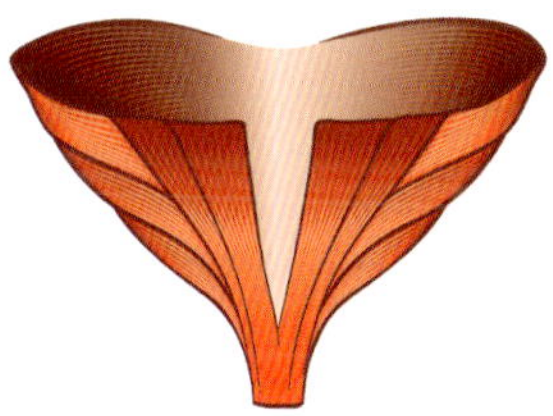

Der fächerartige Levator ani aus dem Becken gelöst als Vorstellungshilfe. In dieser Schale liegen die Organe des Unterleibs. Die Vivatomie® nennt den Levator ani deshalb auch Organheber.
Illustration Ernst Gamper © CANTIENICA AG

Die innerste Beckenbodenschicht ist die flächengrößte und erstreckt sich fächerartig vom Kreuzbein zu den seitlichen Beckenknochenrändern, den Sitzbeinhöckern, zur Gelenkspfanne der Hüften, nach vorne zum Schambein. Ein Teil dieser inneren Schicht bildet den Levator ani, den Anusheber. Ist der Levator ani kräftig und trainiert, trägt er wie eine Schale die Organe des Unterleibes, vorab den Darm. Erschlafft hängt er durch.

Am Damm ist diese innerste, nach dem Stand der derzeitigen Forschung wichtigste Beckenbodenschicht mit der mittleren und der äußeren Schicht verbunden, der «Stiel» zur Schale liegt unter dem Sphincter. Die innerste Schicht ist symmetrisch angelegt und kann links und rechts unabhängig voneinander aktiviert und beansprucht werden. Sie reagiert auf jede Bewegung der beiden Beckenhälften und spielt daher eine wichtige Rolle beim beckengerechten Gehen.

Beine

↑Arme, Beine.

Beinachse, Verschraubung

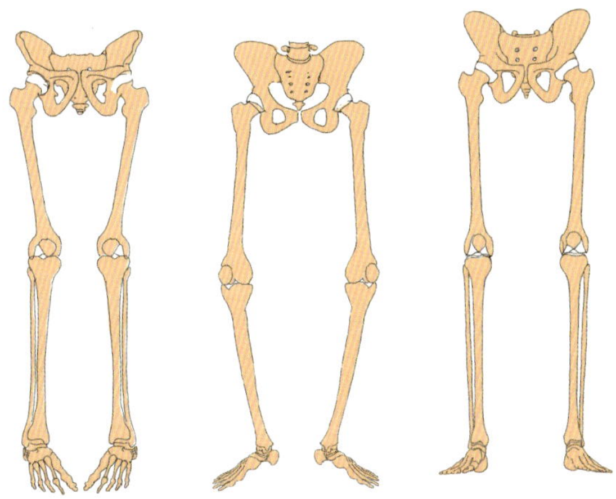

Links: Das Becken wird nach vorne gekippt. Das zwingt die Beine in X-Haltung. In der Mitte das Gegenstück: Das Becken kippt nach hinten und verursacht O-Beine. Rechts ein prototypischer Idealfall: Das Becken ist unten schmal, oben weit und aufgerichtet. Die Beinachse verläuft optimal, die Gelenke werden nicht belastet.
Illustration Sandra Cantieni © CANTIENICA AG

Durch die Stellung der Füße und das Aufrichten des Beckens kommen die Beine in die ideale Achse: Ferse, Knie, Hüftgelenk liegen auf einer geraden Linie. In dieser Haltung können sich die Muskeln des Beines anatomisch ideal «verschrauben»: Am Unterschenkel ziehen die Muskeln nach innen, am Oberschenkel nach außen

(↑Arme, Beine). Das entlastet die Gelenke (Knie, Sprunggelenk, Hüftgelenk, Kreuzbeingelenk), stabilisiert die Beinachse und stattet den «Hebel» Bein mit Kraft aus. Geht diese Verschraubung dem Beingedächtnis verloren, drehen sich beispielsweise alle Muskeln nach außen, so entstehen O-Beine mit allen Folgeschäden für die Gelenke, rotieren alle Beinmuskeln nach innen, bilden sich X-Beine.

Brustkorb aufrichten

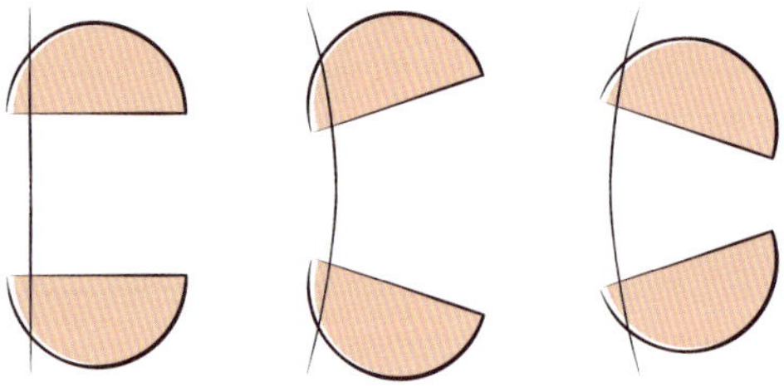

Links stehen Becken und Brustkorb ideal übereinander. Nichts wird verschoben, nichts verkürzt, nichts überdehnt. Kippt das Becken in eine Richtung, kippt der Brustkorb automatisch auch. Mitte: Das Modell Hohlkreuz. Die Strukturen am Rücken werden verkürzt, an der Bauchseite überdehnt. Rechts kippt das Becken nach vorne, die Rückenstrukturen werden überdehnt, die Bauchseite ist verkürzt.
Illustration Ernst Gamper © CANTIENICA AG

Wie oben, so unten; wie unten, so oben: Hängt der Oberkörper, kippt auch das Becken. Und umgekehrt. Schulterprobleme gehen fast immer mit einem eingefallenen Brustkorb einher. Das Brustbein (Sternum) sinkt ein. Die Rippen werden nach unten gezogen, die Zwischenrippenmuskeln (Musculi Intercostales etc.) erschlaffen. Dieser Zug verkürzt mit der Zeit das Schlüsselbein (Clavicula), was wiederum das Schulterdach (Acromion) und das Schulterblatt (Scapula) mitzieht. Die gesamte Muskulatur an Hals und Brust erschlafft und verkürzt (Sternocleidomastoideus, Pectoralis Major, Pectoralis Minor, Serratus, Teres Major, Teres Minor, Subscapularis etc.). Im Gegenzug werden die Muskeln des Nackens und des oberen Rückens überdehnt und überfordert, was zu chronischen Verspannungen (Nacken, Rücken, Migräne) führt.

Damm

↑Beckenbodenmuskulatur.

Faszien

Faszien sind Häute und Gewebe aus straffem, kollagenem Bindegewebe. Sie umhüllen Muskeln oder Muskelgruppen. Sie sichern Form, Elastizität und Lage der Muskeln und ermöglichen eine relativ reibungslose Zusammenarbeit (Aneinandergleiten) benachbarter Muskeln oder Muskelgruppen. An den Enden (Ansatz, Ursprung) eines Muskels verdichten sich Faszien zu einer Sehne, die den Muskel am Knochen anheftet. So verbinden sie die Knochen mit den Muskeln. Bei Fehlhaltung verkürzen und verkleben die Faszien. Durch die Grundspannung im Basis-Embodiment sorgt die dynamisch aktive Skelettmuskulatur für Geschmeidigkeit und Elastizität der Faszien. Verkürzung, Überdehnung werden verhindert.

Fußhaltung

Die Füße stehen immer so, dass sich die Fersen etwas näher sind als die Zehen, in einer angedeuteten V-Haltung. In dieser Fußposition – und nur in dieser – steht auch das knöcherne Becken V-förmig: oben weit, unten schmal. Es können sich die Tiefenmuskeln ideal vernetzen, der Beckenboden kann die Muskeln des

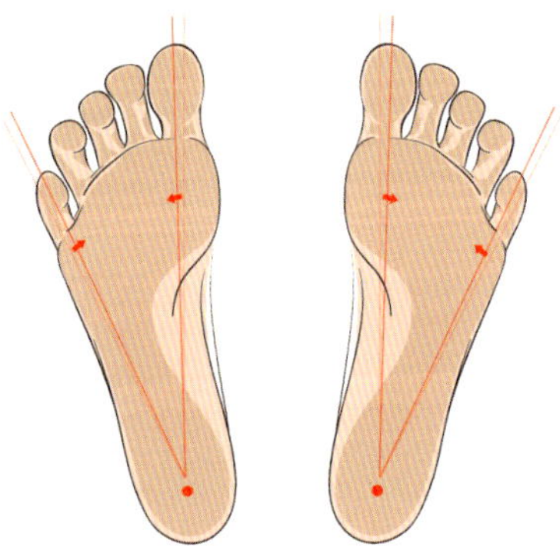

Die ideal ausgerichteten Füße in individueller V-Position, von der Sohle betrachtet. Die Knochen stehen symmetrisch. Diese Ausrichtung ist die Ausgangslage für die vernetzenden Kettenreaktionen von unten nach oben.
Illustration Sandra Cantieni © CANTIENICA AG

Oberschenkels in die optimale Vernetzung bringen. Kleinzehe und Großzehe stehen sich möglichst nahe, der Mittelfuß hebt sich leicht an. So ist auch die Feinmuskulatur an der Fußsohle vernetzt und aktiv (Musculi Adductor Hallucis, Caput Transversum, Flexor Hallucis, Flexor Digitorum Longus etc.).

Gluteus-Muskeln

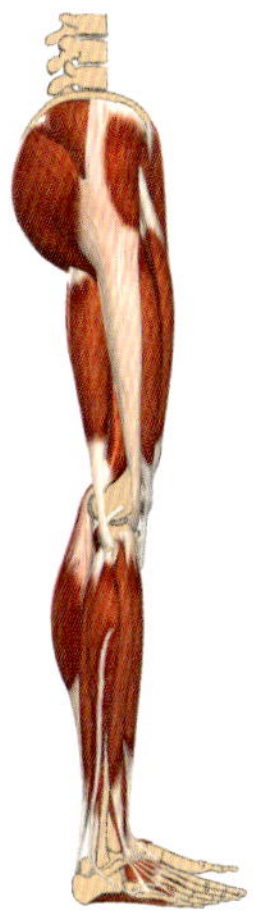

Das ideal über der Ferse aus- und aufgerichtete Bein. Alle Strukturen werden gleichmäßig gefordert, die Muskeln sind vorne und hinten gleich lang. Die Leisten sind offen, die Hüft- und Gesäßmuskeln sind entspannt. *Illustration Sandra Cantieni © CANTIENICA AG*

Die äußeren Gesäßmuskeln, Musculi Gluteus Maximus, Gluteus Medius, Gluteus Minimus spielen im Basis-Embodiment eine untergeordnete Rolle.

Grundtonus

Die Bezeichnung für die «Vitalspannung» der gesunden Muskulatur am aufgespannten Körper. Diese Grundspannung können Sie bei Kleinkindern und gesunden Wirbeltieren beobachten, bei Delphinen genauso wie dem gemeinen Spatzenvogel: eine dynamische Grundspannung, die vor Lebendigkeit vibriert und gar nicht anders kann, als das zu tun, wofür sie geschaffen ist, für Bewegung. Den anatomisch exakten Aufbau des Körpers für diesen Grundtonus, das Basis-Embodiment, finden Sie in ↑**Kapitel 4**.

Hüftmuskeln

Die Musculi Gluteus Minimus, Piriformis, Gemellus Superior, Obturator Internus, Gemellus Inferior, Quadratus Femoris sind direkt mit der Muskulatur des Beckens (↑Beckenboden) verbunden. In der anatomisch gesunden Beinachse mit gegenläufig verschraubter Muskulatur an Unter- und Oberschenkel sind die Hüftmuskeln kräftig und geschmeidig und schützen die Kreuzbeingelenke (Articulatio Sacro-Iliaca) und die Hüftgelenke (Articulatio coxae).

Infrarot-Thermographie nach Berz/Sauer

Die Infrarotstrahlung wurde Ende des 19. Jahrhunderts von William Herschel entdeckt. Sein Sohn führte den Begriff «Thermographie» ein. Die systematische diagnostische Nutzung der Wärmestrahlung in der Medizin erfolgte erstmals durch den deutschen Arzt Ernst Schwamm, der ein Gerät des Physikers Reeh (1953) benutzte. Seit Mitte der 1950er-Jahre wurde die Infrarot-Thermographie vor allem zur Krebsfrühdiagnostik angewandt. Später wurde das Verfahren aber auch in neurologischen und rheumatologischen Zentren eingesetzt.

Kontaktthermographie nach Rost

Seit alters her diente das Messen der Hauttemperatur durch Auflegen der Hände der Beurteilung krankhafter Prozesse. Nachdem geeignete Messinstrumente zur Verfügung standen, wurde die objektive Erfassung der Körpertemperatur in die klinische Medizin Ende der 80er-Jahre des 19. Jahrhunderts eingeführt. In den 1930er-Jahren errang die Hauttemperaturmessung Bedeutung für die medizinische Diagnostik. Durch die Entwicklung elektronischer Kontaktthermometer Ende der 1970er-Jahre war es möglich (in Verbindung mit einem Computer), innerhalb kürzester Zeit relevante Areale des Körpers wärmemäßig zu erfassen (Kontaktthermographie nach Rost).

Kopf hoch, Kronenpunkt

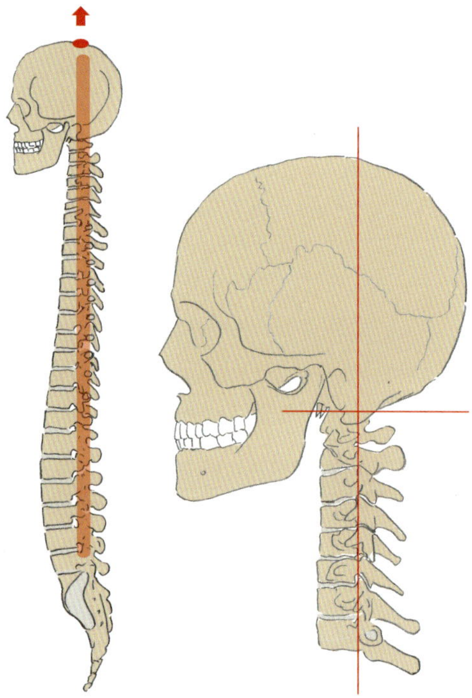

Die ideale Ausrichtung des Schädels. Links verläuft der Spinalkanal symbolisch durch den Schädel, die Austrittstelle bezeichnet die Vivatomie® als Kronenpunkt. Rechts steht der Schädel gleichmäßig über dem Atlas. So schwebt der Kopf ohne Anstrengung.
Illustration Sandra Cantieni © CANTIENICA AG

Am optimal aufgerichteten und aufgespannten Torso thront der Kopf scheinbar schwerelos auf den Halswirbeln (Axis, Atlas). Die tiefliegende Nackenmuskulatur (Musculi Longus capitis, Longus colli, Interspinales cervicis) kann zusammen mit den schädelhaltenden Muskeln (Musculi Rectus capitis posterior, Obliquus capitis, Semispinalis capitis etc.) den über sechs Kilogramm schweren Kopf tragen. Auch die gesamte Mimikmuskulatur des Gesichtes kann vernetzt und aufgespannt werden (vgl. Cantieni, 2019).

Optimal aufgespannt ist das «Wirbeltier Mensch», wenn der Torso unter Zugspannung steht.

Diese Aufspannung vernetzt die gesamte Muskulatur optimal. Wer nur am unteren Ende der Wirbelsäule zieht, gewinnt nichts, sackt ein, wer nur am Scheitel zieht, zieht wahrscheinlich die Schultern hoch, verkrampft sich und sieht auch so aus. Zug und Gegenzug bringen Tonus, Grundspannung, Energie, Sprungbereitschaft, Wachheit, Ausstrahlung – und doppelte Kraft durch die perfekte Nutzung sämtlicher Muskelverbindungen.

Kronenpunkt nenne ich den empfindlichsten Punkt auf dem Schädeldach, den Schnittpunkt der drei großen Schädelknochen (Lambda). Für LiebhaberInnen von Formeln: Körper optimal aufgespannt, der Kern der Wirbelsäule gerade, Kinn waagerecht zum Hals stehend, können Sie eine Linie vom Nukleus der Halswirbel senkrecht nach oben ziehen, vom Kinn horizontal zum Schädelansatz/Atlas. Verbinden Sie nun die Diagonale von der Kinnspitze zum Punkt am Schädeldach, an dem die senkrechte Linie austritt, so haben Sie Ihren individuellen Kronenpunkt. Stellen Sie sich vor, Ihr Kopf sei an diesem Punkt an einem goldenen Faden aufgehängt und werde von einer unsichtbaren Hand hochgezogen. Suchen Sie dieses schwebende Gefühl in jeder Position. ↑Kopfträger, Atlas/Axis.

Kopfträger, Atlas/Axis

«Von den sieben Halswirbeln weichen der 1. und 2. Halswirbel (Atlas und Axis) am stärksten von der Grundform der Wirbel ab. Sie sind so gebaut, dass sie sowohl die Hauptlast des Kopfes aufnehmen können als auch – einem Kugelgelenk entsprechend – die Bewegung des Kopfes in drei Freiheitsgraden ermöglichen», das steht sogar in meinem neuen Lieblings-Anatomieatlas (Schünke et al., 2005, S. 84). Das entspricht nicht meiner alltäglichen, praktischen Erfahrung mit dem Basis-Embodiment: Atlas und Axis sind vor allem für die Beweglichkeit zuständig, der im Durchschnitt über sechs Kilogramm schwere Kopf trägt sich in der Schwerkraft weitgehend selbst (↑Kopf hoch, ↑Autochthone Rückenmuskulatur). Wird der Kopf auf dem Atlas abgesetzt, was leider die Norm ist, so weicht der Brustkorb den

Druck aus, einige Muskeln des Halses werden überdehnt (Musculi Scaleni, Sternocleidomastoideus, Splenius capitis, Thyrohyoideus, Sternohyoideus etc.), andere Muskeln werden verkürzt (Musculi Intercostales externi, interni, Subcostales, Transversus thoracis), die Rippen, die Schlüsselbeine können verkürzen, das Zwerchfell wird chronisch nach unten gedrückt (↑Zwerchfell). Verspannungskopfschmerzen, Migräne, Schluckbeschwerden, Zähneknirschen und Wirbelsäulenverformungen können hier ihren Anfang nehmen. ↑Kopf hoch.

Kreuzbein, Kreuzbeingelenke

Os Sacrum, Articulatio Sacra-iliaca

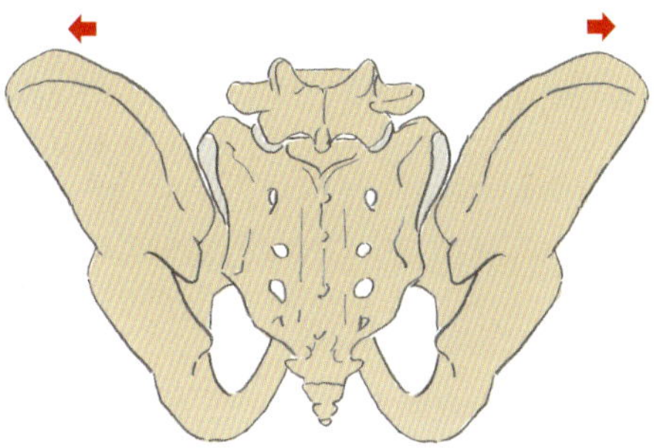

Werden die Sitzbeinhöcker zur Mitte bewegt, so wird das knöcherne Becken unten schmaler, oben weiter. Das entlastet augenblicklich die Beckengelenke. Der Levator ani wird durch das Zusammenziehen der Sitzbeinhöcker aktiviert, trainiert, gedehnt und gekräftigt. *Illustration Sandra Cantieni © CANTIENICA AG*

Zwischen dem untersten Lendenwirbel und dem Steißbein sind fünf Kreuzwirbel samt Bandscheiben zu einem breiten Knochen verwachsen. Durch seitliche Löcher treten die Nerven aus. Zusammen mit den Beckenschaufeln bilden die Seitenränder des Kreuzbeines zwei so genannte Wackelgelenke, die von kreuz und quer verstrebten Bändersehnen geschützt und gestützt werden. Diese beiden Gelenke können über die vernetzte Beckenmuskulatur unabhängig voneinander bewegt werden. Wer diese Beweglichkeit bewusst fördert und einsetzt, kann das Becken lebenslang beweglich erhalten. ↑Becken.

Kronenpunkt

↑Kopf hoch.

Längsgewölbe

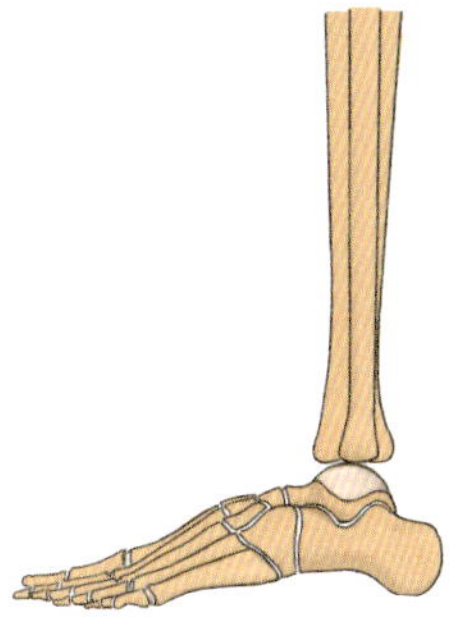

Ein Symbolbild mit über der Ferse auf- und ausgerichtetem Unterschenkel. Das Sprunggelenk ist entlastet. *Illustration Sandra Cantieni © CANTIENICA AG*

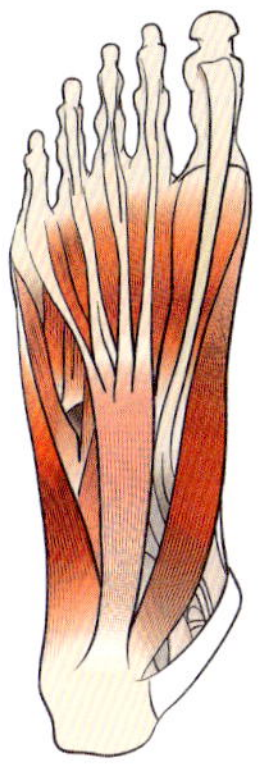

Die Fußsohle mit intakten Muskeln und Plantarsehnen, die das Längsgewölbe bilden. *Illustration Ernst Gamper © CANTIENICA AG*

Das Längsgewölbe des gesunden Fußes wird durch einen kuppelartigen Verbund von Muskeln, Sehnen und Bändern gestützt, die wichtigsten sind die Musculi Adductor hallucis, Adductor Obliquum, Flexor hallucis brevis, Abductor hallucis, Quadratus Plantae. Im Basis-Embodiment sinkt das Gewicht des Torsos im Stand und in der Bewegung nur minimal ab, da es ja vom aufgerichteten Becken, von der Aufspannung und von der autochthonen Muskulatur gehalten wird. Das entlastet den Fuß und das Längsgewölbe und ist daher eine effiziente Vorsorge gegen Deformationen der Füße. Siehe ↑Fußhaltung, ↑Quergewölbe.

Levator ani

↑Beckenbodenmuskulatur.

Multifidus-Muskel

↑Autochthone Muskulatur.

Pulsieren

Der Musculus Levator ani besteht aus zehn fächerartigen und symmetrisch angelegten Muskeln (siehe Beckenbodenmuskulatur), die durch das Ligamentum Anococcygeum sehr robust verbunden sind. Durch bewusste, zarte, gleichmäßig pulsierende Aktivierung der Einzelhälften des Levator ani durch bewusstes rhythmisches Zusammenziehen der Sitzbeinhöcker oder der Hüftpfannen kann diese wichtigste Schicht der Beckenbodenmuskulatur im Alltag auf einfache und zugleich effiziente Art trainiert werden, (Cantieni, 2020). Von diesem möglichst häufigen Pulsieren profitiert auch die gesamte autochthone Muskulatur an der Wirbelsäule, ebenso die tiefsten Schichten der Rumpfmuskulatur, zwischen den Rippen, im Brustkorb, am Bauch. ↑Pulsierende Skelettmuskulatur.

Pulsierende Skelettmuskulatur

In der gesunden anatomischen Grundhaltung, dem Basis-Embodiment aus **Kapitel 4**, ist die autochthone Muskulatur in einer Grunddehnung, Grundspannung. In dieser natürlichen Aufgespanntheit macht die skeletale Feinmuskulatur im wahren Sinn des Wortes autochthon jede Mikrobewegung des Beckens und der Wirbelsäule selbsttätig (autochthon) mit. Durch aktives Pulsieren des Levator ani (siehe Pulsieren) kann diese Mikroaktivität verstärkt werden, das Resultat ist in **Kapitel 4, Abbildung 4.10** zu sehen.

Pyramidenmuskel

Der Musculus Pyramidalis ist ein kleiner, pyramidenförmiger Muskel, der genau am Oberrand des Schambeines entspringt und ungefähr eine Handbreit über dem Schambein endet. Der kleine Muskel verbindet und vernetzt die Muskulatur des Beckenbodens mit jener der vorderen Bauchwand (Musculi Transversus abdominis, Obliquus externus, in-

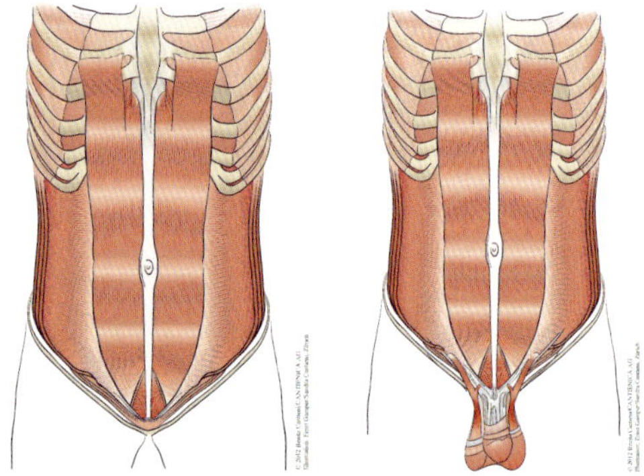

Die kleinen pyramidenförmigen Muskeln, die den Beckenboden mit den Bauchmuskeln vernetzt. Links das weibliche Modell, rechts das männliche.
Illustration Ernst Gamper © CANTIENICA AG

ternus, Rectus abdominis). Er spielt bei der Auf- und Ausrichtung des Beckens eine prominente Rolle. In herkömmlichen Beckenboden- und Haltungstrainings ebenso wie in vielen Rückenschulen wird der Pyramidalis als verbindende Kraft unterschätzt – oder gar nicht erwähnt.

Quergewölbe

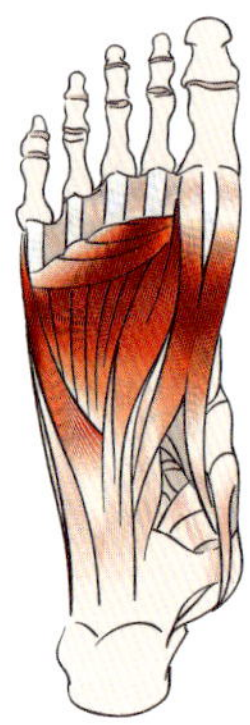

Hier sind die Muskeln eingezeichnet, die an der Fußsohle die Zehen schützen und stützen. Das Caput transversum verläuft fächerartig von der Großzehe zur Kleinzehe und bildet ein kraftvolles Quergewölbe, das vor Deformationen schützt.
Illustration Ernst Gamper
© CANTIENICA AG

Ein wichtiger Muskelstrang verbindet das Grundgelenk der Großzehe mit dem Grundgelenk der Kleinzehe, er heißt Caput Transversum und wird dem Musculus Adductor hallucis zugerechnet. Diese aktive Muskelstütze des Quergewölbes verhindert die Entstehung von Senk-Spreizfüßen, Entzündungen oder Schmerzen des Fußballens und der Zehengrundgelenke. Ist das Caput Transversum erschlafft, begünstigt dies die Entstehung verschiedener Hallux-Erkrankungen. Die Muskulatur der Fußsohle kann, wie jede Muskulatur des menschlichen Körpers, bewusst und aktiv trainiert werden. ↑Fußhaltung.

Scharniergelenk Knie

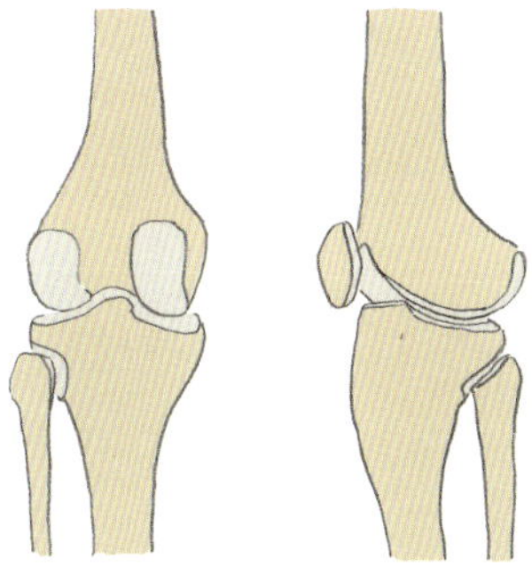

Das Scharniergelenk Knie bleibt gesund, wenn Füße, Beinachse und Becken reibungslos miteinander arbeiten. *Illustration Sandra Cantieni © CANTIENICA AG*

Das Knie (Articulatio Genus) ist ein einfaches Scharniergelenk, eigentlich gemacht für Ein-Weg-Bewegungen: nach vorne, nach oben, nach hinten. Jede seitliche Bewegung kann dem Knie schaden. Damit es mehr aushält, wurde es von der Evolution mit einer dicken Knorpelschicht zwischen Ober- und Unterschenkel ausgestattet, Faserknorpelscheibe oder Meniskus. Außerdem schützen zähe Bänder/Anheftungsstellen (Ligamenta Cruciatum, Meniscofemorale, Collaterale fibulare, Capitis fibulae posterius etc.) vorne, seitlich und hinten in der Kniekehle das Knie. Im Basis-Embodiment wird das Knie dreifach entlastet: Erstens durch die Aufspannung der Knochen, sie entlastet das Kniegelenk. Zweitens wird durch die Vernetzung der gesamten Beckenmuskulatur und den Einsatz der Beckenbodenmuskulatur auch die gesamte Hüft- und Beinmuskulatur vernetzt. Durch die Ausrichtung des Körpers über den Fersen werden – drittens – alle Bänder, Faszien, Sehnen, Muskeln gleichmäßig trainiert. Nichts wird verkürzt, nichts wird überdehnt. So wird die Muskulatur des hinteren Beines (Musculi Semitendinosus, Semimembranosus, Biceps femoris, Glutei, Gracilis etc.) gestärkt und übernimmt wieder ihre Arbeit, die vordere Oberschenkelmuskulatur wird entlastet und gedehnt (↑Vernetzung). Von beidem profitiert das Knie – auch das Knie des Sportlers!

Schambein

Os Pubis, Symphysis Pubica

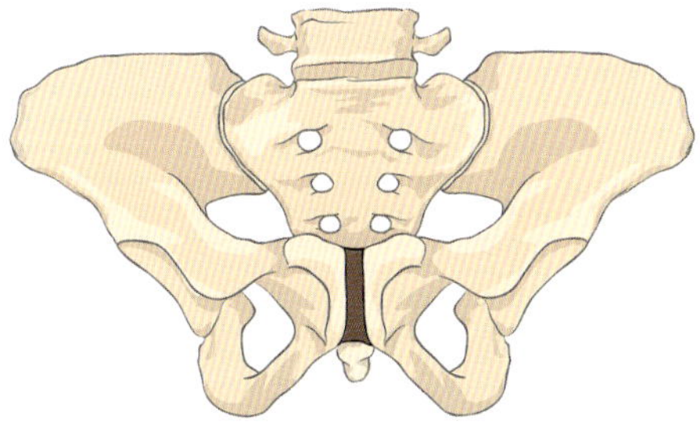

Das Schambein verbindet die beiden Beckenknochen vorne, dunkel eingezeichnet die Schambeinfuge, die elastisch ist und Bewegung unterstützt. *Illustration Ernst Gamper © CANTIENICA AG*

Bezeichnet den vorderen Rand des knöchernen Beckens, es lässt sich unter dem Schamhaar gut ertasten. Die Knochen der linken und der rechten Beckenhälfte sind nicht aus einem Stück, sondern werden von der so genannten Schambeinfuge (Symphyse) zusammengehalten. Bei vielen Übungen dient das Schambein als Referenzpunkt für die Aufrichtung des Beckens, meistens zusammen mit dem Steißbein. ↑Becken.

Schultern setzen

Wenn Becken, Wirbelsäule, Brustkorb richtig «sitzen», können die Schultern loslassen, können sich entspannen: Das Schulterdach (Acromion) steht frei über dem Oberarmkopf (Caput Humeri), das Schultergelenk (Articulationes Humeri, Acromioclavicularis) ist durch einen Gelenkspalt vor Abreibung geschützt. Der Arm erhält dadurch mehr Kraft und Gelenkigkeit, sämtliche Gelenke (inklusive distale und proximale Handgelenke) werden entlastet. Die Schlüsselbeine stehen waagerecht, das Sternum ist aufgerichtet, die Muskulatur des

Halses ist natürlich gedehnt. ↑Arme, ↑Brustkorb aufrichten.

Sitzbeinhöcker

Tuber Ischiadum, Os Ischii, ↑ Becken.

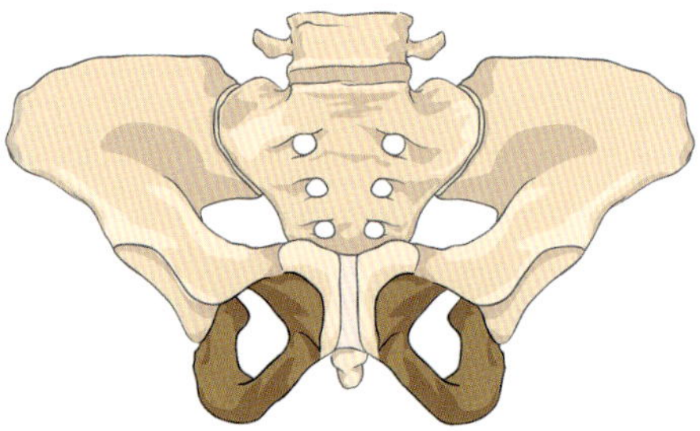

Hier sind die Sitzbeinhöcker dunkel eingefärbt. Wir sitzen im Idealfall tatsächlich auf diesen Knochen. Nicht davor und nicht dahinter. Vivatomisch betrachtet beginnt die Wirbelsäule an diesen Spitzen.
Illustration Ernst Gamper © CANTIENICA AG

Am unteren Rand bildet das Becken zwei Ringknochen, die Sitzbeine oder Sitzbeinhöcker (Tuber Ischiadum). Sie sind einfach aufzuspüren: in der Mitte der horizontalen Falte unter dem Gesäß. Wenn Sie sich aufrecht auf einen harten Hocker setzen, spüren Sie die beiden Sitzbeinhöcker direkt. Jede Bewegung dieser beiden Knochenhöcker hat Auswirkungen auf die inneren Hüftmuskeln (Musculi Piriformis, Gemellus superior, Gemellus inferior, Obturatorius internus, Quadratus femoris). Werden die Sitzbeine näher zusammengezogen, dehnen sich die Hüftmuskeln, die das Becken mit dem Oberschenkel (Trochanter major, Corpus femoris) verbinden. Werden sie auseinandergezogen, verkürzen sich diese Hüftmuskeln. Auch die Hüftbeuger reagieren auf jede Aktivität der Sitzbeinhöcker/Beckenhälften (Musculi Iliacus, Psoas major/minor). Die Muskulatur des Beckens, des Beckenbodens und der Hüften ist außerdem direkt mit den Beinmuskeln vernetzt (Musculi Biceps femoris, Semitendinosus, Semimembranosus, Sartorius, Rectus femoris, Vastus lateralis). In CANTIENICA® Körper in Evolution werden die Sitzbeinhöcker als Referenzpunkte für die innere, größte Beckenbodenmuskelschicht (↑Beckenbodenmuskulatur) genutzt. Über diese Sitzbeinhöcker können Sie diese stabilisierende «Fundamentmuskulatur» jederzeit und überall bewusst einsetzen: Jedes Mal, wenn Sie einen oder beide Höcker bewusst bewegen, haben Sie die Beckenmuskulatur aktiviert.

Skoliose

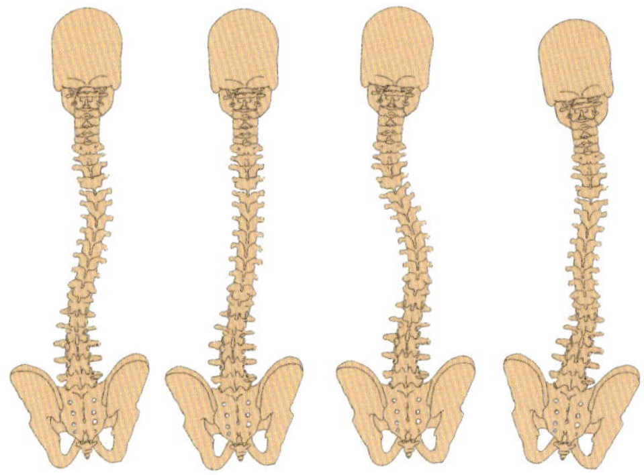

Vier Beispiele für Verkrümmungen der Wirbelsäule. Jede Skoliose ist einmalig, jedoch beeinflusst die Verformung immer den ganzen Körper.
Illustration Sandra Cantieni © CANTIENICA AG

Verkrümmung der Wirbelsäule. Kann je nach Grad der Verkrümmung durch gezieltes und anatomisch geeignetes Haltungs-, Muskel- und Beweglichkeitstraining im Verlauf gestoppt, verbessert und in vielen Fällen ganz behoben werden. ↑Aufrichtung, ↑Aufspannung und ↑Autochthone Rückenmuskulatur.

Steißbein

Os Coccygis

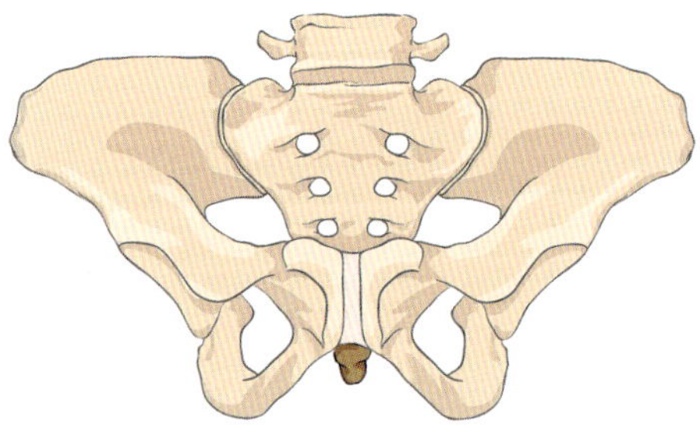

Dunkel eingezeichnet: die Spitze des Steißbeins. Am ideal ausgerichteten Becken steht diese Spitze über den Sitzbeinhöckern.
Illustration Ernst Gamper © CANTIENICA AG

Der verknöcherte Schwanz des Menschen. Weil wir als Zweibeiner nichts mehr zum Wedeln brauchen, wachsen die untersten fünf Wirbel zum Steißbein zusammen. Über die Beckenbodenmuskulatur und die Aufspannung der Wirbelsäule kann dieses Steißbein erstens erspürt und zweitens in Form gehalten werden. Es sorgt mit den Sitzbeinhöckern und dem Schambein als Orientierungspunkte für die perfekte Aufrichtung des Beckens mittels der skeletthaltenden Beckenmuskulatur. Der Übergang zum Kreuzbein ist gelenkig. ↑Becken.

Vernetzung

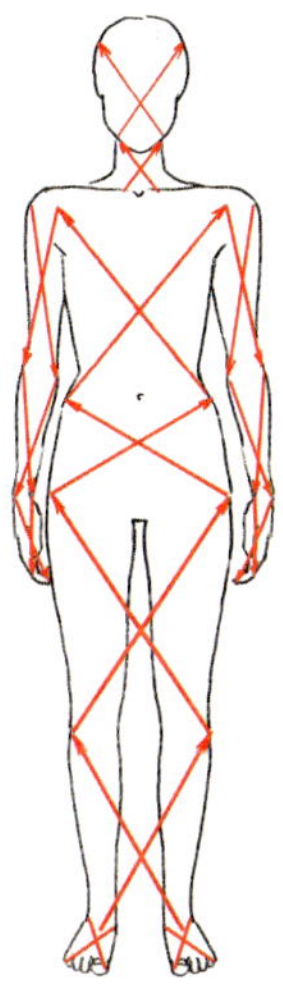

CANTIENICA® Körper in Evolution vernetzt bewusst alles mit allem und immer diagonal. Durch diese diagonalen Verbindungen wird der kontralaterale Gang des aufrechten Menschen unterstützt, und es werden die beiden Hemisphären des Gehirns aktiviert und trainiert.
Illustration Sandra Cantieni
© CANTIENICA AG

Am Rücken vernetzt sich die innere Beckenbodenschicht mit dem «vielfach gespaltenen Muskel» (Musculus Multifidus), dem Darmbein-Rippenmuskel (Musculus Iliocostalis lumborum), die beide wiederum direkt mit der so genannten autochthonen Rückenmuskulatur (siehe Autochthone Rückenmuskulatur) verbunden sind: rund 200 kleinen Muskeln, die jeden Wirbel der Wirbelsäule schützen, stützen und beweglich machen.

Am Bauch: Durch die perfekte Ausrichtung des Beckens werden die so genannten tiefen Bauchmuskeln, der Musculus Psoas major, großer Lendenmuskel oder Hüftbeuger, und der Darmbeinmuskel Musculus Iliacus perfekt genutzt und eingesetzt. Via Pyramidenmuskel, Musculus Pyramidalis, wird der Beckenboden vorne an der Bauchwand mit den äußeren Bauchmuskeln verbunden. Dieser kleine, symmetrisch angelegte Muskel stabilisiert den Unterbauch, wenn er in Aktion ist.

Unter den Gesäßmuskeln (Musculi Glutei maximus, medius, minimus) besitzt der menschliche Körper ein Set von Powermuskeln, das über den Beckenboden aktiviert und eingesetzt werden kann: den äußeren Hüftlochmuskel Musculus Obturatorius externus, den inneren Hüftlochmuskel Musculus Obturatorius internus, die Zwillingsmuskeln Musculi Gemelli inferior/superior, den birnenförmiger Muskel Piriformis, den viereckigen Lendenmuskel Musculus Quadratus femoris. Die Hüftmuskeln sind wiederum mit der Oberschenkelmuskulatur (Musculi Adductor magnus, Biceps femoris, Semitendinosus, Gracilis, Rectus femoris, Pectineus, Vastus intermedius/lateralis/medialis, Sartorius, Adductor longus, Semimembranosus, Gastrocnemius, Soleus, Fibularis brevis, Extensor hallucis longus, Tibialis anterior/posterior etc.) verbunden und ziehen diese bei jedem beckenbodengesteuerten Schritt «automatisch» mit.

Verschraubung Arme/Beine

↑Arme, Beine.

Wirbelsäule, 24-Stunden-Aufspannung

Die Wirbelsäule besteht aus 25 Wirbeln: 1 Kreuzbein, 5 Lendenwirbel, 12 Brustwirbel, 7 Halswirbel, vivatomisch von unten nach oben gezählt. Als Knochen im Bauklötzchensystem aufeinander gestapelt ist die Wirbelsäule eine hilflose Konstruktion. Erst die Längsbänder und die autochthone Muskulatur (↑Autochthone Muskulatur, ↑Aufrichtung, Aufspannung) machen die Wirbelsäule stark, beweglich, flexibel und aufrecht. Die autochthone Muskulatur besteht aus über 200 kleinen Muskeln. Sie schützen und stützen die Wirbel nach links und rechts, nach oben und unten, jeder einzelne Wirbelkörper ist auch noch seitlich diagonal mit den Nachbarwirbeln verstrebt.

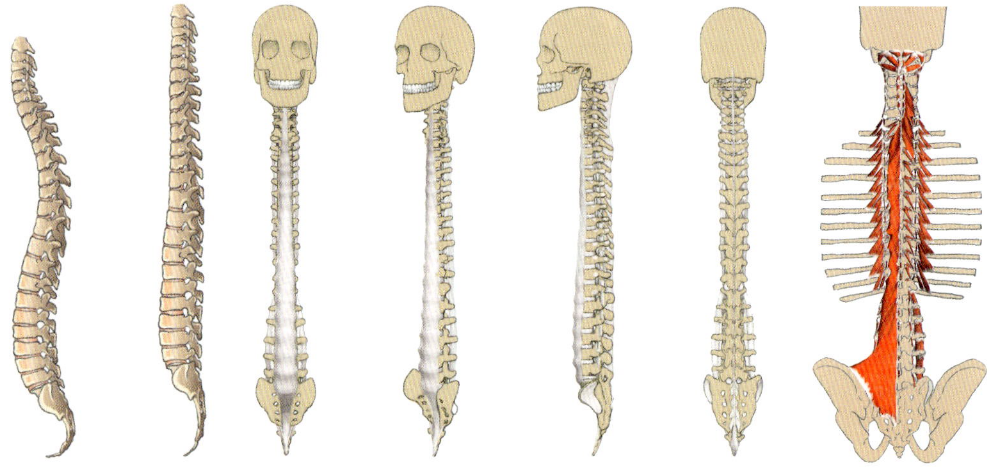

Ganz links noch einmal die haltlose Wirbelsäule im Doppel-S. Sie ist der Schwerkraft ausgeliefert und schrumpft mit dem Alter. An zweiter Stelle die aufgespannte Wirbelsäule. Sie wird gestützt durch die Längsbänder. Ganz rechts die autochthonen Muskeln und der vielfach gespaltene Muskel (Musculus multifidus). Eine großartige Konstruktion, gemacht für 100 Lebensjahre mit gesunden Knochen ...
Illustrationen Sandra Cantieni © CANTIENICA AG

Wie die Beckenbodenmuskulatur wird auch die autochthone Muskulatur im normalen Alltag sehr vernachlässigt, herkömmliches Fitnesstraining bearbeitet in den meisten Fällen ausschließlich die peripheren Muskeln, also alle großen, von außen sichtbaren und tastbaren Muskeln, und selten die für das gesunde, leistungsfähige Skelett so wichtige Tiefenmuskulatur.

Die Aufspannung durch die autochthone Muskulatur wird von vielen anfangs als anstrengend empfunden. Diese Anstrengung verliert sich, sobald die Muskeln, die für diese Aufgabe gemacht sind, wieder kräftig genug sind. Das dauert ein paar Tage, wenn Sie ungeduldig sind und die «neue» vivatomische Haltung möglichst schnell in den Alltag einbauen. Gehören Sie zur «Rom wurde nicht in einem Tag erbaut»-Fraktion, brauchen Sie drei Wochen. Wer nach drei Wochen immer noch Aufrichteschmerzen hat, hat zu wenig oder halbherzig trainiert. ↑Autochthone Rückenmuskulatur.

Vitaltonus

↑Grundtonus.

Zwerchfell

Diaphragma

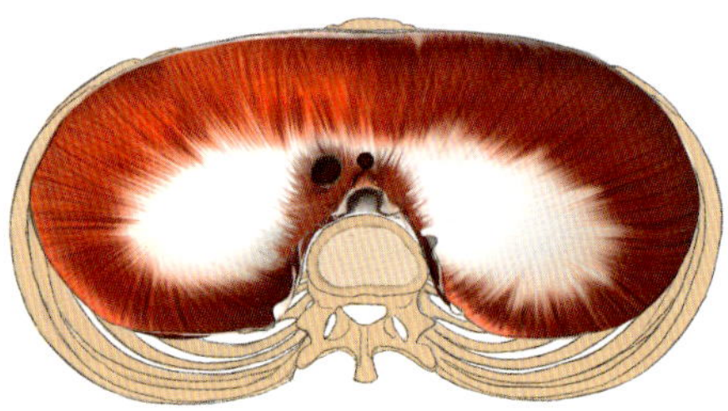

Das Zwerchfell von unten betrachtet. Es ist im Knochenhochhaus Mensch das zweite zentrale Zwischenstockwerk und bedeutet für den Brustkorb, was der Levator für das Becken ist: Stütze für alle Organe, die darüber liegen. Außerdem Quelle von Stabilität, Mobilität, Gleichgewicht – vorausgesetzt, es wird beim Atmen artgerecht genutzt.
Illustration Sandra Cantieni © CANTIENICA AG

Wie ein Himmel, ein Dach spannt sich das Zwerchfell unter den Rippen auf. Es ist eine sehr dehnbare, elastische Muskel-Sehnenplatte. Diese Muskel-Sehnenplatte bewegt sich beim Atmen, dehnt die Rippen aus, sodass sich die Lungenflügel mit Luft füllen und vergrößern können.

Das Zwerchfell ist mit dem seitlichen Bauchmuskel (Musculus Transversus abdominis) verbunden, am Rücken mit den Hüftbeugemuskeln Psoas major und Psoas minor. Vorne kommt das Zwerchfell hinter dem Brustbein mit hochpotenten Zwischenrippenmuskeln (Musculi Intercostales) und dem sternförmig (diagonal) angelegten Thoraxmuskel (Musculus Transversus Thoracis). Wird das Zwerchfell, wie in vielen Atemtechniken üblich, beim Einatmen bewusst nach unten gesenkt oder gar gepresst, so entsteht Druck auf die Organe. Wird nicht bewusst dagegengehalten, schwächt der Druck auch die Beckenbodenmuskulatur (↑Levator ani), schiebt sie nach unten, «öffnet» sie. Bei großem Atemdruck wie beim Husten, Lachen, Niesen ist dieser Druck deutlich spürbar, spontaner Urinabgang bei heftigem Husten oder Lachen und plötzlichem Niesen sind Folge dieses Drucks. Vivatomisch sinnvoll dehnt sich das Zwerchfell daher radial aus, es schafft mehr Volumen durch die Ausdehnung in alle Richtungen, wie eine sich ausdehnende kreisrunde Kuppel. Die enorme Elastizität der untersten (fliegenden) Rippen mit ihren Knorpelabschnitten (Cartilago Costalis, Arcus Costalis) ermöglicht es den Lungenflügeln, sich seitlich optimal auszudehnen. Die Organe, die über dem Zwerchfell liegen, werden durch die Ausdehnung und Entspannung massiert. Die Organe unter dem Zwerchfell sind geschützt; sie erhalten indes ebenfalls eine «Atemmassage» durch die zarte, radial gleichmäßige Ausdehnung mit anschließender und Kontraktion der gesamten, aufgespannten Rumpfmuskulatur. (Während einer Schwangerschaft schützt diese Atmung auch den Raum des heranwachsenden Kindes und bewahrt es vor pränatalen Haltungsschäden.) In den Vertikalatmungen in **Kapitel 4.3.1** wird diese «artgerechte» Atmung bewusst als Unterstützung für die 24-Stunden-Aufspannung eingesetzt. Die Atmung wird eingeübt, bis sie sich automatisiert und zur Gewohnheit wird.

«Die Cantienica-Methode geht vom eigenen Erleben aus. Die Methode will, dass ich an meinem eigenen Leib Erfahrungen mache, dass ich spüre, was und wie ich etwas bewegen kann. Der Ausgangspunkt ist unter Anleitung das eigene Erleben, die Wahrnehmung der eigenen Bewegung, Ich erlebe etwas und kann daraus eine Struktur folgern. Ich erfahre anatomische Gesetze nicht erstarrt, sondern im Lebenszusammenhang, in der Bewegung, in meiner Bewegung.»

Solveig Hoffmann, Ärztin, in «Aufrichtig aufrecht» (Hoffmann, 2021)

Literatur

Adelman, P.K. & Zajonc, R.B. (1989). Facial efference and the experience of emotion. *Annual Review of Psychology, 40*, 249–280.

Adolph, D., Tschacher, W., Niemeyer, H. & Michalak, J. (2021). Gait patterns and mood in everyday life: A comparison between depressed patients and non-depressed controls. *Cognitive Therapy and* Research. Verfügbar unter https://doi.org/10.1007/s10608-021-10215-7

Andolfi, V.A., Di Nuzzo, C. & Antonietti, A. (2017). Opening the mind through the body: The effects of posture on creative processes, *Thinking Skills and Creativity, 24*, 20–28. Verfügbar unter https://doi.org/10.1016/j.tsc.2017.02.012.

Badura, B. (1981). *Soziale Unterstützung und chronische Krankheit.* Frankfurt am Main: Suhrkamp.

Barsalou, L.W. (2008). Grounded Cognition. *Annual Review of Psychology, 59*, 617–645.

Bauer, J. (2002). *Das Gedächtnis des Körpers. Wie Beziehungen und Lebensstile unsere Gene steuern.* Frankfurt am Main: Eichborn.

Bauer, J. (2005). *Warum ich fühle, was du fühlst.* Hamburg: Hoffmann und Campe.

Beaty R.E., Benedek, M., Silvia, P.J. & Schacter, D.L. (2015). Creative cognition and brain network dynamics. *Trends Cogn. Sci., 20* (2), 87–95.

Beckermann, A. (2008). *Das Leib-Seele-Problem. Einführung in die Philosophie des Geistes.* Paderborn: Fink.

Bem, D.J. (1967). Self-perception theory. In L. Berlowitz (Hrsg.), *Advances in experimental social psychology* (Band 6). New York: Academic Press.

Berntson, G.G. & Cacioppo, J.T. (2008). The neuroevolution of motivation. In J.Y. Shah & W.L. Gardner (Hrsg.), *Handbook of motivation science* (S. 188–200). New York: Guilford.

Bless, H. (1997). *Stimmung und Denken. Ein Modell zum Einfluss von Stimmungen auf Denkprozesse.* Bern: Huber.

Bloch, S. (1986). Approches pluridisciplinaires de l'émotion. Modèles effecteurs des émotions fondamentales: Relation entre rythme respiratoire, posture, expression faciale et éxperience subjective. *Bulletin de psychologie, 39*, 843–846.

Bohleber, W. (1997). Zur Bedeutung der neueren Säuglingsforschung für die psychoanalytische Theorie der Identität. In H. Keupp & R. Höfer (Hrsg.), *Identitätsarbeit heute. Klassische und aktuelle Perspektiven der Identitätsforschung* (S. 93–119). Frankfurt am Main: Suhrkamp.

Briñol, P., Petty, R.E. & Wagner, B. (2009). Body posture effects on self-evaluation: A selfvalidation approach. *European Journal of Social Psychology, 39*, 1053–1064.

Broaders, S.C., Wagner Cook, S., Mitchell, Z. & Goldin-Meadow, S. (2007). Making children gesture brings out implicit knowledge and leads to learning. *Journal of Experimental Psychology: General, 136*, 539–550.

Brooks, R. (1991). Intelligence without representation. *Artificial Intelligence, 47*, 139–159.

Bucci, W. (2002). The referential process, consciousness, and the sense of self. *Psychoanalytical Inquiry, 22* (5), 776–793.

Cacioppo, J.T., Klein, D.J., Berntson, G.C. & Hartfield, E. (1993). The psychophysiology of emotion. In M. Lewsi & J.M. Haviland (Hrsg.), *Handbook of emotions* (S. 119–142). New York: Guilford.

Cantieni, B. (2019). *Faceforming Gesichtstraining.* München: Random House/Goldmann.

Cantieni, B. (2020). *Tigerfeeling – Das perfekte Beckenbodentraining für Sie und Ihn* (8. Aufl.). München: Südwest.

Cechov, M.A. (2004). *Die Kunst des Schauspielers. Moskauer Ausgabe.* Stuttgart: Urachhaus. [1. Aufl. 1945]

Chalmers, D.J. (1996). *The conscious mind.* Oxford: Oxford University Press.

Chalmers, D.J. (Ed.). (2021). *Philosophy of Mind: Classical and Contemporary Readings* (2nd ed.). Oxford: Oxford University Press.

Ciompi, L. (1982). Affektlogik. Stuttgart: Klett-Cotta.

Ciompi, L. (2021). *Ciompi reflektiert. Wissenschaftliches, Persönliches und Weltanschauliches aus der Altersperspektive.* Göttingen: Vandenhoeck & Ruprecht.

Clancey, W.J. (1997). *Situated cognition: On human knowledge and computer representations.* Cambridge: Cambridge University Press.

Damasio, A. (1994). *Descartes' Irrtum. Fühlen, Denken und das menschliche Gehirn.* München: List.

Damasio, A. (2001). *Ich fühle, also bin ich. Die Entschlüsselung des Bewusstseins.* München: List.

Darwin, C.R. (1872/1965). *The expression of emotions in man and animals.* Chicago: University of Chicago Press. [Dt.: Der Ausdruck der Gemütsbewegungen bei dem Menschen und den Tieren. Frankfurt am Main: Eichborn, 2000.]

Dennett, D. (1998). *Brainchildren.* Cambridge: MIT Press.

Ekman, P. (1992). Facial expressions of emotion: New findings, new questions. *Psychological Science, 3,* 34–38.

Ekman, P. (2003). *Gefühle lesen.* Heidelberg: Spektrum Akademischer Verlag.

Emmons, R. (1996). Abstract versus concrete goals: Personal striving level, physical illness, and psychological well-being. *Journal of Personality and Social Psychology, 62,* 292–300.

Engelmann, P. (Ed.). (2015). *Postmoderne und Dekonstruktion. Texte französischer Philosophen der Gegenwart.* Ditzingen: Reclam.

Förster, J. (2003). The influence of approach and avoidance motor actions on food intake. *European Journal of Social Psychology, 33,* 339–350.

Förster, J. (2004). How body-feedback influences consumers evaluation of products. *Journal of Consumer Research, 4,* 416–426.

Förster, J. & Strack, F. (1996). The influence of overt head movements on memory for valenced words: A case of conceptual-motor compatibility. *Journal of Personality and Social Psychology, 71,* 421–430.

Förster, J. & Strack, F. (1997). Motor actions in retrieval of valenced information: A motor congruence effect. *Perceptual and Motor Skills, 85,* 1419–1427.

Fredrickson, B. (2001). The role of positive emotions in positive psychology: The broaden-and-built theory of positive emotions. *American Psychologist, 56,* 218–226.

Friedman, R.S. & Förster, J. (2002). The influence of approach and avoidance motor actions on creative cognition. *Journal of Experimental Social Psychology, 38,* 41–55.

Friston, K.J. & Stephan, K.E. (2007). Free-energy and the brain. *Synthese, 159,* 417-458.

Fuchs, T. (2020). *Verteidigung des Menschen. Grundfragen einer verkörperten Anthropologie.* Berlin: Suhrkamp.

Fuhrer, U., Marx, A., Holländer, A. & Mobes, J. (2000). Selbstentwicklung in Kindheit und Jugend. In W. Greve (Hrsg.), *Psychologie des Selbst* (S. 39–57). Weinheim: PVU.

Gassmann, D. & Grawe, K. (2006). General change mechanisms: The relation between problem activation and resource activation in successful and unsuccessful therapeutic interaction. *Journal of Clinical Psychology and Psychotherapy, 13,* 1–11.

Gollwitzer, P.M. (1987). Suchen, Finden und Festigen der eigenen Identität: Unstillbare Zielintentionen. In H. Heckhausen, P.M. Gollwitzer & F.E. Weinert (Hrsg.), *Jenseits des Rubikon. Der Wille in den Humanwissenschaften* (S. 176–189). Berlin: Springer.

González, J., Barros-Loscortales, A., Pulvermüller, F., Meseguer, V., Sanjuán, A., Belloch, V. & Ávila, C. (2006). Reading cinnamon activates olfactory brain regions. *NeuroImage, 32,* 906–912.

Grawe, K. (2004). *Neuropsychotherapie.* Göttingen: Hogrefe.

Guilford J.P. (1967). *The nature of human intelligence.* New York: McGraw-Hill.

Guimon, J. (1997) (Hrsg.). *The body in psychotherapy.* Basel: Karger.

Gutscher, H., Hornung, R. & Flury-Kleuber, P. (1998). Das Transaktionspotentialmodell: Eine Brücke zwischen salutogenetischer und pathogenetischer Sichtweise. In J. Margraf, J. Siegrist & S. Neuner (Hrsg.), *Gesundheits- oder Krankheitstheorie? Saluto- versus pathogenetische Ansätze im Gesundheitswesen* (S. 49–72). Heidelberg: Springer.

Haken, H. (1990). *Synergetik – eine Einführung. Nichtgleichgewichts-Phasenübergänge und Selbstorganisation in Physik, Chemie und Biologie.* Berlin: Springer.

Haken, H. & Portugali, J. (2016). Information and Self-organization: A Unifying Approach and Applications. *Entropy, 18, 197.* Verfügbar unter https://www.mdpi.com/1099-4300/18/6/197

Han, Byung-Chul (2021). *Infokratie. Digitalisierung und die Krise der Demokratie.* Berlin: Matthes & Seitz.

Hao, N., Xue, H., Yuan, H., Wang, Q. & Runco, M.A. (2017). Enhancing creativity: Proper body posture meets proper emotion. *Acta Psychologica, 173,* 32–40.

Harnad, S. (1990). The symbol grounding problem. *Physica D, 42,* 335–346.

Hauk, O., Johnsrude, I. & Pulvermuller, F. (2004). Somatotopic representation of action words in human motor and premotor cortex. *Neuron, 41,* 301–307.

Heidegger, M. (1927/1993). *Sein und Zeit.* Tübingen: Niemeyer.

Hellmann, L. (2007). *Der Ideenkorb im ZRM-Training. Ein Vergleich zwischen Ideenkorb-Technik und Brainstorming.* Seminararbeit am Lehrstuhl für Pädagogische Psychologie, Universität Zürich. Verfügbar unter www.zrm.ch

Hoffmann, S. (2021). *Aufrichtig aufrecht. Körperstruktur und Bewegung – Grundlagen der Cantienica-Methode* (3. Aufl.). Bern: Hogrefe.

Hornung, R. & Gutscher, H. (1994). Gesundheitspsychologie: Die sozialpsychologische Perspektive. In P. Schwenkmezger und L. Schmidt (Hrsg.), *Lehrbuch der Gesundheitspsychologie* (S. 65–87). Stuttgart: Enke.

Hüther, G. (1996). The central adaptation syndrome. *Progress in Neurobiology, 48,* 569–612.

Hüther, G. (1997). *Biologie der Angst.* Göttingen: Vandenhoeck & Ruprecht.

Hüther, G. (2004). *Die Macht der inneren Bilder.* Göttingen: Vandenhoeck & Ruprecht.

Hurrelmann, U. (1991). *Neues Handbuch der Sozialisationsforschung.* Weinheim: Beltz.

Kalanthroff, E., Aslan, Ch. & Dar, R. (2017). Washing away your sins will set your mind free: physical cleansing modulates the effect of threatened morality on executive control, *Cognition and Emotion, 31* (1), 185–192.

Kim, J.H. (2015). Physical Activity Benefits Creativity: Squeezing a Ball for Enhancing Creativity. *Creativity Research Journal, 27* (4), 328–333.

Kixmüller, J. (2020, 12. Dezember). Wie Knochen kommunizieren. *Der Tagesspiegel.* Verfügbar unter https://www.tagesspiegel.de/wissen/forschende-loesen-raetsel-wie-knochen-kommunizieren/26721516.html

Koole, S. & Kuhl, J. (2003). In search of the real self. A functional perspective on optimal self-esteem and authenticity. *Psychological Inquiry, 14*, 43–49.

Kriz, J. (1997). *Systemtheorie: Eine Einführung für Psychotherapeuten, Psychologen und Mediziner.* Wien: Facultas Universitätsverlag.

Kuhl, J. (2001). *Motivation und Persönlichkeit. Die Theorie der Persönlichkeits-System-Interaktionen.* Göttingen: Hogrefe.

Kuhl, J. & Strehlau, A. (2009). Handlungspsychologische Grundlagen des Coaching: Anwendung der Theorie der Persönlichkeits-System-Interaktionen. In B. Birgmeier (Hrsg.), *Coachingwissen* (S. 171–182). Wiesbaden: VS Verlag für Sozialwissenschaften.

Laird, J.D. (1974). Self-attribution of emotion: The effects of expressive behavior on the quality of emotional experience. *Journal of Personality and Social Psychology, 29*, 475–486.

Lakoff, G. & Núñez, R. (2000). *Where mathematics comes from: How the embodied mind brings mathematics into being.* New York: Basic Books.

Latham, G. (2007). *Work motivation. History, theory, research, and practice.* Thousand Oaks: Sage.

LeDoux, J. (2001). *Das Netz der Gefühle. Wie Emotionen entstehen.* München: dtv.

Leung, A.K.Y., Kim, S., Polman, E., Ong, L.S., Qiu, L., Goncalo, J.A. & Sanchez-Burks, J. (2012). Embodied Metaphors and Creative «acts». *Psychological Science, 23* (5), 502–509.

Levenson, R., Ekman, P. & Friesen, W. (1990). Voluntary facial action generates emotion-specific autonomic nervous system activity. *Psychophysiology, 27*, 363–384.

Loftus, E.L. (2003). Our changeable memories: Legal and practical implications. *Nature Reviews Neuroscience, 4*, 231–234.

Markowitsch, H.J. & Welzer, H. (2005). *Das autobiographische Gedächtnis.* Stuttgart: Klett-Cotta.

Martens, J.-U. & Kuhl, J. (2004). *Die Kunst der Selbstmotivierung.* Frankfurt am Main: Kohlhammer.

McClelland, D.C., Koestner, R. & Weinberger, J. (1989). How do self-attributed and implicit motives differ? *Psychological Review, 96*, 690–702.

McConkie, G.W. & Zola, D. (1979). Is visual information integrated across successive fixations in reading? *Perception & Psychophysics, 25*, 221–224.

Mechsner, F. & Prinz, W. (2003). What is coordinated in bimanual coordination? In W. Tschacher & J.-P. Dauwalder (Hrsg.), *The dynamical systems approach to cognition* (S. 71–92). Singapore: World Scientific.

Michalak, J., Rohde, K. & Troje, N.F. (2015). How we walk affects what we remember: Gait modifications through biofeedback change negative affective memory bias. *Journal of Behavior Therapy and Experimental Psychiatry, 46*, 121–125.

Michalak, J., Troje, N.F. & Heidenreich, T. (2011). The effects of mindfulness-based cognitive therapy on depressive gait patterns. *Journal of Cognitive and Behavioral Psychotherapies, 11*, 13–27.

Moreno, J.L. (1953). *Who shall survive?* Beacon: Beacon House. [1. Aufl. 1934]

Moreno, J.L. (1970). *Das Stegreiftheater.* Beacon: Beacon House. [1. Aufl. 1923]

Moreno, J.L. (1989). Spontaneität und Katharsis. In J. Fox (Hrsg.), *J.L. Moreno. Psychodrama und Soziometrie. Essentielle Schriften* (S. 77–102). Köln: Edition Humanistische Psychologie.

Nachmanovitch, S. (1990). *Free play. Improvisation in life and art.* New York: Penguin Putnam.

Nagel, T. (2013). *Geist und Kosmos. Warum die neodarwinistische Konzeption der Natur so gut wie sicher falsch ist.* Berlin: Suhrkamp.

Neumann, R. & Strack, F. (2000). Approach and avoidance: The influence of proprioceptive and exteroceptive cues on encoding of affective information. *Journal of Personality and Social Psychology, 79*, 39–48.

Newen, A., De Bruin, L. & Gallagher, S. (Eds.). (2018). *The Oxford Handbook of 4E Cognition.* Oxford: Oxford University Press.

Newell, A. (1980). Physical symbol systems. *Cognitive Science, 4*, 135–183.

Pasquarelli, B. & Bull, N. (1951). Experimental investigations of the body-mind continuum in affective states. *Journal of Nervous and Mental Disease, 113*, 512–521.

Pauen, M. (2016). *Die Natur des Geistes.* Frankfurt am Main: Fischer Verlag.

Petzold, H. (1982). Die sozialpsychiatrische Rollentheorie J.L. Morenos und seiner Schule. In H. Petzold & U. Mathias, *Rollenentwicklung und Identität. Von den Anfängen der Rollentheorie zum spezialpsychiatrischen Rollenkonzept Morenos* (S. 13–188). Paderborn: Junfermann.

Pfeifer, R. & Bongard, J.C. (2006). *How the Body Shapes the Way We Think. A New View of Intelligence.* Cambridge: MIT Press.

Pfeifer, R. & Scheier, C. (1999). *Understanding intelligence.* Cambridge: MIT Press.

Pluckrose, H. & Lindsay, J. (2020). *Cynical Theories: How Activist Scholarship Made Everything About Race, Gender, and Identity—and Why This Harms Everybody.* Durham: Pitchstone.

Priester, J., Cacioppo, J.T. & Petty, R.E. (1996). The influence of motor processes on attitudes toward novel versus familiar semantic stimuli. *Personality and Social Psychology Bulletin, 22*, 442–447.

Riskind, J.H. & Gotay, C.C. (1982). Physical posture: Could it have regulatory or feedback effects on motivation and emotion? *Motivation and Emotion, 6*, 273–298.

Robinson, M.D., Vargas, P.T. & Crawford, E.G. (2003). Putting process into personality, appraisal and emotion: Evaluative processing as a missing link. In J. Musch & K.C. Klauer (Hrsg.), *The psychology of evaluation. Affective processes in cognition and emotion* (S. 275–305). London: Lawrence Erlbaum.

Röhricht, F. (2000). *Körperorientierte Psychotherapie psychischer Störungen.* Göttingen: Hogrefe.

Schiepek, G. & Cremers, S. (2003). Ressourcenorientierung und Ressourcendiagnostik in der Psychotherapie. In H. Schemmel & J. Schaller (Hrsg.), *Ressourcen. Ein Hand- und Lesebuch zur therapeutischen Arbeit* (S. 147–194). Tübingen: DGVT Verlag.

Schwarz, N. (1990). Feelings as information: Informational and motivational function of affective states. In E.T. Higgins & R.M. Sorrentino (Hrsg.), *Handbook of motivation and cognition: Foundations of social behavior* (Band 2, S. 527–561). New York: Guilford.

Schwarz, N. (2002). Situated cognition and the wisdom in feelings: Cognitive tuning. In L.F. Barrett & P. Salovey (Hrsg.), *The wisdom in feeling. Psychological processes in emotional intelligence* (S. 144–166). New York: Guilford.

Schwarz, N. & Clore, G.L. (1983). Mood, misattribution, and judgements of well-being: Informative and directive functions of affective states. *Journal of Personality and Social Psychology, 45*, 513–523.

Schwarz, N. & Clore, G.L. (2003). Mood as information: 20 years later. *Psychological Inquiry, 14*, 296–303.

Seibt, B. & Neumann, R. (2002). *The influence of unspecific motor-programs on experiencing emotions.* Unveröffentlichtes Manuskript, Universität Würzburg.

Seo, M., Feldman Barrett, L.F. & Bartuneck, J.M. (2004). The role of affective experience in work motivation. *Academy of Management Review, 29*, 423–439.

Stadler, M. & Haynes, J.-D. (2013). Physikalische Komplexität und kognitive Strukturerkennung. In K. Mainzer (Ed.), *Komplexe Systeme und Nichtlineare Dynamik in Natur und Gesellschaft* (S. 189–206). Berlin: Springer.

Stepper, S. (1992). *Der Einfluss der Körperhaltung auf die Emotion «Stolz». Experimentelle Untersuchungen zur «Körper-Feedback»-Hypothese.* Unveröffentlichte Dissertation, Universität Mannheim.

Stern, D. (1992). *Die Lebenserfahrung des Säuglings.* Stuttgart: Klett-Cotta.

Storch, M. (2002a). Die Bedeutung neurowissenschaftlicher Forschung für die psychotherapeutische Praxis, Teil I: Theorie. *Psychotherapie, 7* (2), 281–294.

Storch, M. (2002b). *Das Geheimnis kluger Entscheidungen.* Zürich: Pendo.

Storch, M. (2003). Ressourcenaktivierung und das menschliche Gehirn. In K. Aregger & U. Lattmann (Hrsg.), *Gesundheitsfördernde Schule – eine Utopie? Konzepte, Praxisbeispiele, Perspektiven* (S. 139–158). Aarau: Sauerländer.

Storch, M. (2008). *Rauchpause. Wie das Unbewusste dabei hilft, das Rauchen zu vergessen.* Huber: Bern.

Storch, M. (2009a). Motto-Ziele, S.M.A.R.T.-Ziele und Motivation. In B. Birgmeier (Hrsg.), *Coachingwissen* (S. 183–206). Wiesbaden: VS Verlag für Sozialwissenschaften.

Storch, M. (2009b). Hausaufgaben! Oder lieber nicht? Wie mit somatischen Markern Selbststeuerungskompetenz gelernt werden kann. In U. Hermann (Hrsg.), *Neurodidaktik. Grundlagen und Vorschläge für gehirngerechtes Lehren und Lernen* (S. 207–227). Beltz: Weinheim.

Storch, M. & Krause, F. (2022). *Selbstmanagement – ressourcenorientiert. Grundlagen und Trainingsmanual für die Arbeit mit dem Zürcher Ressourcen Modell ZRM* (7. Aufl.). Hogrefe: Bern.

Storch, M. & Riedener, A. (2005). *Ich packs! Selbstmanagement für Jugendliche. Trainingsmanual für die Arbeit mit dem Zürcher Ressourcen Modell ZRM.* Huber: Bern.

Storch, M., Küttel, Y. & Stüssi, A.-C. (2005). Gut geschützt gegen Stress – Selbstmanagement mit dem Zürcher Ressourcen Modell ZRM. *Lehren und Lernen, 8/9*, 28–38.

Storch, M., Tschacher, W. & Mayer, J. (2017). Embodiment und Selbstmanagement nach dem Zürcher Ressourcen Modell (ZRM). In J. Mayer & C. Standen (Hrsg.), *Lehrbuch Osteopathische Medizin* (S. 753–762). Amsterdam: Elsevier.

Strack, F. & Deutsch, R. (2004). Reflective and impulsive determinants of social behavior. *Personality and Social Psychology Review, 3*, 220–247.

Strack, F., Martin, L.L. & Stepper, S. (1988). Inhibiting and facilitating conditions of the human smile: A nonobtrusive test of the facial feedback hypothesis. *Journal of Personality and Social Psychology, 5*, 768–777.

Sulz, S.K.D. (2000). Emotion, Kognition und Verhalten – zur homöostatischen Funktion der Emotionen und zu ihrer Bedeutung bei der Symptombildung. In S.K.D. Sulz & G. Lenz (Hrsg.), *Von der Emotion zur Kognition* (S. 5–76). München: CIP-Medien.

Sulz, S.K.D., Schrenker, L. & Schricker, C. (2005). (Hrsg.). *Die Psychotherapie entdeckt den Körper. Oder: keine Psychotherapie ohne Körperarbeit?* München: CIP-Medien.

Thelen, E. & Smith, L. (1994). *A dynamic systems approach to the development of cognition and action.* Cambridge: MIT Press.

Thomas, L.E. & Lleras, A. (2009). Swinging into thought: Directed movement guides insight in problem solving. *Psychonomic Bulletin & Review, 16*, 719–723.

Traue, H.C. & Deighton, R.M. (2003). Emotionale Hemmung als Risikofaktor für die Gesundheit. In A. Stephan & H. Walter (Hrsg.), *Natur und Theorie der Emotion* (S. 184–216). Paderborn: mentis.

Tschacher, W. (1997). Prozessgestalten – *Die Anwendung der Selbstorganisationstheorie und der Theorie dynamischer Systeme auf Probleme der Psychologie.* Göttingen: Hogrefe. Verfügbar unter https://embodiment.ch/research/papers/tschacher.html

Tschacher, W. (2017). Intentionality: Steps Towards Naturalization on the Basis of Complex Dynamical Systems. In R.A. Meyers (Ed.), *Encyclopedia of Complexity and Systems Science* (pp. 1–13). Berlin: Springer.

Tschacher, W. & Bannwart, B. (2021). *Embodiment und Wirkfaktoren in Therapie, Beratung und Coaching. Organisationsberatung, Supervision, Coaching.* Verfügbar unter https://doi.org/10.1007/s11613-021-00690-y

Tschacher, W., Giersch, A. & Friston, K.J. (2017). Embodiment and schizophrenia: A review of implications and applications. *Schizophrenia Bulletin, 43*, 745–753.

Tschacher, W. & Haken, H. (2007). Intentionality in non-equilibrium systems? The functional aspects of self-organized pattern formation. *New Ideas in Psychology, 25*, 1–15.

Tschacher, W. & Lienhard, N. (2021). Mindfulness Is Linked with Affectivity in Daily Life: An Experience-Sampling Study with Meditators. *Mindfulness, 12*, 1459–1472. Verfügbar unter https://doi.org/10.1007/s12671-021-01615-7

Tschacher, W. & Pfammatter, M. (2019). Selbststeuerung – ein paradoxes Konzept: Wege aus dem Problem der Selbstreferenz. In S. Rietmann & P. Deing (Eds.), *Psychologie der Selbststeuerung* (S. 111–127). Wiesbaden: Springer Fachmedien.

Tschacher, W. & Rössler, O. (1996). The self: A processual gestalt. *Chaos, Solitons & Fractals, 7*, 1011–1022.

Tschacher, W. & Scheier, C. (2003). Der interaktionelle Ansatz in der Kognitionswissenschaft: Eine Positionsarbeit zu Konzepten, Methoden und Implikationen für die Psychologie. *Zeitschrift für Psychologie, 211*, 2–16.

Tschacher, W., Schuler, D. & Junghan, U. (2006). Reduced perception of the motion-induced blindness illusion in schizophrenia. *Schizophrenia Research, 81*, 261–267.

Tschacher, W. & Storch, M. (2010). Embodiment und Psychotherapie. In A. Künzler, C. Böttcher, R. Hartmann & M.-H. Nussbaum (Hrsg.), *Körperzentrierte Psychotherapie im Dialog* (S. 161–176). Heidelberg: Springer.

Tschacher, W. & Storch, M. (2017). Grundlagen des Embodiment-Ansatzes in den Humanwissenschaften. *Motorik, 40*, 118–126. Verfügbar unter https://doi.org/10.2378/mot2017.art20d

Turing, A.M. (1950). Computing machinery and intelligence. *Mind, 59*, 433–460.

Van Tol, A., Schemenz, V., Wagermaier, W., Roschger, A., Razi, H., Vitienes, I et al. (2020). The mechanoresponse of bone is closely related to the osteocyte lacunocanalicular network architecture. *PNAS, 117* (51), 32251–32259.

Varela, F., Thompson, E. & Rosch, E. (1992). *Der mittlere Weg der Erkenntnis: Die Beziehung von Ich und Welt in der Kognitionswissenschaft – der Brückenschlag zwischen wissenschaftlicher Theorie und menschlicher Erfahrung.* Bern: Scherz.

Walter, H. (1999). *Neurophilosophie der Willensfreiheit.* Paderborn: mentis.

Weisfeld, G.E. & Beresford, J.M. (1982). Erectness of posture as an indicator of dominance or success in humans. *Motivation & Emotion, 6*, 113–131.

Wells, G.L. & Petty, R.E. (1980). The effects of overt head movements on persuasion: Compatibility and incompatibility of responses. *Basic and Applied Social Psychology, 3*, 219–230.

Zhong C. & Liljenquist, K. (2006). Washing away your sins: Threatened morality and physical cleansing. *Science, 313*, 1451–1452.

Internetadressen

www.cantienica.com
Die CANTIENICA® - Methode für Körperform und Haltung ist ein anatomisch begründetes Konzept für Haltung, Beweglichkeit, Muskelaufbau. Ursprünglich von Benita Cantieni als Anleitung zur Selbstheilung für Laien entwickelt, wird die Methode vor allem von Physiotherapeuten, Hebammen, Feldenkrais-Lehrern, Alexander-Technikern, Atemtherapeuten etc. erlernt und vermittelt.

www.embodiment.ch
Die Homepage von Wolfgang Tschacher.

www.embodiment.ch/research/symposien.html
Die Homepage der Herbstakademie. Hierbei handelt es sich um eine kognitionswissenschaftliche Veranstaltungsreihe, die sich mit aktuellen psychologischen Themen auseinandersetzt, seit der Herbstakademie im Jahr 2000 besonders auch mit Fragen des Embodiment.

www.hsauer.de
Die Homepage von Dr. Helmut Sauer, Facharzt für Allgemeinmedizin, Naturheilverfahren und Homöopathie. Er ist maßgeblich mitbeteiligt bei der Anwendung der Infrarotthermografie zur Vorbeugung und Entdeckung von Brustkrebs.

www.ismz.ch
Das Institut für Selbstmanagement und Motivation Zürich ISMZ ist ein spin off der Universität Zürich, die wissenschaftliche Leitung hat Maja Storch. Das Institut bietet Embodiment-Einstiegsworkshops an.

www.thermomed.org
Die Homepage der Deutschen Gesellschaft für Thermographie und Regulationsmedizin (DGTR). In dieser Gesellschaft sind Ärzte, Zahnärzte, Tierärzte und Therapeuten zusammengeschlossen, die in ihren Praxen die Wärmemessung als zusätzliches Werkzeug bei der Diagnostik, zur Therapieplanung oder zur Verlaufskontrolle benutzen.

www.exp.unibe.ch
Die Institutshomepage von Wolfgang Tschacher.

www.win-future.de
Ein wissenschaftliches, interdisziplinäres Netzwerk für Erziehung und Bildung von Gerald Hüther und Karl Gebauer.

www.zrm.ch
Die Homepage zum Zürcher Ressourcen Modell ZRM®, einem von Frank Krause und Maja Storch entwickelten Selbstmanagementtraining, bei dem Embodiment eine wichtige Rolle spielt.

Schlagwortverzeichnis

Symbole

A

B

C

D

E

F

G

H

Die Autorinnen und Autoren

Benita Cantieni

Auf der Suche nach Linderung der Schmerzen und Folgeschäden aufgrund einer schweren Wirbelsäulenverkrümmung entdeckte Benita Cantieni die «Selbstheilungskräfte aus den Knochen». 25 Jahre später ist ihr empirisches Trainingssystem CANTIENICA® Körper in Evolution ein Synonym für Knochenintelligenz. Die Methode wird von rund 400 Lizenzpartner*innen in ganz Europa angeboten. https://www.cantienica.com/

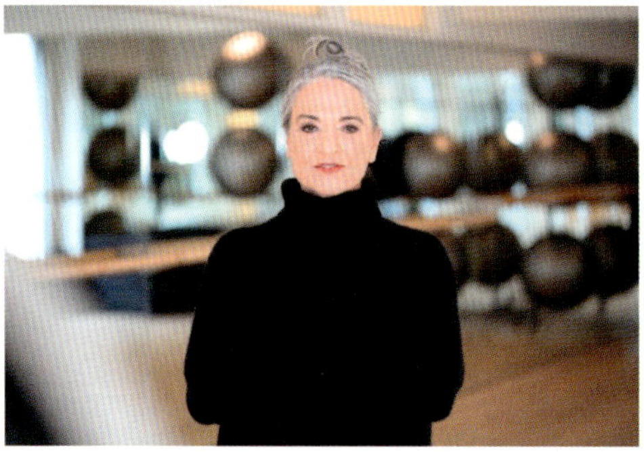

Foto: Zoran Bozanic, Zürich

Prof. Dr. Dr. Gerald Hüther

Geboren 1951, Vorstand der Akademie für Potentialentfaltung. Er zählt zu den bekanntesten Hirnforschern Deutschlands. Praktisch befasst er sich im Rahmen verschiedener Initiativen und Projekte mit neurobiologischer Präventionsforschung. Er schreibt Sachbücher, hält Vorträge, organisiert Kongresse, arbeitet als Berater für Politiker und Unternehmer und ist häufiger Gesprächsgast in Rundfunk und Fernsehen.

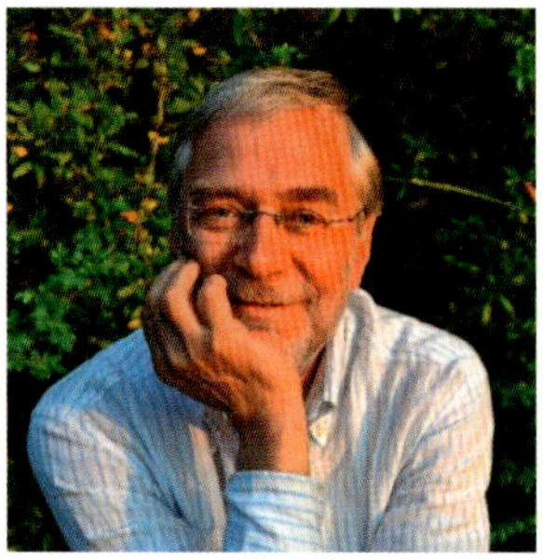

Dr. Maja Storch
wurde 1958 geboren. Die Diplom-Psychologin und Psychoanalytikerin ist Inhaberin und wissenschaftliche Leiterin des Instituts für Selbstmanagement und Motivation Zürich (ISMZ), einem Spin-off der Universität Zürich.

Zusammen mit Dr. Frank Krause hat sie das Zürcher Ressourcen Modell ZRM entwickelt, ein wissenschaftlich fundiertes Selbstmanagement-Training. Ihre Arbeitsschwerpunkte sind Motivation, Persönlichkeitsentwicklung, Selbstmanagement, Ressourcenaktivierung, Training und Coaching.

Sie ist C-Kirchenmusikerin und Organistin und versieht regelmäßig Orgeldienst in ihrer Kirchengemeinde.

Zu ihren Themen hat sie zahlreiche wissenschaftliche und populärwissenschaftliche Publikationen verfasst. Sie ist Herausgeberin der ZRM-Bibliothek im Hogrefe Verlag.

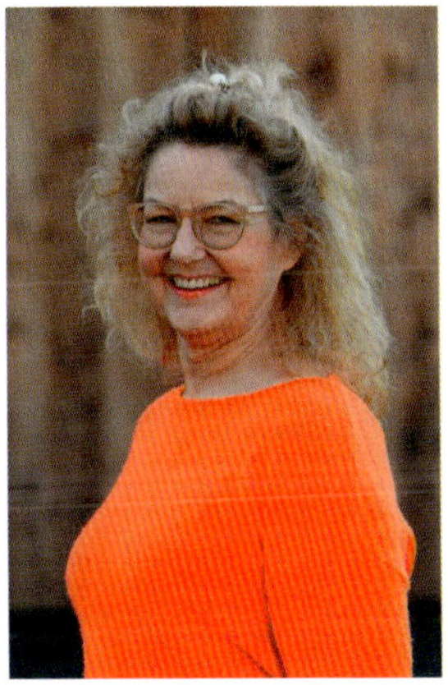

Foto: Rainer Wolfensberger, Zürich

Prof. em. Dr. Wolfgang Tschacher
ist Psychologe und emeritierter Professor der Universität Bern, bis 2021 Abteilungsleiter in der Forschung der Universitätsklinik für Psychiatrie und Psychotherapie. Vater von drei erwachsenen Söhnen. Er ist Gründungsmitglied der Society for Mind-Matter Research. Frühere Tätigkeiten: Forschungsarbeit als fellow am Freiburg Institute for Advanced Studies (FRIAS) der Universität Freiburg; Präsident des European chapter der Society for Psychotherapy Research (SPR). Er ist Organisator und Mitbegründer der seit 1990 laufenden Konferenzreihe «Herbstakademie».

Arbeitsschwerpunkte: Forschung zu Embodiment und nonverbaler Synchronie; Psychotherapieforschung; Kunstpsychologie.

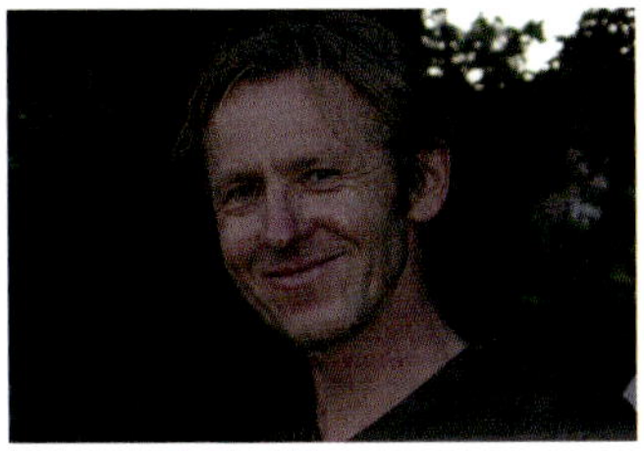

Anzeigen

Mit ACT zu einem besseren Leben gelangen

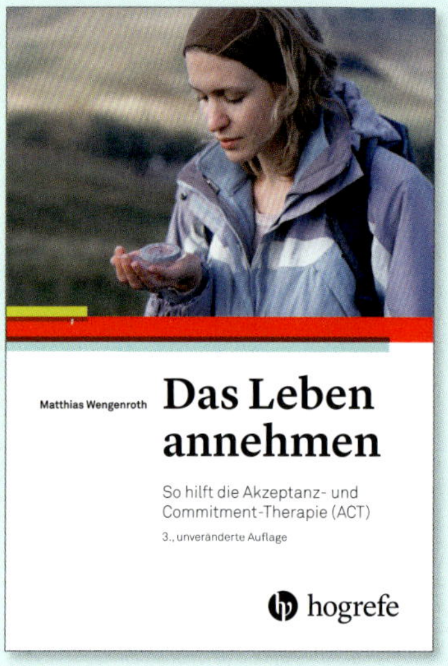

Matthias Wengenroth

Das Leben annehmen

So hilft die Akzeptanz- und Commitment-Therapie (ACT)

Mit einem Vorwort von Thomas Heidenreich.
3., unveränd. Aufl. 2016. 308 S., Gb
€ 24,95 (DE) / € 25,70 (AT) / CHF 35.90
ISBN 978-3-456-85683-4

Die „Akzeptanz- und Commitment-Therapie" (ACT) bietet neuartige und sehr erhellende Einblicke in die Ursachen menschlichen Leidens. Gleichzeitig ermöglicht uns ACT, besser mit den schwierigen Aspekten des Menschseins umzugehen. Dadurch wird es möglich, die eigenen Fähigkeiten und Stärken weiterzuentwickeln und konstruktiv zu nutzen. Dieses Buch zeigt Ihnen, wie Sie das Leben mit Hilfe einfacher, aber nachweislich wirksamer Methoden besser annehmen können.

www.hogrefe.com

hogrefe

Eine revolutionäre Theorie der Kommunikation

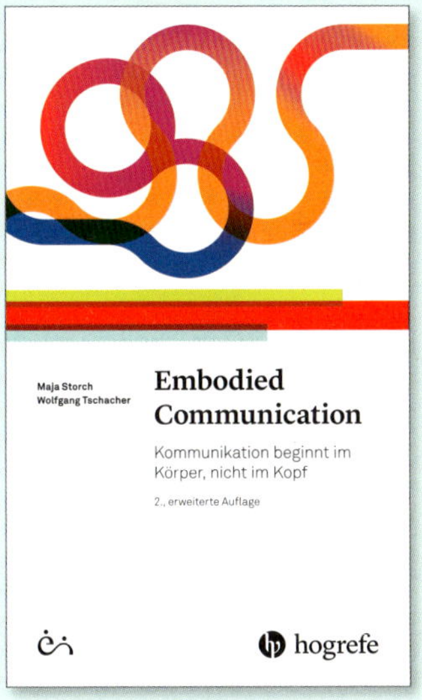

Maja Storch / Wolfgang Tschacher

Embodied Communication

Kommunikation beginnt im Körper, nicht im Kopf

2., überarb. u. erw. Aufl. 2016. 192 S., Gb
€ 19,95 (DE) / € 20,60 (AT) / CHF 28.90
ISBN 978-3-456-85614-8
Auch als eBook erhältlich

Die Autoren haben ein Buch geschrieben, das gut verstanden und das sofort im ganz normalen Alltag verwendet werden kann. Neben einem Teil zur Theorie der Embodied Communication bietet das neue Buch von Maja Storch und Wolfgang Tschacher einen ausführlichen Praxis- und Workshopteil. Lesende finden im Praxisteil eine Auswahl an Alltagssituationen, in denen kommunikative Fertigkeiten wünschenswert, ja gefordert sind. Die Methoden, die die Autoren vorschlagen, sind allesamt so angelegt, dass sie sich für das authentische und spontane Handeln in einer Live-Situation eignen. Am Ende dieses Buches haben die Autoren einen Workshopteil platziert, der sich an Personen richtet, die selber Kommunikationskurse geben und über einzelne Methoden vertiefende Information wünschen.

www.hogrefe.com

hogrefe